W0253980

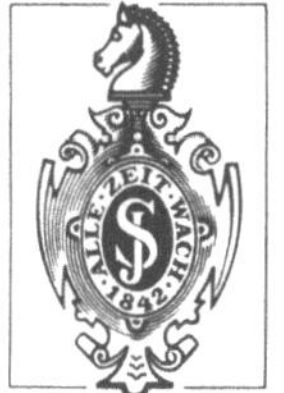
ALLE ZEIT WACH
1842

J. Ammon J.-H. Karstens P. Rathert

Urologische Onkologie

Radiologische Diagnostik und Strahlentherapie

Mit einem Geleitwort von W. Lutzeyer

Zweite Auflage

Mit 77 Abbildungen und 74 Tabellen

Springer-Verlag Berlin Heidelberg New York 1981

Professor Dr. Dr. Jürgen Ammon
Abteilung Radiologie, Medizinische Fakultät der Technischen Hochschule Aachen, Goethestraße 27/29, 5100 Aachen

Dr. Johann-Hinrich Karstens
Abteilung Radiologie, Medizinische Fakultät der Technischen Hochschule Aachen, Goethestraße 27/29, 5100 Aachen

Professor Dr. Peter Rathert
Abteilung Urologie, Städtische Krankenanstalten Düren, Roonstraße 30, 5160 Düren

CIP-Kurztitelaufnahme der Deutschen Bibliothek
Ammon, Jürgen: Urologische Onkologie : radiolog. Diagnostik u. Strahlentherapie /
J. Ammon ; J.-H. Karstens ; P. Rathert. – 2., korrigierte Aufl.
Berlin ; Heidelberg ; New York : Springer, 1981.
ISBN-13: 978-3-540-10468-1 e-ISBN-13: 978-3-642-81561-4
DOI: 10.1007/ 978-3-642-81561-4
NE: Karstens, Johann-Hinrich:; Rathert, Peter:

2123/3130-543210

Geleitwort

Die interdisziplinäre Zusammenarbeit ist eine Grundforderung für die fortschrittliche Behandlung maligner Tumoren. Die urologische und radiologische Kooperation hat in den letzten Jahren für die Therapie des malignen Urogenitaltumors neue Impulse gesetzt.

Aus dieser Erkenntnis und der Entwicklung neuer diagnostischer und therapeutischer Verfahren unter Berücksichtigung zytostatischer Behandlungsformen sind diagnostische und therapeutische Konzepte zu überprüfen.

Die Klassifikation fast aller Tumoren des Urogenitalsystems durch das TNM-System (UICC) hat verbindliche Vorschläge für die Indikation der unterschiedlichen Techniken zur Bestimmung der T-, N- und M-Kategorie zur Folge. Diagnostik und Therapie (mit Ausnahme des weiblichen Genitales) orientieren sich in gleicher Weise an dem neuen Gerüst. Die ersten Ergebnisse der im Anhang aufgeführten Register und Verbundstudien sind dabei berücksichtigt.

Die Computertomographie, immer mehr in den Blickpunkt diagnostischer und therapeutischer Überlegungen gestellt, wird hinsichtlich des Einsatzes eine kritische Wertung erfahren müssen. Sie ist zumindest eine entscheidende Hilfe der physikalisch-technischen Bestrahlungsplanung.

Die Grundzüge der systematischen Diagnostik und Therapie sind tabellarisch erfaßt. Die systemische Strahlentherapie (Tumor und Lymphabflußgebiete) ist in den Vordergrund gestellt, systematisierte, am TNM-System orientierte Behandlungsvorschläge sind deshalb besonders wertvoll, weil neben der Behandlungsplanung mit kurativer oder palliativer Zielsetzung neue therapeutische Vorstellungen, wie z.B. die integrierte Strahlentherapie von Blasenkarzinomen, in ein optimales Therapiekonzept einfließen müssen. Derartige Konzepte beziehen von Anfang an radiologische und operative Maßnahmen gleichrangig in die Behandlungsplanung ein. Die zytostatische Behandlung oder die Kombination von Strahlentherapie und Chemotherapie müssen berücksichtigt werden.

Praktisch bedeutungsvoll sind die strahlentherapeutischen Nebenwirkungen und ihre Behandlung. Die Nachsorge wird besonders berücksichtigt.

Die hier dokumentierte Zusammenarbeit zwischen Strahlenphysik und Strahlenbiologie, Radiologie und Urologie führte zu Aussagen im Sinne einer umfassenden urologischen Onkologie. Hierdurch ist es gelungen, eine Grundlage auszuarbeiten, die einerseits dem Urologen und Praktiker die Möglichkeiten der radiologischen und nuklearmedizinischen Diagnostik und Therapie vermittelt, andererseits dem Radiologen darstellt, welche Überlegungen den Urologen und Praktiker bei der Indikationsstellung diagnostischer und therapeutischer Methoden leiten. Das Ziel der Autoren, gegenseitiges Verständnis für die andere Disziplin zu wecken, dadurch die Zusammenarbeit zu fördern und letztendlich damit die therapeutischen Möglichkeiten zu erweitern, ist in vollem Umfang gelungen.

Aachen, im Oktober 1978 *W. Lutzeyer*

Vorwort zur zweiten Auflage

Die vorliegende Monographie hat ein unerwartet großes Interesse gefunden, so daß die erste Auflage überraschend schnell vergriffen war. Das Buch hat die Zusammenarbeit mit anderen Kollegen bei der Behandlung von Patienten mit urologischen Tumoren wesentlich gefördert. Aus der Zusammenarbeit sind viele Anregungen entstanden, die bei der neuen Auflage berücksichtigt wurden. Wir möchten diese Gelegenheit benutzen, uns bei den Verfassern von konstruktiven Kritiken und bei allen anderen Kollegen zu bedanken, die uns durch sachliche Diskussionen geholfen haben, die Überarbeitung der ersten Auflage durchzuführen.

Aachen, im Dezember 1980 *Die Verfasser*

Vorwort zur ersten Auflage

Die vorliegende Monographie ist das Ergebnis von Diskussionen der Abteilungen Radiologie und Urologie bezüglich der Planung und Durchführung der Behandlung von Tumoren des Urogenitalsystems. Die gemeinsamen Interessen wurden in den letzten Jahren besonders durch die neuen Entwicklungen der radiologischen Diagnostik und Therapie gefördert. So hatten wir die Möglichkeit am Centre Liégeois de Radiologie Spécialisée bei unseren Patienten computertomographische Untersuchungen durchzuführen und möchten an dieser Stelle den Herren Dr. Bodson, Dr. Crevecoeur, Dr. Fisette, Dr. Gabriel, Dr. Gendarme, Dr. Herve, Dr. Labeye und ganz besonders Dr. Schoffers, der uns ständig hilfreich unterstützt hat, danken. Die rechnerunterstützte physikalische Bestrahlungsplanung wurde überwiegend an einem TPS-System in Eindhoven durchgeführt. Wir möchten Herrn Dr. J.H. Lammerts (Medical Systems Division der N.V. Philips Gloelampenfabrieken) für Hilfe und fördernde Diskussionen bei den Berechnungen danken. Die Anfertigung und Zusammenstellung der Abbildungen war nur durch die tatkräftige Unterstützung von Frau S. Bobisch möglich. Unsere Anerkennung verdienen Frau H. Charell und Frau H. Ernst, sie haben uns bei der Fertigstellung des Manuskripts, Herr Fischmann bei der fotographischen Fertigstellung der Abbildungen geholfen. Unser Dank gebührt auch dem Springer-Verlag für die redaktionelle Bearbeitung und die reibungslose und zügige Herstellung der vorliegenden Monographie.

Aachen, im Oktober 1978 *Die Verfasser*

Inhaltsverzeichnis

1. Einleitung 1

2. Strahlenphysikalische und strahlenbiologische Gegebenheiten 2

2.1 Strahlenphysikalische Grundlagen 3
2.1.1 Eigenschaften und Wechselwirkungen ionisierender Strahlungen mit Materie 3
2.1.2 Dosimetrie und Einheiten 6
2.1.3 Erzeugung ionisierender Strahlungen 8
2.1.4 Strahlenschutz 12

2.2 Strahlenbiologische Grundlagen 13
2.2.1 Zellzyklus 16
2.2.2 Proliferationskinetik und Tumorwachstum ... 17
2.2.3 Strahlenreaktionen gesunder Gewebe 19
2.2.4 Fraktionierung 23
2.2.5 Versuche zur Steigerung der Effektivität einer Strahlentherapie 25

3. Behandlungsplanung und Durchführung 28

3.1 Klinische Gegebenheiten 28
3.1.1 Basisdokumentation und Klassifizierung 28
3.1.2 Onkologische Kennzeichen von Tumoren des urogenitalen Systems 30

3.2 Techniken der systematisierten Diagnostik 32
3.2.1 Klinische Diagnostik 32
3.2.2 Laboruntersuchungen 33
3.2.3 Röntgendiagnostik 34
3.2.4 Nuklearmedizinische Diagnostik 37
3.2.5 Ganzkörper-Computertomographie 47

3.3 Verfahren der systematisierten Therapie 55
3.3.1 Operative Behandlung 55
3.3.2 Endokrine Therapie 55
3.3.3 Zytostatische Behandlung 56
3.3.4 Immuntherapie 58
3.3.5 Physikalisch-Technische Bestrahlungsplanung 59
3.3.6 Versorgung der Patienten während der Bestrahlung 60
3.3.7 Nachsorge 62

4. Malignome des Nierenparenchyms 64

4.1 Hypernephrome 64
4.1.1 Histologische Einteilung 64
4.1.2 Klassifizierung 64
4.1.3 Onkologische Kennzeichen 65
4.1.4 Systematisierte Diagnostik 73

4.1.5 Planung und Durchführung der Behandlung ... 75
4.1.6 Prognose ... 80
4.1.7 Nachsorge ... 84

4.2 Wilms-Tumoren ... 84
4.2.1 Histologie ... 84
4.2.2 Klassifizierung ... 84
4.2.3 Onkologische Kennzeichen ... 85
4.2.4 Systematisierte Diagnostik ... 86
4.2.5 Behandlungsplanung und Durchführung ... 86
4.2.6 Ergebnisse ... 87

4.3 Nierensarkome ... 88
4.3.1 Histologische Einteilung ... 88
4.3.2 Klassifizierung ... 89
4.3.3 Onkologische Kennzeichen ... 89
4.3.4 Systematisierte Diagnostik ... 89
4.3.5 Behandlungsplanung und Durchführung ... 89

5. Malignome des harnableitenden Systems ... 90

5.1 Blase ... 90
5.1.1 Histologische Einteilung ... 90
5.1.2 Klassifizierung ... 91
5.1.3 Onkologische Kennzeichen ... 95
5.1.4 Systematisierte Diagnostik ... 100
5.1.5 Therapeutische Verfahren ... 107
5.1.6 Planung und Durchführung der Behandlung ... 115
5.1.7 Indikationen der strahlentherapeutischen Verfahren ... 121
5.1.8 Ergebnisse ... 123
5.1.9 Begleitende Behandlung während der Strahlentherapie, Nebenerscheinungen und Nachsorge ... 126

5.2 Nierenbecken und Ureter ... 128
5.2.1 Histologische Einteilung ... 128
5.2.2 Klassifizierung ... 128
5.2.3 Onkologische Kennzeichen ... 129
5.2.4 Systematisierte Diagnostik ... 130
5.2.5 Behandlungsplanung und Durchführung ... 130
5.2.6 Ergebnisse ... 131

6. Prostatakarzinome ... 133

6.1 Histologische Einteilung ... 133
6.2 Klassifizierung ... 135
6.3 Onkologische Kennzeichen ... 135
6.4 Systematisierte Diagnostik ... 140

6.5 Planung, Durchführung und Ergebnisse der systematisierten Behandlung ... 147
6.5.1 Therapeutische Verfahren ... 147
6.5.2 Indikationsstellung und Durchführung der therapeutischen Maßnahmen ... 151
6.5.3 Einfluß des "Grading" auf die radiologische Behandlungsplanung ... 159
6.5.4 Besonderheiten der Klassifizierung T0 ... 159

6.5.5 Ergebnisse der Behandlung von Prostatakarzinomen 162

6.6 Urologische Kontrolluntersuchungen während der Strahlentherapie und Nachsorge 164

7. Hodenmalignome 167

7.1 Keimzelltumoren 167
7.1.1 Histologische Einteilung 167
7.1.2 Klassifizierung 168
7.1.3 Onkologische Kennzeichen 168
7.1.4 Systematisierte Diagnostik 177
7.1.5 Therapeutische Verfahren 181
7.1.6 Durchführung und Ergebnisse der Behandlung für Seminome 185
7.1.7 Durchführung und Ergebnisse der Behandlung für maligne Teratome und Kombinationstumoren 188
7.1.8 Durchführung und Ergebnisse der Behandlung für Chorionkarzinome 198
7.1.9 Nachsorge und Nebenwirkungen der Behandlung 198

7.2 Seltene Hodentumoren 200
7.3 Besonderheiten kindlicher Hodentumoren 201

8. Primär retroperitoneale Tumoren 204

8.1 Histologie und Klassifizierung 204
8.2 Onkologische Kennzeichen 206
8.3 Diagnostische Maßnahmen 207
8.4 Durchführung der Behandlung 212
8.5 Ergebnisse 214

9. Sekundär retroperitoneale Tumoren 215

9.1 Metastasen 215

9.2 Maligne Lymphome 215
9.2.1 Histologie und Einteilung nach Stadien 215
9.2.2 Onkologische Kennzeichen 215
9.2.3 Systematisierte Diagnostik 216
9.2.4 Systematisierte Behandlungsplanung 217
9.2.5 Ergebnisse 218

10. Penis- und Skrotumkarzinome 220

10.1 Penismalignome 220
10.1.1 Histologische Einteilung 220
10.1.2 Klassifizierung 220
10.1.3 Onkologische Kennzeichen 220
10.1.4 Systematisierte Diagnostik 221
10.1.5 Behandlungsplanung und Durchführung 221

10.2 Skrotalhautkarzinome 222

10.3 Karzinome der Urethra.............................. 222

11. Geschichte des TNM-Systems 223

12. TNM-Klassifizierung 226

13. Adressen zentraler Register und Verbundstudien urologischer Tumoren 238

Literaturverzeichnis 239

Sachverzeichnis 262

1. Einleitung

Eine Verbesserung der Behandlung urologischer Tumoren ist kurzfristig - abgesehen von einer besseren Früherkennung - nur von einer verstärkten interdisziplinären Zusammenarbeit von Urologen, Strahlentherapeuten und Pathologen möglich. Hieraus ergibt sich das Konzept einer umfassenden urologischen Onkologie, die die Erfahrungen und Kenntnisse aus Praxis, Klinik, Tumorbiologie und Tumorpathologie zusammenfaßt.

Nachdem die Möglichkeiten zur Diagnostik der Tumoren des Urogenitalsystems so verbessert waren, daß die Ausdehnung des Primärtumors T, ein Befall von Lymphknoten N und eine erfolgte Fernmetastasierung M prätherapeutisch weitgehend zu ermitteln sind, konnte auch in der Urologie das TNM-System der UICC (1978) zur Klassifizierung eingeführt werden. Das TNM-System erlaubt es, die Tumorausbreitung im Organismus genauer darzustellen als die frühe gebräuchlichen Stadieneinteilungen und bedingt somit eine Neuorientierung auch der Strahlentherapie. Auf dem TNM-System basier daher die hier vorgestellte systematisierte Diagnostik und Therapie einer an der Tumorausdehnung orientierten Behandlungsplanun

Solche Vorstellungen der Behandlungsplanung sind nicht nur durch einen Einsatz von Megavoltgeräten zu realisieren, sondern auch durch die neuen Möglichkeiten der Behandlungsplanung, wobei besonders der Therapiesimulator, der Prozeßrechner und die Ganzkörpercomputertomographie zu erwähnen sind. Obwohl die Indikationsstellung des zuletzt genannten Verfahrens für die Diagnostik urologischer Tumoren noch nicht vollständig abgegrenzt ist, ist eine wesentliche Bereicherung der physikalisch-technischen Bestrahlungsplanung gegeben.

Doch sind nicht nur eine verbesserte apparative Ausstattung, sondern auch ein vertieftes Verständnis der Tumorbiologie und die neueren Vorstellungen über die Wirkung ionisierender Strahlung auf Gewebe und Organe Basis einer effektiveren Tumortherapie.

In der vorliegenden Monographie soll bei kritischer Abwägung verschiedener Methoden eine systematisierte Diagnostik und systematisierte Therapie, die sich am TNM-System orientieren, dargestellt werden. Die Strahlentherapie kann hierbei nicht isoliert gesehen werden, sondern nur in ihrem Zusammenwirken mit Operation zytostatischer und endokriner Therapie.

2. Strahlenphysikalische und strahlenbiologische Gegebenheiten

In der Strahlentherapie sind, wie auch in der Pharmakologie, sinnvolle Strahlenmengen in der Lage zu heilen, überhöhte Dosen können jedoch mehr Schaden als Nutzen anrichten. Im Gegensatz zur Pharmakologie aber sind die strahlenbedingten Wirkungen auf lebende Organismen nur zum Teil erforscht, zumal es sich nicht um wägbare Substanzmengen handelt, sondern um Ionisationsereignisse, die nur mit besonders geeigneten Meßinstrumenten nachweisbar sind. Dazu kommt, daß pharmakologisch wirksame Substanzen in der Regel einen biochemisch erkennbaren Angriffspunkt aufweisen, der den gewünschten biologischen Effekt zur Folge hat. Demgegenüber lösen die Ionisationen eine Lawine von physikalischen und biochemischen Prozessen aus, welche zuletzt den gewünschten oder ungewünschten therapeutischen Effekt zur Folge haben. Welche enorme Bedeutung den verschiedenen Vorgängen zukommt, die den Strahlentod einer lebenden Zelle herbeiführen, soll an einem Beispiel demonstriert werden:
Nimmt man an, daß der ganze Körper eines 70 kg schweren Menschen mit einer Dosis von 500 rd (5 Gy)* einer durchdringenden ionisierenden Strahlung bestrahlt wird, dann werden

$$70\,000 \cdot 500 \cdot 100 \text{ erg} = 35 \cdot 10^{8} \text{ erg}$$

zugeführt. Da 1 erg 2,4 10^{-8} cal entspricht, erhält der Mensch also 84 cal, bzw. 350 J, in Form von Röntgenstrahlen. Diese 84 cal, welche einen Eßlöffel Tee um einige Grad erwärmen können, töten den Menschen mit einer 50%igen Wahrscheinlichkeit innerhalb von 30 Tagen. Auf eine Zelle des bestrahlten Organismus kommen dabei nur 10^{-13} cal. Die einzelne Zelle enthält im Durchschnitt 10^{23} Moleküle, von denen jedes 25millionste Molekül geschädigt wird (Jakobi, 1961). Um die außerordentliche Strahlenempfindlichkeit des Organismus zu erklären, muß man daher annehmen, daß die Primärprozesse in der Zelle biochemische, energieliefernde Reaktionen auslösen, die zur Verstärkung und Ausbreitung der Strahlenwirkung führen und schließlich den Untergang des Organismus zur Folge haben. Die Beeinflussung derartiger Vorgänge kann die Wirksamkeit der Strahlentherapie wesentlich begünstigen. So basieren auch sämtliche Ansätze zur Erhöhung der Strahlensensibilität maligner Tumoren auf einer eingehenden Analyse molekularer und zellulärer Veränderungen, welche den Strahlentod der Zellen zur Folge haben. Die Voraussetzungen für derartige Ansätze zur Erhöhung der Strahlensensibilität sollen im folgenden im Zusammenhang mit einer Darstellung der strahlenphysikalischen und strahlenbiologischen Grundlagen besprochen werden.

---

*Entsprechend den neuen SI-Einheiten werden im folgenden die Dosisangaben in Gy aufgeführt (früher rd)

2.1 Strahlenphysikalische Grundlagen

2.1.1 Eigenschaften und Wechselwirkungen ionisierender Strahlungen mit Materie

Es gibt heute eine Vielzahl verschiedener Strahlenqualitäten, von denen jedoch nur wenige von therapeutischem Interesse sind (Tabelle 1). Es handelt sich im wesentlichen um die Korpuskularstrahlen und die Photonenstrahlen. Zu den Korpuskularstrahlen gehören z.B. Elektronen, Neutronen und Mesonen. Therapeutisch interessant sind Photonen unterschiedlicher Energie, Photonen sind jedoch erst für die Strahlentherapie von Bedeutung, wenn sie eine Mindestenergie von 1 MV aufweisen. Sowohl die Korpuskularstrahlen als auch die Photonenstrahlen zeichnen sich dadurch aus, daß sie beim Durchgang durch Materie Ionisationen erzeugen. Die Wechselwirkungen ionisierender Strahlen mit Materie sollen kurz angeführt werden.

Wenn die beschriebenen Strahlen Materie passieren, kommt es zur Energieabgabe. Diese Energieabgabe ist von der Art der Strahlung abhängig. Beim Durchgang geladener Teilchen durch Materie findet eine direkte Energieabgabe statt. Auf ihrer Bahn verlieren die Teilchen kontinuierlich Energie durch Ionisation benachbarter Atome oder Moleküle. Bei der Ionisation verliert das Atom ein Elektron und ist somit einfach positiv geladen. Auf diesem Effekt beruht der Ausdruck ionisierende Strahlung für energiereiche Strahlungen. Durch Ionisation können Moleküle verändert oder zerstört werden. Nach Elektroneneinfang kann sich das Ion wieder in ein neutrales Molekül oder in ein Radikal verwandeln, welches sekundäre Prozesse einleitet. Bei jedem Ionisationsakt verliert das geladene Teilchen 34 Elektronenvolt. Die ionisierende Wirkung erlischt nach Abgabe der gesamten Energie.

Ungeladene Teilchen, wie z.B. Neutronen, erzeugen Kernreaktionen. Die dabei entstehenden energiereichen Teilchen bewirken wieder Ionisationen. Abb.1 zeigt α-Teilchen beim Durchgang durch eine silberjodidhaltige Fotoschicht. Man erkennt die perlschnur-

Tabelle 1. Zusammenstellung der in der Strahlentherapie üblichen Strahlenarten. Die drei zuletzt genannten Strahlungen werden noch nicht routinemäßig eingesetzt

Strahlung	Wellenlänge in m, bzw. Bezeichnung der Teilchen	Therapeutisch interessante Quantenenergie, bzw. Energie der Teilchen in MeV
Röntgenstrahlen	10^{-11} - 10^{-12}	0,1 - 0,25
Gammastrahlen von künstlichen Radionukliden	10^{-12}	0,6 - 1,3
Ultraharte Bremsstrahlen	10^{-12} - 10^{-14}	4 - 50
Betastrahlen	Elektronen	5 - 50
Neutronenstrahlen	Neutronen	7 - 14
Protonenstrahlen	Wasserstoffkerne	150 - 200
Mesonenstrahlen	π- oder π°-Mesonen	150

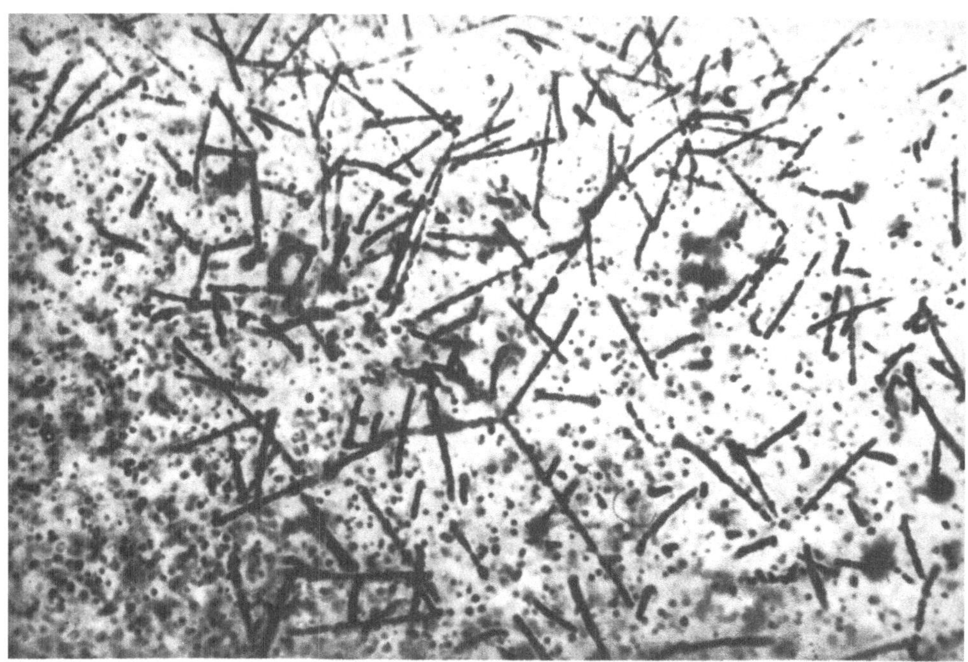

Abb. 1. Die Abbildung verdeutlicht die begrenzte Reichweite von geladenen Teilchen beim Durchgang durch Materie. Hier sind in einer fotographischen Schicht die Spuren von Alpha-Teilchen des Thorium-X dargestellt. In der Schicht weisen die Teilchen eine Reichweite von maximal 40 µm auf. Nach Durchlaufen dieser Strecke haben sie ihre gesamte Geschwindigkeit durch Ionisation verloren

artig angeordneten Ionisationsprozesse dadurch, daß jeweils ein Silberjodidmolekül ionisiert wird. Sobald die Geschwindigkeit der Teilchen gleich Null ist, ist die sogenannte maximale Reichweite der Teilchen erreicht. In der Strahlentherapie verwendet man deshalb gerne Elektronen, um oberflächlich gelegene Tumormassen homogen zu durchstrahlen und das dahinterliegende Gewebe zu schonen.

Photonen werden beim Durchgang durch Materie in ihrer Intensität durch Absorptions- und Streuungsprozesse geschwächt. Je nach der Photonenenergie und der Ordnungszahl bzw. dem spezifischen Gewicht des Absorbers setzt sich die Absorption aus dem Photoeffekt mit Energieabgabe an ein aus dem Atomverband gelöstes Photoelektron und dem Comptoneffekt mit teilweiser Energieübertragung auf ein herausgelöstes Elektron und Streuung des energieärmeren Photons zusammen (Abb.2). Bei Energien oberhalb 1 MV (1 Million Elektronen-Volt) tritt zunehmend Paarbildung mit Erzeugung eines Elektrons und eines Positrons unter Aussendung von Vernichtungsstrahlung bei der Kombination beider Teilchen auf. Die biologische Photonenwirkung beruht also primär auf der Erzeugung von Sekundärelektronen. Beim Durchgang durch Materie werden Photonen also nach einem Exponentialgesetz geschwächt, aber nicht völlig abgeschirmt, wie geladene Teilchen (Abb.3a,b).

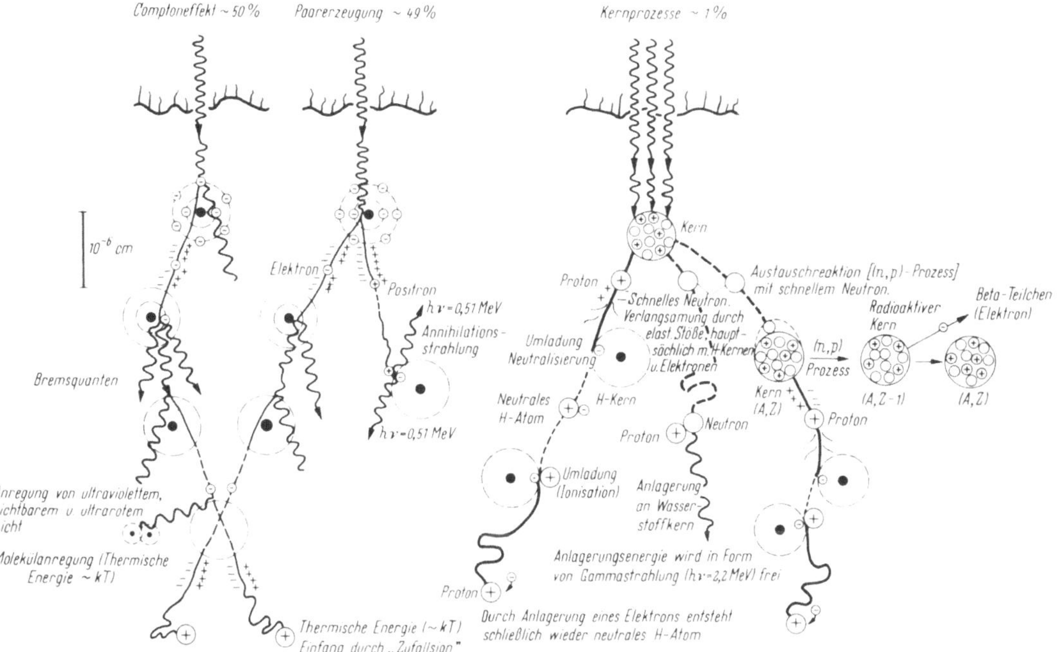

Abb. 2. Absorptionsvorgänge beim Durchgang von Photonen durch Materie. In der Abbildung sind die drei prinzipiellen Absorptionsprozesse dargestellt: Photoeffekt, Comptoneffekt und Paarbildung. In einem geringen Prozentsatz sind bei sehr energiereichen Photonen auch Kernprozesse möglich (aus Schinz u. Wideröe, 1965)

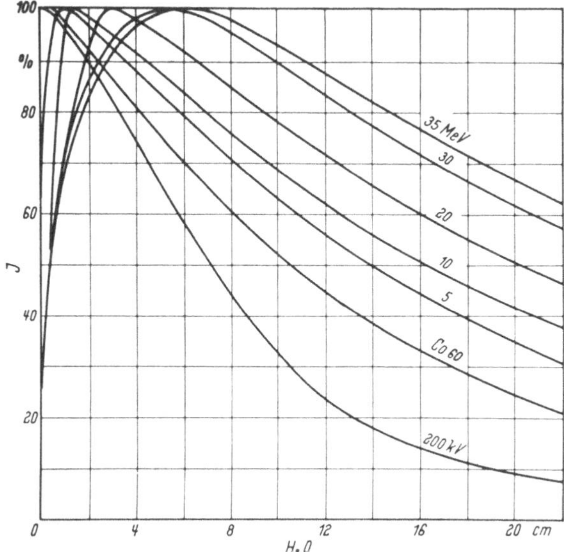

Abb. 3a. Tiefendosiskurven in Wasser für Photonen verschiedener Energien. Die Strahlung wird nach einer Exponentialfunktion absorbiert

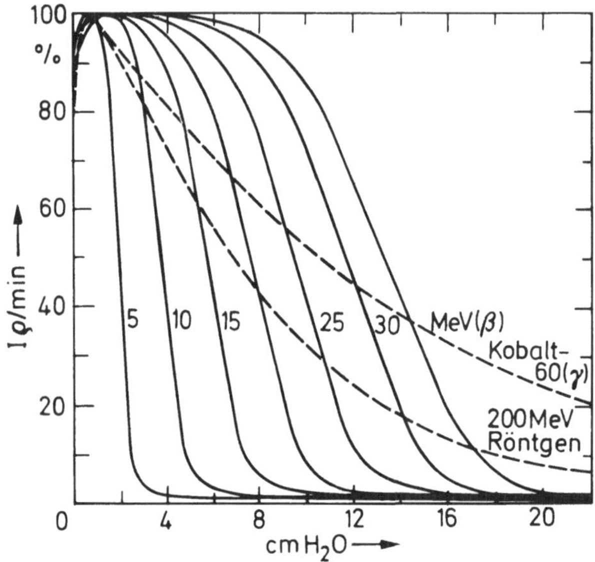

Abb. 3b. Tiefendosiskurven in Wasser für Elektronenstrahlen verschiedener Energien, hier macht sich die begrenzte Reichweite der geladenen Teilchen beim Durchgang durch Materie bemerkbar (aus Wideröe, 1970)

2.1.2 Dosimetrie und Einheiten

Entsprechend der Konzentration eines Arzneimittels in der Pharmakologie wird als Dosis in der klinischen Radiologie die zum therapeutischen Zweck bewußt verabreichte oder die beim Umgang mit ionisierenden Strahlen unvermeidlich bzw. ungewollt empfangene Strahlenmenge bezeichnet. Die biologische Strahlenwirkung hängt ab von der im bestrahlten Volumen absorbierten Energie und kann deshalb als physikalische Größe (Energiedosis = absorbierte Strahlungsenergie durch Masseneinheit) definiert werden. Das Produkt aus Energiedosis und insgesamt bestrahltem Volumen entspricht dem aus der Pharmakologie bekannten Dosisbegriff.

Die physikalische Einheit Röntgen (R), jetzt C/kg, bezieht sich auf die ionisierende Wirkung der Strahlen in Luft unter bestimmten Bedingungen (Tabelle 2). Die Einheit für die Energiedosis im Gewebe ist das Gray (Gy) (früher: rd = radiation absorbed dose), welches sich aus der gemessenen Ionendosis berechnen läßt. Für die Umrechnung von Gy in C/kg entspricht 1 C/kg =
3876 R = 0,87 · 3876 = 3372 rd = 33,7 Gy in Luft;
bzw. 0,95 · 3876 = 3680 rd = 36,8 Gy in Wasser.
Verschiedene Dosen können unter Umständen je nach Strahlenart die gleichen biologischen Wirkungen hervorrufen. Setzt man nun die biologische Wirksamkeit einer Röntgenstrahlung mit der Energie von 250 kV (Kilovolt) = 1 und vergleicht damit die biologische Wirksamkeit anderer Strahlen, so ergibt sich daraus der Begriff der relativen biologischen Wirksamkeit (RBW). Aus dem Produkt Gy und RBW resultiert die Einheit Sievert (Sv). Die neue Röntgenverordnung schreibt am 31.12.77 sogenannte SI-Einheiten (Système International D'Unités) vor. Diese basieren im wesentlichen darauf, daß für die Einheit der Arbeit oder der Energie das Joule zugrunde gelegt wird. Die Umrechnung der alten in die neuen Einheiten geht aus Tabelle 2 hervor.

Tabelle 2. Radiologische Größen und Einheiten nach ICRU-Report 19(1) und DIN 6814(2) (aus Rassow u. Harder, 1977)

Radiologische Größe mit Formelsymbol (DIN 6814)	Internationale Bezeichnung mit Formelsymbol (ICRU 19)	Definitionsgleichung (DIN 6814)	Bisher gültige Einheit	SI-Einheit und besonderer Name
Ionendosis (J)	Exposure (X)	$J = \frac{dQ}{dm}$ (Ionenladung durch Masse)	Röntgen $1\ R = 2{,}58 \cdot 10^{-4} C \cdot kg^{-1}$	Coulomb durch Kilogramm ($C \cdot kg^{-1}$)
Energiedosis (D)	Absorbed dose (D)	$D = \frac{dE}{dm}$ (Auf die Materie übertragene Energie durch Masse)	Rad $1\ rd = 10^{-2} J \cdot kg^{-1}$	Joule durch Kilogramm ($J \cdot kg^{-1}$) ($1\ Gy = 1\ J \cdot kg^{-1}$)
Äquivalentdosis (D_q)	Dose equivalent (H)	$D_q = q \cdot D$ (Bewertungsfaktor mal Energiedosis)	Rem $1\ rem = 10^{-2} J \cdot kg^{-1}$	Joule durch Kilogramm $J \cdot kg^{-1} = 1 Sv$ (Sievert)
Aktivität einer radioaktiven Substanz (A)	Activity of a radioactive substance (A)	$A = \frac{dN}{dt}$ (Anzahl der Kernumwandlungen durch Zeit)	Curie $1\ Ci = 3{,}7 \cdot 10^{10} s^{-1}$	Reziproke Sekunde (s^{-1}) $1\ Bq = 1\ s^{-1}$

*Der Name Sv ist von der Generalkonferenz für Maße und Gewichte (CGPM) noch nicht angenommen worden

Tabelle 3. Zusammenhang zwischen linearem Energieübertragungsvermögen - Linear Energy Transfer = LET - und Relativer Biologischer Wirksamkeit = RBW. Die spezielle, übliche SI-Einheit des LET ist keV/ /um. Wenn das lineare Energieübertragungsvermögen Werte über 10 keV/ /um erreicht, erfolgt eine deutliche Zunahme der RBW

Strahlung	LET keV/ /um	RBW
Röntgenstrahlen 250 kV	0,2	1
β- und γ-Strahlen aller Energien	0,2 - 0,4	0,85
Schnelle Neutronen und Protonen bis 14 MeV	20	4 - 10
Schwere Rückstoßkerne und α-Teilchen	50	10 - 20

Auch bei gleichen physikalischen Wirkungen können biologische Wirkungsunterschiede bestehen. Aus physikalischer Sicht wird die biologische Wirkung maßgeblich von der Ionisationsdichte beeinflußt, die in Gasen durch Ionisationskammern zu messen ist. Für feste und flüssige Körper wird deshalb der Begriff des linearen Energietransfers (LET) verwendet und der Energieverlust pro Bahnlänge eines primären ionisierenden Teilchens in KeV pro cm angegeben (Tabelle 3). Im allgemeinen gelten Korpuskularstrahlen mit Ausnahme von Elektronen als dicht ionisierende Strahlungen. Wegen des enormen technischen Aufwandes bei der Erzeugung kommen sie jedoch bei der routinemäßigen klinischen Strahlentherapie noch nicht zur Anwendung.

2.1.3 Erzeugung ionisierender Strahlungen

Für die Strahlentherapie werden ionisierende Strahlungen von natürlichen oder künstlichen radioaktiven Quellen gewonnen oder in Beschleuniger-Anlagen erzeugt. Die künstlichen oder natürlichen radioaktiven Quellen werden in offener oder umschlossener Form therapeutisch angewendet, wobei im Bereicht der Urologie die Anwendung von Kobalt-60 in Telekobalt-Geräten zur perkutanen Strahlentherapie überwiegt. Die physikalischen Eigenschaften der natürlichen und künstlichen radioaktiven Quellen sollen im folgenden kurz besprochen werden, zumal sie auch für diagnostische Zwecke bei urologischen Tumorformen häufig zur Anwendung kommen.

Radionuklide

Natürliche Radionuklide kommen überwiegend bei Elementen hoher Ordnungszahl vor. Sie werden mit Ausnahme des Radium-226 medizinisch wenig genutzt, da sich Radionuklide von besser geeigneten chemischen Elementen künstlich herstellen lassen. Die Radionuklide können sich spontan in stabile Elemente umwandeln, wobei verschiedene Umwandlungsarten möglich sind (vergl.Abb.4). Im wesentlichen unterscheidet man zwischen α-, β-, und γ-Zerfall, wobei auch bei ein und derselben Umwandlung verschiedene Strahlenqualitäten auftreten können.

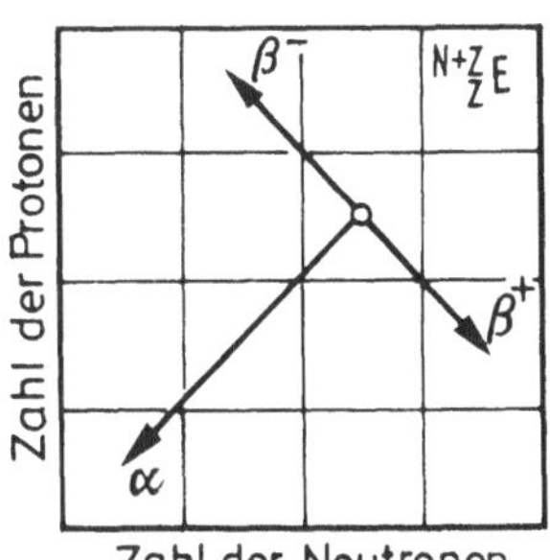

α - Zerfall: ${}^{N+Z}_{Z}E \rightarrow {}^{(N-2)+(Z-2)}_{Z-2}E + \alpha + \gamma$

β^- - Zerfall: $n \rightarrow p + \beta^- + \bar{\nu}$

${}^{N+Z}_{Z}E \rightarrow {}^{(N-1)+(Z+1)}_{Z+1}E + \beta^- + \bar{\nu} + \gamma$

β^+ - Zerfall: $p \rightarrow n + \beta^+ + \nu; \beta^+ + e^- \rightarrow 2\gamma$

${}^{N+Z}_{Z}E \rightarrow {}^{(N+1)+(Z-1)}_{Z-1}E + \beta^+ + \nu + \gamma$

K - Einfang: $p + e^- \rightarrow n + \nu$

${}^{N+Z}_{Z}E + e^- \rightarrow {}^{(N+1)+(Z-1)}_{Z-1}E + \nu + \text{Rö} + \gamma$

Isomere Umwandlung: ${}^{N+Z}_{Z}E^* \rightarrow {}^{N+Z}_{Z}E + \gamma$

Innere Konversion: $\gamma \rightarrow e^- + \text{Rö}$

Abb. 4. Radioaktiver Zerfall und Schema zum Auffinden der entstehenden Nuklide. Zahl der Neutronen (N) und Protonen (Z). Massenzahl ist Neutronen- + Protonenzahl. Das Element ist durch die Kernladungszahl bestimmt. Aussendung von Bremsstrahlen (Rö), Gammastrahlen (γ), Betastrahlen (β^-) und Positronenstrahlen (β^+), Protonen (p), Neutronen (n), Elektronen (e^-), Neutrino bzw. Antineutrino ν, $\bar{\nu}$. E* angeregter, energiereicher Kern (aus zum Winkel, 1975)

Zur Kennzeichnung der Zerfallsgeschwindigkeit eines Radionuklids verwendet man statt der Zerfallskonstanten die anschaulichere Halbwertzeit (in Sekunden, Minuten, Stunden, Tagen oder Jahren), innerhalb derer die Hälfte einer radioaktiven Substanz zerfällt oder aus einem System verschwindet. Der Begriff wird somit sowohl auf den physikalischen Zerfall wie auf den biologischen Abbau von Substanzen bezogen. Aus der Anfangsaktivität und der physikalischen Halbwertzeit läßt sich bei Betrachtung einer großen Menge von Atomen die Aktivität eines Radionuklids für einen späteren Zeitraum berechnen. Nach einer Halbwertzeit sind demnach noch 50%, nach zwei Halbwertzeiten noch 25%, nach drei Halbwertzeiten 12,5% etc. der Ausgangsaktivität vorhanden. Kurze Halbwertzeiten bedingen in der Regel eine geringere Strahlenexposition des Patienten und die Möglichkeit der Wiederholung therapeutischer oder diagnostischer Maßnahmen in kurzen Zeitabständen. Die physikalische Halbwertzeit ist auch bei der Kontamination und der Beseitigung radioaktiver Abfälle zu beachten (Ammon u. Oberhausen, 1977).

Künstliche Radionuklide können durch Beschuß geeigneter Atomkerne mit Neutronen in Kernreaktoren hergestellt werden. Für medizinische Zwecke ist auch die Möglichkeit der Produktion von Radionukliden mit Hilfe von Beschleunigeranlagen interessant. Dabei werden geladene Korpuskularstrahlen auf geeignete Atomkerne eingestrahlt, diese wandeln sich dann um, so daß die gewünschten Radionuklide erhalten werden (Tabelle 4).

Radionuklide werden in der Regel in offener Form für diagnostische Zwecke verwendet. Zuweilen kommt auch die Anwendung für therapeutische Zwecke in Frage, so bei der endolymphatischen Therapie oder bei der heute noch wenig geübten Instillation von radioaktiven Lösungen in Körperhöhlen. Die Entwicklung der modernen Polychemotherapie hat zu effektiveren Behandlungsmöglichkeiten geführt, so daß solche Techniken nur noch in Ausnahmefällen zur Anwendung kommen. Von gewisser Aktualität ist noch die Anwendung von Radionukliden in geschlossener Form zur intrakavitären Bestrahlung. Sie kommt häufig zur Anwendung bei gynäkologischen Tumoren, jedoch nur selten bei urologischen Tumoren, z.B. bei der Behandlung von Blasenkarzinomen (Friedman, 1968). Tech-

Tabelle 4. Möglichkeiten der Herstellung medizinisch interessanter Radionuklide mit dem Kompaktzyklotron

Isotop	Halbwertszeit	Zerfallsart	Herstellung
^{11}C	20,4 min	β^+ (100%)	$^{11}B(p,n)^{11}C$
^{15}O	2,03min	β^+ (100%)	$^{14}N(d,n)^{15}O$
^{18}F	110 min	β^+ (97%) EC (3%)	$^{16}O(\alpha,pn)^{18}F$
^{52}Fe	8,3 h	β^+ (57%) EC (43%)	$^{50}Cr(\alpha,2n)^{52}Fe$
^{67}Ga	78 h	EC (100%)	$^{65}Cu(^{3}He,n)^{67}Ga$
^{81}Rb	4,7 h	EC, β^+	$^{79}Br(\alpha,2n)^{81}Rb$
^{82m}Rb	6,3 h	EC, β^+	$^{79}Br(\alpha,n)^{82}Rb$
^{123}J	13 h	EC (100%)	$^{122}Te(\alpha,3n)^{123}Xe^{123}J$

nische Verbesserungen, wie das Essener Nachlade-Verfahren (Busch, M. u.Mitarb., 1977), eröffnen zur Zeit für die intrakavitäre und interstitielle Behandlung urologischer Tumoren neue Möglichkeiten (Bloedorn,F.G. u.Mitarb., 1977).

Geräte zur Erzeugung ionisierender Strahlen

Die ursprünglich in der Strahlentherapie eingesetzten Röntgengeräte sind durch eine neue Generation, die Hochvoltgeräte, abgelöst. Es handelt sich dabei um Geräte, welche fest eingebaute künstliche radioaktive Quellen verwenden, die *Telekobalt-* und die wenig verwendeten *Telecaesiumgeräte*, sowie um Kreis- und Linearbeschleuniger. In den Telekobaltgeräten werden Kobalt-60-Präparate eingebaut. Durch geeignete Blenden kann ein Nutzstrahl erhalten werden, welcher zu gleichen Teilen Photonen der Energie von 1,17 und 1,33 MV aufweist. Die genannten Geräte zeichnen sich durch geringe Störanfälligkeit bei einfacher Handhabung aus. In den Beschleunigern werden geladene Teilchen, in der Regel Elektronen, auf therapeutisch wirksame Energien beschleunigt. Das von Wideröe 1928 begründete Konzept der Kreis- und Linearbeschleuniger wurde für die Strahlentherapie soweit ausgebaut, bis 1950 brauchbare Geräte zur Verfügung standen. Die erzeugten energiereichen Elektronen können entweder direkt oder als Bremsstrahlen genutzt werden.

Der in der Klinik am häufigsten verwendete Beschleuniger ist ein *Kreisbeschleuniger* für Elektronen. Man erzeugt in einem Eisenkörper ebenso wie in einem Transformator einen periodisch wechselnden Magnetfluß. Dadurch werden Elektronen, die den Eisenkörper in einer evakuierten Röhre umlaufen, bei jedem Umlauf um einen bestimmten Energiebetrag beschleunigt. Damit die Elektronen immer wieder auf der gleichen Kreisbahn den Eisenkörper umlaufen, muß entlang dieser Bahn ein Magnetfeld wirken, das sich mit zunehmender Elektronenenergie entsprechend vergrößert. Die Bedingung für diese Zunahme ist, daß der magnetische Fluß durch den von der Elektronenbahn umschriebenen Kreis doppelt so groß ist, wie er es wäre, wenn das magnetische Führungsfeld homogen das

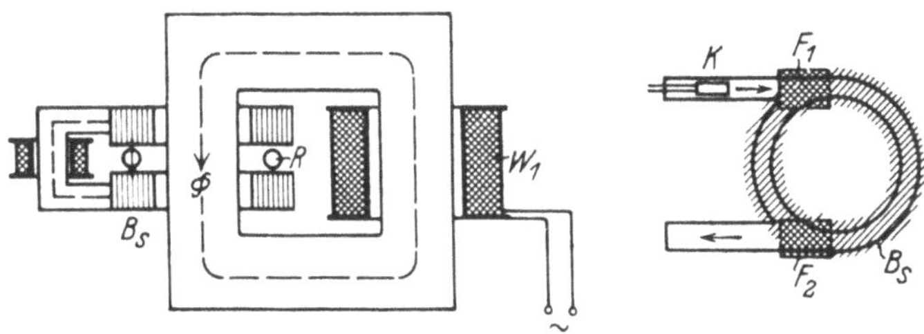

Abb. 5a. Prinzip eines Kreisbeschleunigers für Elektronen. Die Elektronen werden durch ein Magnetfeld auf einer kreisförmigen Bahn beschleunigt.

R - Evakuierte kreisförmige Röhre

W1 - Primärwicklung für den Transformator

Bs - Magnetisches Führungsfeld, welches die Elektronen auf der Kreisbahn hält

K - Kathode

F1 - F2 Felder, welche die Einführung und Ablenkung der Elektronen aus der Kreisbahn steuern

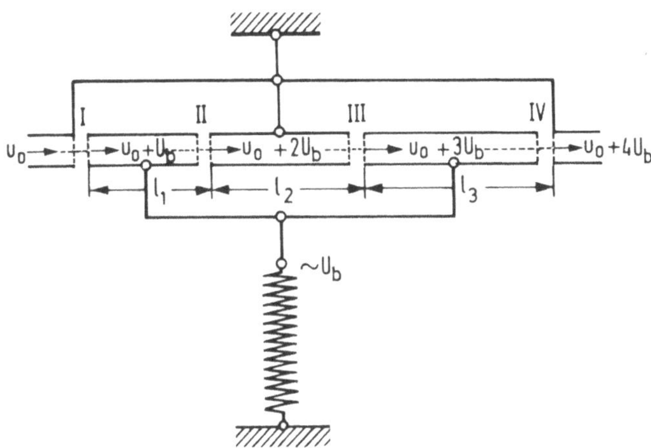

Abb. 5b. Prinzip eines Linearbeschleunigers für Elektronen. Über 4 Beschleunigungsstrecken I-IV werden mittels der Wechselspannung U_b elektrische Felder erzeugt. Die Ionenstrahlen erreichen die erste Beschleunigungsstrecke mit der Anfangsspannung U_0. Während einer halben Periode werden die Ionen in I und III beschleunigt, in II und IV gebremst. Wird nun der Abstand l zweier Beschleunigungsstrecken so gewählt, daß die Ionen diesen Weg in einer halben Periode zurücklegen, so werden sie in allen Strecken mit der Spannung U_b beschleunigt. Da die Geschwindigkeit der Teilchen ständig zunimmt, müssen die Zylinder zwischen den Beschleunigungsstrecken kontinuierlich verlängert werden (aus Wideröe, 1928)

ganze Innere der Kreisbahn ausfüllt. Dies wird dadurch erreicht, daß Führungsfeld und Fluß durch die gleiche Wicklung erzeugt werden. Diese sogenannte 1 : 2 - Bedingung konnte Wideröe im Jahre 1928 ableiten. Das Konzept ist in dem Betatron verwirklicht, in welchem Elektronen auf einem Wege zwischen 100 und 1000 km Länge beschleunigt werden können. Die entsprechenden Energien liegen zwischen 5 und 50 MeV. Sobald die gewünschte Energie erreicht ist, werden die Elektronen durch ein Störfeld aus dem Sollfeld, nach außen geleitet. Die Elektronen können auch auf eine Antikathode treffen und dort ähnlich wie in der Röntgenröhre eine Bremsstrahlung erzeugen, die jedoch sehr durchdringungsfähig ist (Abb.5a).

Man unterscheidet zwei Typen von *Linearbeschleunigern*, die Stehwellen- und die Wanderwellengeneratoren. Bei den Stehwellengeneratoren durchlaufen die Elektronen eine Reihe von zylindrischen Elektroden (Abb.5b). Die Beschleunigung ist möglich, wenn die Elektronen sich zwischen zwei Elektroden befinden. Während die Elektronen das feldfreie Gebiet im Innern des Zylinders durchlaufen, werden die Elektroden umgepolt, so daß wieder die volle Beschleunigungsspannung zwischen den nächsten beiden Elektroden ausgenutzt werden kann. Bei den Wanderwellengeneratoren laufen die Elektronen vor der Front einer sinusförmigen Wechselspannung und nehmen dabei ständig an Geschwindigkeit zu.

Insgesamt sind die für medizinische Zwecke hergestellten Typen von Linearbeschleunigern technisch weniger kompliziert und einfacher zu handhaben als Kreisbeschleuniger. Sie liefern darüberhinaus bei höherer Dosisleistung eine bessere Homogenität des Strahlenfeldes. Es ist zu erwarten, daß durch die zunehmende Einführung von Linearbeschleunigern die Wirtschaftlichkeit, verglichen mit Kreisbeschleunigern, verbessert wird.

2.1.4 Strahlenschutz

Für den Strahlenschutz ist die Schwächung ionisierender Strahlung beim Durchgang durch Materie von entscheidender Bedeutung. Das Schwächungsgesetz erlaubt bei Kenntnis der Primärintensität der Strahlung, des Schwächungskoeffizienten und der Schichtdicke die Intensität an jedem beliebigen Punkt ihres Weges zu berechnen. Das Schwächungsgesetz gilt nur für Photonenstrahlungen. Elektronen und andere geladene Teilchen werden beim Eintreffen in Materie vorwiegend durch Ionisationsvorgänge kontinuierlich abgebremst. Geladene Teilchen haben somit eine begrenzte Reichweite, welche von ihrer Energie bzw. Geschwindigkeit abhängt (vergl.Abb.1 und 3b).

Strahlentherapeutische Geräte dürfen nur unter besonderen gesetzlichen Auflagen betrieben werden. Voraussetzung zur Erteilung der Betriebserlaubnis durch die zuständigen Behörden sind Fachkunde der Beschäftigten, Einrichtungen für den Strahlenschutz und dessen Kontrolle (Verordnung über den Schutz vor Schäden durch ionisierende Strahlen (Strahlenschutzverordnung-Strl SchV) vom 13. Oktober 1976 (BGBl. I S.2905, 1977).

In diesem Zusammenhang soll auch darauf hingewiesen werden, daß Röntgengeräte zur Durchführung der konventionellen Strahlentherapie nicht mehr verwendet werden sollten. Röntgenstrahlen (Abb.3) zeichnen sich dadurch aus, daß sie beim Durchgang durch Materie, verglicnen mit energiereicheren Photonen, rascher absorbiert werden. Die Strahlentherapie mit Röntgenstrahlen bewirkt somit in größerem Umfang eine Schädigung gesunder, oberflächennaher Gewebe. Demgegenüber ist es kaum möglich, tiefer gelegene Tumoren mit einer ausreichenden Dosis zu bestrahlen. Deshalb hat die Deutsche Röntgengesellschaft in einer gutachterlichen Stellungnahme die "Tiefentherapie" maligner Tumoren mit Röntgengeräten abgelehnt. Die Ablehnung schließt im Grundsatz auch die "Halbtiefentherapie" und die Oberflächentherapie ein, da eine scharfe Trennung dieser Gebiete nicht möglich ist. Deshalb ist die Aufstellung und Anwendung von Hochvolttherapiegeräten auf Großkliniken beschränkt, um wegen des hohen apparativen, räumlichen und personellen Aufwands wirtschaftlich arbeiten zu können.

2.2 Strahlenbiologische Grundlagen

Bei Beginn der Darstellung der strahlenbiologischen und strahlenphysikalischen Grundlagen wurde auf die Bestrahlung des lebenden Organismus eingegangen. Nun enthält lebende Materie zum größten Teil Wassermoleküle - über 70% -, so daß bei der Bestrahlung in erster Linie Wassermoleküle ionisiert werden. Die in Frage kommenden wichtigsten Reaktionen sollen kurz besprochen werden.

Wenn ionisierende Strahlung auf Wasser trifft, so spielen sich innerhalb von 10^{-12} - 10^{-6} Sekunden Prozesse ab, die zur Bildung freier Wasserstoffradikale (H) oder freier Hydroxylradikale (OH) führen. Die Radikale wirken reduzierend und oxydierend auf benachbarte Reaktionssysteme. Sie können vom Entstehungsort einige 10^{-6} cm diffundieren. Dann treffen die Radikale auf organische Moleküle, denen sie ein Elektron entreißen. Die so entstandenen Bruchstücke sind nicht mehr funktionsfähig. Die Radiolyse beginnt also mit der Entfernung eines Elektrons aus dem Wassermolekül.

Es gilt folgende Gleichung:

$$H_2O \xrightarrow[\text{Strahlung}]{\text{ionisierende}} H_2O^+ + e^-$$

Das Elektron lagert sich an das nächste Wassermolekül an:

$$H_2O + e^- \longrightarrow H_2O^-$$

Die so erzeugten instabilen Ionen zerfallen in zwei stabile Ionen und in zwei freie Radikale:

$$H_2O^+ \longrightarrow H^+ + \textcircled{OH}$$

$$H_2O^- \longrightarrow OH^- + \textcircled{H}$$

Im Falle der OH-Ionen kann noch als neue oxidierende Substanz Wasserstoffperoxyd, H_2O_2, entstehen. In Anwesenheit von Sauerstoff können sich weitere stark oxidierende Substanzen bilden, die biologisch von größter Bedeutung sind. In Anwesenheit von Sauerstoff kann folgende Summenformel angenommen werden:

$$H_2O + O_2 \xrightarrow[\text{Strahlung}]{\text{ionisierende}} \textcircled{OH} + \textcircled{HO_2}$$

Das HO_2-Radikal kann auch in Anwesenheit von Sauerstoff mit einem H-Radikal gebildet werden:

$$\textcircled{H} + O_2 \longrightarrow \textcircled{HO_2}$$

Die für die Strahlentherapie entscheidend wichtige verstärkende Wirkung des Sauerstoffes liegt bei entsprechenden chemischen und biologischen Experimenten in einem Konzentrationsbereich zwischen 10^{-6} und 10^{-4} Mol pro Liter. Der obere Grenzwert für den Sauerstoffeffekt liegt also in einer Größenordnung, welche einer Sauerstoffkonzentration des Wassers entspricht, das mit Luft im Gleichgewicht ist. In diesem Konzentrationsbereich reagiert Sauerstoff mit allen verfügbaren H-Radikalen, was zu einer quantitativen Umbildung in HO_2-Radikale führt.

Wenn ein organisches Molekül in einer Zelle durch eine Ionisation primär geschädigt wird, spricht man von einem direkten Treffereignis. Wenn dagegen das Treffereignis dadurch zustande kommt, daß ein Radikal, welches durch Radiolyse von Wassermolekülen entstanden ist, das organische Molekül schädigt, dann spricht man von einem indirekten Treffer. So ist es zu verstehen, daß dicht ionisierende Strahlungen (vergl.Tabelle 3) biologisch wirksamer sind als weniger dicht ionisierende Strahlungen, die ihre biologische Wirkung überwiegend durch Bildung von Radikalen entfalten. Da Tumorgewebe meist schlecht durchblutet und sauerstoffarm sind, ist die Effektivität einer Strahlentherapie bis zu einem Faktor 3 reduziert, wenn mit Photonen oder Elektronen bestrahlt wird. Bei dicht ionisierenden Strahlungen, wie Mesonen oder Neutronen, ist die Wirkung weitgehend unabhängig von Radikalen, so daß hier eine effektivere Tumortherapie zu erwarten ist. Wegen der hohen Kosten der entsprechenden Anlagen findet sich diese therapeutische Möglichkeit noch im Versuchstadium. Darüber hinaus ist es noch nicht bewiesen, daß man berechtigt ist, strahlenbiologische Erkenntnisse, die bei in-vitro- und bei tierexperimentellen Untersuchungen erhalten worden sind, auf Verhältnisse beim Menschen zu übertragen.

Neben Wassermolekülen gibt es in den lebenden Zellen noch die strahlenempfindlicheren Eiweißmoleküle. Bereits 1929 gelang B. Rajewsky der Nachweis, daß die Bestrahlung verdünnter, wäßriger Eiweißlösungen zu Koagulationen und Denaturierungen führte. Von besonderem Interesse ist heute die Strahlenreaktion von Ribonucleinsäure (RNA) und Desoxyribonucleinsäure (DNA), da sich durch entsprechende Modellversuche die Strahlenschädigung von Chromosomen und Erbfaktoren deuten läßt (Veatch u. Okada, 1969; Stephan, 1975).

Krebs (1968) versuchte, den Nucleinsäuregehalt der Zellkerne verschiedener Organismen mit der Dosis, die eine 37%-Schädigung bewirkt, in Beziehung zu setzen. Nach seinen Untersuchungen beträgt die D_{37} für Viren mit einem Kernsäuregehalt von 2 x 10^6 Molekulargewichtseinheiten 1,8 x 10^5 rd (x 10^3 Gy), während sie für das Meerschweinchen mit einem Kernsäuregehalt von 5 x 10^{12} Molekulargewichtseinheiten nur 2 Gy beträgt. Natürlich stirbt eine Zelle nicht sofort, nachdem ausreichend viele DNA-Moleküle geschädigt worden sind. Obwohl der Chromosomenschaden besteht, laufen ihre physiologischen Funktionen weiter. Erst wenn die Zeit der nächsten Teilung kommt, versagt die bestrahlte Zelle. Somit kann eine normale Produktion neuer Zellen nicht stattfinden. Selbst wenn neue Zellen entstehen, können diese defekt sein und auch bald versagen. Die Reproduktionsfähigkeit der Zellen sinkt also infolge der DNA-Schädigung, der Ersatz alter, verbrauchter Zellen stockt und bald geht das bestrahlte System unter, weil die Zellreproduktion versagt.

Tabelle 5. Zeitlicher Ablauf der DNA-Synthese bei verschiedenen Organismen

	Gesamtlänge der DNA in µm	Dauer der Verdopplung bei 37°C in min	DNA-Neubildung in µm/min
T2-Phagen	50	1	50
E.coli	1 000	20	50
Menschliches Chromosom	20 000	400	50

50 µm = 500 000 Å (Neusynthese pro min)

Basenabstand = 3,4 Å

500 000 Å entsprechen etwa 150 000 Basenpaaren/min
oder 2 500 Basenpaaren/sec
bei 10 Basenpaaren/Windung
entspricht die Neusynthese 15 000 U/min
oder 250 U/sec

Aus der Tabelle geht hervor, daß bei T2-Phagen, E.coli und menschlichen Chromosomen pro min einheitlich 50 µ-DNA-Strang neu gebildet werden. Diese Neubildung entspricht etwa 150 000 Basenpaaren/min; da 10 Basenpaare in einer DNA-Windung enthalten sind, werden pro sec 250 Windungen neu synthetisiert. Vergleicht man diesen "rotierenden" Synthesevorgang mit einer Zentrifuge, so entspricht die Umdrehungszahl derjenigen einer laufenden Ultrazentrifuge, und man kann sich vorstellen, daß die Ionisation sozusagen das Sandkorn im Getriebe der DNA-Zentrifuge darstellt

Die gegenüber anderen in der Zelle vorhandenen Molekülen ausgeprägte Strahlenempfindlichkeit der DNA kommt auch dadurch zustande, daß in der Synthesephase, wo der DNA-Satz der Zelle verdoppelt wird, unvorstellbar rasche Umbauvorgänge stattfinden. Man kann bei verschiedenen Organismen die Länge der DNA-Stränge in Mikrometern bestimmen. So beträgt die Länge für T2-Phagen 50 µm, für E.coli 1000 µm und für menschliche Chromosomen 20000 µm. Man kennt auch die Dauer der Verdopplungszeit, diese beträgt für T2-Phagen 1 min, für E.coli 20 min und für menschliche Chromosomen 400 min. Die DNA-Neubildung ist bei den genannten drei Organismen einheitlich, nämlich 50 µm/min (Tabelle 5). Im DNA-Strang beträgt der Basenabstand 3,4 Å. Wenn 50 µm/min gebildet werden, läßt sich leicht berechnen, daß 150 000 Basenpaare pro min entstehen. Da im DNA-Strang 10 Basenpaare pro Windung vorhanden sind, entstehen etwa 15000 Windungen pro min. Vergleicht man diese Zahlen mit den Umdrehungen einer Ultrazentrifuge, so kann man sich gut vorstellen, daß die Ionisation sozusagen das Sandkorn für das Getriebe der DNA-Zentrifuge bedeutet. Man kennt auch, und darauf wird später eingegangen, viele Organismen, die eine maximale Strahlensensibilität während der Synthesephase aufweisen.

Die beschriebenen Reaktionen anorganischer und organischer Moleküle, auch die Inaktivierung von Viren, Bakterien und anderen Einzelorganismen, zeigen eine bestimmte Abhängigkeit von der Dosis. Bei experimentellen Untersuchungen wird meistens festgestellt, daß pro Dosiseinheit immer der gleiche Prozentsatz der jeweils noch intakten Zellen geschädigt wird. Das bedeutet, daß auch bei extrem hohen Dosen eine gewisse, wenn auch noch so geringe Wahrscheinlichkeit für das Überleben einzelner Einheiten besteht. Die somit exponentielle Abhängigkeit der überlebenden Zellen von der Dosis kann durch folgende Gleichung beschrieben werden:

$$N = N_0 \cdot e^{-\alpha D}$$

Dabei bedeutet N die Zahl der Zellen, die nach Einstrahlen der Dosis D noch intakt sind, N_0 die ursprüngliche Zahl der Zellen und α ist eine Konstante. In der Treffertheorie wird α auch als "formales Treffvolumen" bezeichnet.

2.2.1 Zellzyklus

Schon bevor Krebs (1968) herausstellte, daß im Zellkern die DNA und RNA als strahlensensibelste Bausteine nachzuweisen sind, wurde die Frage einer Abhängigkeit der Strahlensensibilität einzelner Zellen von der jeweiligen Stoffwechselsituation untersucht. Eine der Grundvoraussetzungen für proliferationskinetische Messungen an Zellpopulationen bestand darin, bestimmte Zellgruppen so zu kennzeichnen, daß ihr Schicksal über längere Zeiträume

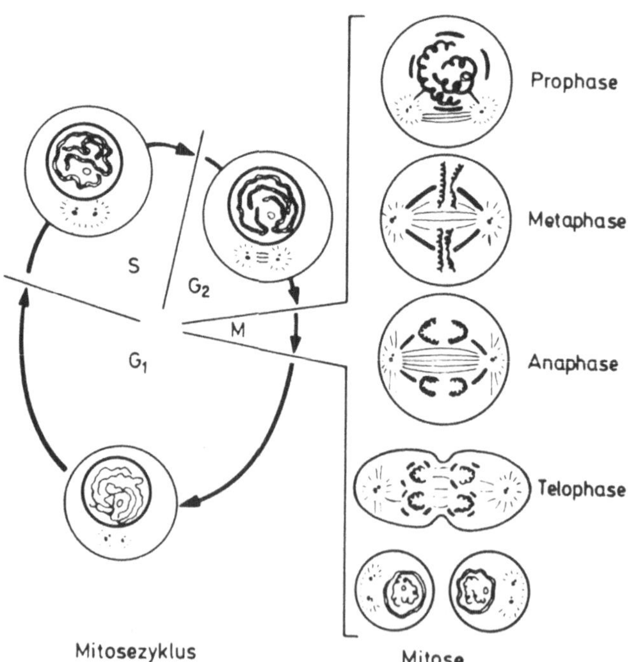

Abb. 6. Schematische Darstellung der proliferierenden Zellfraktion unterteilt nach den Phasen des Zellzyklus. Die Abschnitte der Mitosephase M sind gesondert aufgeführt. Während der Synthesephase S, Dauer 6-9 Std , erfolgt die Verdoppelung des DNA-Gehaltes der Zelle. Die prämitotische Phase G2 dauert 1-2 Std und die Phase M 0,5-1 Std. Mit dem Eintritt in die Mitose ist der Zellzyklus geschlossen. Die nicht proliferierende Zellfraktion befindet sich in der hier nicht berücksichtigten Phase G0 (aus Clarkson u. Fried, 1971)

verfolgt werden konnte. Sie war durch radioaktive Markierung einzelner Zellbestandteile zu erreichen. Besonders geeignet war die DNA, weil sie in der intakten Zelle nur einem extrem geringen Abbau unterworfen ist. Außerdem geht die markierte DNA bei der Mitose quantitativ auf die Tochterzelle über. Die entsprechenden grundlegenden Untersuchungen von Howard und Pelc (1951) haben zur Einführung des Begriffes "Zellzyklus" und zur Unterteilung in verschiedene Phasen geführt. Strahlenbiologisch sind folgende Phasen wichtig (Abb.6):

G1 - postmitotische, präsynthetische Periode,
S - Synthese-Periode,
G2 - postsynthetische, prämitotische Periode,
M - Mitose.

Die Mitose kann in Prophase, Metaphase, Anaphase und Telophase unterteilt werden. Die Zellen benötigen zum Durchlaufen jeder Phase eine bestimmte Zeit, die Dauer der einzelnen Perioden wird einheitlich mit

$$T_{G1} \quad , \quad T_S \quad , \quad T_{G2} \quad , \quad T_M$$

symbolisiert. Die Summe

$$T_{G1} + T_{G2} + T_S + T_M = Tc$$

ist identisch mit der Zykluszeit Tc. Die Zykluszeit Tc ist also diejenige Zeit, welche eine Zelle benötigt, um von ihrer Entstehung an gerechnet eine neue Tochterzelle zu bilden. Wenn in einer Zellkultur alle Zellen am Zyklus teilnehmen, wird sich innerhalb einer Zykluszeit Tc die Zahl der Zellen verdoppelt haben. Es soll jetzt schon darauf hingewiesen werden, daß besonders die Zykluszeit Tc nicht für alle Zellen einer Zellpopulation konstant ist. Es liegt vielmehr eine Verteilung der Tc-Werte vor, die besonders bei Tumorgeweben sehr breit zu sein scheint (Steel u. Bennstedt, 1965). Nach Charakterisierung der einzelnen Phasen im Zyklus konnte festgestellt werden, daß sich nicht alle Zellen einer Population im Zyklus befinden, sondern daß sich ein Teil der Zellen in einer Ruhephase GO befindet. Diejenige Zellfraktion, welche am Zyklus teilnimmt, wird auch mit *"Growth Fraction"* bezeichnet. Bei schnell wachsenden Tumoren können sich fast 100% aller Zellen in der Growth Fraction befinden, bei langsam wachsenden, physiologischen Geweben findet sich nur ein ganz geringer Prozentsatz der Zellen in der Growth Fraction. Es besteht die Möglichkeit, daß Zellen aus der Growth Fraction in die G0-Phase übertreten, der umgekehrte Vorgang ist ebenso möglich. In der G0-Phase gibt es aber auch Zellen, die nicht mehr am Zyklus teilnehmen können. Zellen, die in den Zyklus eingeschleust werden, sind nach Untersuchungen von Palme u.Mitarb. (1972) in der G2-Phase fixiert. Dies hat biologisch den Vorteil, daß die Zellen in der Stoffwechselsituation G2 in den Zyklus eingeschleust werden und dann sofort in die Mitose eintreten können.

2.2.2 Proliferationskinetik und Tumorwachstum

Die erwähnte Zykluszeit Tc ist entscheidend für das Wachstum eines Tumors. Bisher wurde das Wachstum durch die Tumorverdoppelungszeit charakterisiert. Man glaubte sogar, diese Zeit röntgenologisch aus der Volumenzunahme von Tumoren bestimmen zu können (Oeser u.Mitarb., 1964). Diese Möglichkeit gilt jedoch nur in Ausnahmefällen. Sämtliche Autoren, die über Verdoppelungszeiten bei menschlichen Tumorformen berichten, versuchen strahlenbiologische Kenntnisse einfließen zu lassen. Es ist aber leicht einzusehen, daß menschliche Tumoren in keinem Fall regelmäßig wachsen können, allein schon deshalb, weil das Zentrum der Tumoren schlechter durchblutet ist als die Peripherie, so daß ein exponentielles Wachstum ausgeschlossen ist und nur bestenfalls in Zellkulturen, und auch da nur über einige Zyklen hindurch, zu beobachten ist. Im folgenden soll deshalb kurz beschrieben werden, welche Gegebenheiten das Tumorwachstum beeinflussen. Für die Änderung dN der Zellzahl N innerhalb der Zeit dt gilt:

$$dN = \lambda \cdot N \cdot dt$$

λ ist die Wahrscheinlichkeit einer Teilung innerhalb dt. Bei der Integration wird erhalten:

$$N = N_0 \, e^{\lambda t} \quad ,$$

wobei N_0 die Zahl der Zellen am Anfang des Vermehrungsvorganges bedeutet. Wenn eine Zykluszeit Tc vergangen ist, könnte sich im Idealfall die Zellzahl verdoppelt haben, also:

$$2\,N_0 = N_0 \, e^{\lambda Tc} \quad .$$

Für diesen Fall gilt somit:

$$\lambda = \frac{\ln 2}{Tc} \quad .$$

Wenn dieser Ausdruck in das ursprüngliche Integral eingesetzt wird, erhält man eine Gleichung, die das Tumorwachstum beschreibt:

$$N = N_0 \cdot e^{\frac{\ln 2}{Tc} \cdot t}$$

Diese von Oeser u.Mitarb. (1964) angenommene Gleichung ist nur im Idealfall gültig, wenn alle Zellen unendlich lang am Leben bleiben und ständig am Zyklus teilnehmen. In der Biologie und auch in der Pathologie ist, wie bereits angedeutet, ein derartiges Modell undenkbar, denn es gibt sehr viele Prozesse, welche zum Untergang von Zellen während und nach dem Teilungsvorgang führen, z.B. Alter, mangelnde Gefäßversorgung, Abwehrvorgänge, Mitosefehler usw. (Andrews, 1969). Berücksichtigt man die Abräumrate d, so gilt folgende Differentialgleichung:

$$dN = \left(\frac{\ln 2}{Tc} - d\right) \cdot N \cdot dt$$

Integriert wird erhalten

$$N = N_0 \cdot e^{\left(\frac{\ln 2}{Tc} - d\right) \cdot t}$$

Diese Gleichung gilt, wie bereits erwähnt, nur für den Idealfall, daß alle Zellen am Zyklus teilnehmen, aber eine begrenzte Lebensdauer aufweisen. Man muß also noch die Fraktion G0 berücksichtigen, nämlich die Zahl der Zellen, welche nicht am Zyklus teilnehmen und nur unter bestimmten Bedingungen in den Zyklus einzuschleusen sind. Wenn die Fraktion, welche am Zyklus teilnimmt, mit GF (Growth Fraction) bezeichnet wird, erhält man:

$$dN = \left(\frac{\ln(1+GF)}{Tc} - d\right) \cdot N \cdot dt$$

Bei der Integration wird erhalten

$$N = N_0 \cdot e^{\left(\frac{\ln(1+GF)}{Tc} - d\right) \cdot t}$$

Diese Vorstellung kommt den tatsächlichen Gegebenheiten schon näher, aber man kennt auch Zellen, welche wieder in den Zyklus eingeschleust werden können und solche, die nicht mehr teilungsfähig sind. Derartige Überlegungen komplizieren also noch mehr den Zusammenhang zwischen Tumorverdoppelungszeit und Zykluszeit. Bisher konnte deshalb die Tumorverdoppelungszeit nicht zur Bestimmung von Tc verwendet werden. Auch die von Gerstenberg (1964) vorgeschlagene röntgenologische Bestimmung der Tumorverdoppelungszeit als diagnostisches Kriterium der Malignität eines Tumors hat sich nicht durchsetzen können, weil die röntgenologische Bestimmung durch die Verhältnisse während einer ganz begrenzten Beobachtungszeit sehr kritisch zu bewerten ist.

Darüber hinaus gibt es in ein und demselben Tumor Zellverbände, die sehr unterschiedliche proliferationskinetische Parameter aufweisen. Untersuchungen von Shirakawa u.Mitarb. (1970) haben gezeigt, daß sich proliferationskinetische Parameter in der Metastase eines Melanoms der Größe 3 x 1,7 mm bis zu einem Faktor 10 voneinander unterscheiden können. Bei allen Überlegungen, die versuchen, aufgrund proliferationskinetischer Erkenntnisse eine größere Effektivität der Strahlentherapie anzustreben, muß somit den Tatsachen der "Unordnung" eines Tumorgeschehens Rechnung getragen werden. Deshalb wurden auch die neueren Erkenntnisse über den Zellzyklus und die Proliferationskinetik von Tumoren eingehender beschrieben.

2.2.3 Strahlenreaktionen gesunder Gewebe

Im Verlauf einer Strahlentherapie ist es nicht zu vermeiden, daß auch die den Tumor umgebenden, gesunden Gewebe der Bestrahlung ausgesetzt sind. Insbesondere hat das Zielvolumenkonzept dazu geführt, daß gesundes Gewebe in größerem Umfang als bisher in das Strahlenfeld einbezogen werden muß. Früher hat man sich bemüht, die Strahlentherapie auf das begrenzte Tumorvolumen zu beschränken. Inzwischen hat es sich herausgestellt, daß bei kurativer Zielsetzung auch die Umgebung des Tumors, d.h. Bereiche der möglichen Tumorinvasion in die Behandlungsplanung einzubeziehen sind. Der Bereich des begrenzten Tumorvolumens und seine mögliche Invasion in die Nachbarschaft wird als Zielvolumen angesehen (Frommhold u. Gauwerky, 1972). Somit ergeben sich neue Probleme bezüglich der Strahlenexposition gesunder Gewebe. Insgesamt ist die Strahlenempfindlichkeit gesunder Gewebe geringer

Tabelle 6. Kritische Organe mit den jeweiligen höchstzuzulassenden Dosen, welche bei der Bestrahlung benachbarter Tumoren zu berücksichtigen sind. Die angegebenen Dosen sind abhängig von der Fraktionierung und beziehen sich auf tägliche Einzeldosen von 1-2 Gy und Wochendosen bis 10 Gy

Organ	Höchstzuzulassende Organdosis in Gy	Strahlenschaden	Autor
Augenlinse	3	Katarakt	Hellriegel, 1961
Rotes Knochenmark	10	Leukopenie	Renner und Hassenstein, 1972
Niere	15	Insuffizienz	Castro, 1973
Lunge	15	Fibrose	Kaplan, 1972
Rückenmark	20	Myelopathie	Breit, 1965
Leber	20	Blockade des RES	Kärcher, 1970
Intestinaltrakt	30	Epitheliolyse	Kuttig, 1968

als diejenige schnell wachsender Tumoren, da die Strahlentherapie mit wiederholten niedrigen Einzeldosen bei allen Zellen in der Regel zu einem reversiblen G2-Block vor der Mitose führt. Da die Zykluszeit gesunder Gewebe gegenüber derjenigen von schnell wachsenden Tumoren sehr groß ist, kann die Mitbestrahlung gesunder Gewebe ohne wesentliche Schädigung derselben möglich sein. Die Bestrahlung von Tumoren im Bereich der Urologie befaßt sich im wesentlichen mit der Bestrahlung von Zielvolumina im Rumpfbereich. In der Nachbarschaft dieser Zielvolumina befinden sich an strahlensensiblen, d.h. kritischen Organen, das Rückenmark, die Leber, die Nieren, die Lunge, die Darmschleimhaut und das Knochenmark mit dem hämatopoetischem System. Einige strahlensensible Organe und die für diese Organe höchstzuzulassenden Dosen sind in Tabelle 6 zusammengestellt. Im folgenden sollen die Strahlenreaktionen gesunder Gewebe behandelt werden.

Rückenmark

Über Strahlenschäden des Rückenmarks liegen bis heute eine Vielzahl von Beobachtungen vor. Die ausführliche Zusammenstellung von Fröscher (1976) berichtet über 369 Fälle von Schädigungen des Rückenmarks nach Strahlentherapie, die aus der Literatur zusammengestellt worden sind. Aus der Analyse geht hervor, daß das Risiko einer Strahlenmyelopathie mit der Größe des Strahlenfeldes, der Höhe der Gesamtdosis und der Höhe der Einzeldosen zunimmt. Die Strahlensensibilität des Rückenmarks ist auch bei Kombinationen von Strahlentherapie und Chemotherapie erhöht. Gleiches gilt für das Vorliegen infektiöser Prozesse oder endokriner Störungen. Mit dem Alter nimmt die Strahlenempfindlichkeit ab. Erholungsvorgänge sind möglich, wenn die Strahlendosen noch nicht zu einer totalen Zerstörung des Rückenmarks geführt haben. Allerdings können die Erholungsvorgänge durch zytostatische Substanzen wie Aktinomycin D oder Vincristin gestört werden.

Man unterscheidet dabei drei verschiedene klinische Formen der Strahlenmyelopathie: die *akute Radionekrose*, die bei der Verabreichung therapeutischer Dosen nicht vorkommt. Die *transitorische Strahlenmyelopathie* ist charakterisiert durch Dysae-

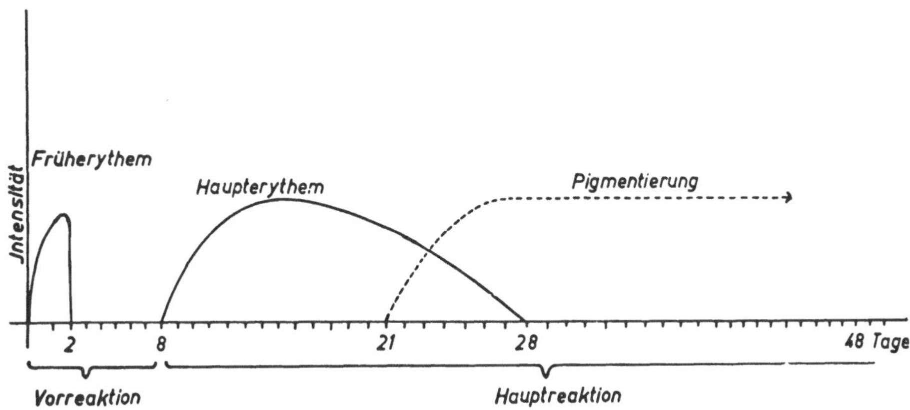

Abb. 7. Schema des Phasenablaufs eines akuten Erythems bei einmaliger Bestrahlung mit 800 R = 0,206 C/kg (aus Hellriegel, 1961)

sthesien und Paraesthesien im Bereich der Füße oder Hände oder durch ein positives Lhermittesches Zeichen: Sensible Mißempfindungen, die meist nach Art eines Elektrisierens beim Beugen des Kopfes auftreten und vom Nacken entlang der Wirbelsäule in die Beine ausstrahlen. Die transitorische Strahlenmyelopathie kann nach einer Latenzzeit von 2 Wochen bis 18 Monaten auftreten, in ganz seltenen Fällen kann sie nach einem freien Intervall in die *chronische Strahlenmyelopathie* übergehen. Die Streubreite des Auftretens der chronischen Strahlenmyelopathie beträgt 1 Monat bis 7 Jahre. Die Schäden können sich durch sensible Störungen äußern, zu denen später motorische Symptome hinzukommen. Bei einem Teil der Fälle entspricht die Verteilung der Schädigung vorübergehend und auch dauernd einem Brown-Séquard-Syndrom mit den Pyramidenbahnzeichen auf der intensiver bestrahlten Seite. Den Literaturangaben zufolge ist bei etwa 20% der Fälle mit einem Brown-Séquard-Syndrom zu rechnen.

Die höchstzuzulassenden Dosen des Rückenmarks sind von dem bestrahlten Abschnitt abhängig. Grundsätzlich sollte das Rückenmark jedoch nicht Dosen über 20 Gy erhalten. Allgemein ist das Halsmark empfindlicher als die tiefer gelegenen Abschnitte des Rückenmarks. Nur bei der Bestrahlung von im Spinalkanal gelegenen Tumoren dürfen bei Einhaltung einer sorgfältigen Fraktionierung höhere Dosen appliziert werden.

Haut

Die Empfindlichkeit der Haut ist nur wenig von konstitutionellen Faktoren abhängig. Sie ist lokal unterschiedlich. Wegen der Einwirkung auf den versorgenden Gefäß-Bindegewebe-Apparat nimmt die Strahlenreaktion bei wachsender Feldgröße zu. Nach einzeitiger Bestrahlung sind dosisabhängige Reaktionen an der Haut zu beobachten, die sich in Frühreaktion, Hauptreaktion und chronische Veränderungen unterteilen lassen. Spätveränderungen sind dagegen Pigmentverschiebungen, Schuppung und Teleangiektasien sowie Dauerepilation und Indurierung.

Bei der Fraktionierung nimmt die Toleranz der Haut erheblich zu. Erythem und Epitheliolyse treten im Vergleich zur Einzeitbestrahlung erst nach höheren Dosen und zeitlich verzögert auf (Abb.7). Es kann sich eine exsudative Epidermitis entwickeln, gegebenenfalls mit Haarausfall, welche in dosisabhängiger Weise temporär oder dauerhaft auftreten kann. Talgdrüsen und Schweißdrüsen sind strahlensensibler als Epidermis und Haarbälge, sie atrophieren, so daß die Haut spröde und trocken wird. Im allgemeinen werden bei der Strahlentherapie im Rumpfbereich Techniken mit Hochvoltgeräten zur Anwendung kommen, welche dazu beitragen, daß die Haut im Verlauf einer Bestrahlungsserie einer Dosis von weniger als 30 Gy ausgesetzt ist. So kommt es, daß schwere Hautreaktionen heutzutage praktisch nicht mehr vorkommen.

Gefäßbindegewebe

Unter Einwirkung von ionisierenden Strahlen kommt es am Gefäßsystem zur Erweiterung der Kapillaren und erhöhten Permeabilität der Endothelzellen. Im weiteren Reaktionsverlauf zeigen Arterien und Venen eine Hyalinisierung der gesamten Gefäßwand und schließlich durch ihre Endothelproliferation eine völlige Verödung der Gefäßlichtung. Die Bestrahlung des Bindegewebes führt zunächst zu entzündlichen Veränderungen und dann zur Verdickung der Kollagene und elastischen Fasern. Höhere Dosen haben auch klinisch feststellbare Fibrosen zur Folge. Mit zunehmender Feldgröße steigt die Alteration des Gefäßbindegewebe-Apparates erheblich an. Im Gegensatz zu den Veränderungen an einigen Organen, die infolge der Regeneration durch geringer affizierte Parenchymzellen vorübergehend sein können, sind die radiogenen Schäden am Gefäß-Bindegewebe-Apparat irreversibel und progredient. Die Toleranz des Gefäßbindegewebes bildet also an vielen Lokalisationen des Organismus die Grenze für eine hochdosierte Strahlentherapie. Die fibrotischen und gering vaskularisierten Gewebe sind darüberhinaus gegenüber mechanischen Schäden und Infektionen weniger resistent.

Blut und blutbildende Organe

Das rote Knochenmark mit seinem hämatopoetischen System gilt als ein sehr strahlensensibles Organ. Bereits nach Dosen von 10 Gy kann es zu einem totalen Block der Hämatopoese kommen, ein entsprechender Nachweis kann szintigraphisch mit Eisen-52 erfolgen, da nur das intakte rote Knochenmark das Radionuklid anreichert. Im Strahlenfeld ist eine Anreicherung nicht mehr möglich. Allerdings werden nur Abschnitte des hämatopoetischen Systems in das Strahlenfeld einbezogen, so daß die Strahlentherapie in der Regel am peripheren Blutbild keine Veränderungen zeigt. Vorsichtsmaßnahmen sind jedoch angebracht, wenn zusätzlich eine zytostatische Behandlung erfolgt. Sollte sich dann das periphere Blutbild verschlechtern, ist die zytostatische Medikation zu unterbrechen, die Strahlentherapie kann meist weitergeführt werden.

Leber

Bei Bestrahlungen im Bereich des Abdomens ist häufig ein Teil der Leber in das Strahlenfeld einbezogen. Dies gilt insbesondere für Bestrahlungen der lumbalen Lymphknotengruppen. Dem Strahlenfeld entsprechend findet man häufig bei der Leberszintigraphie nach Dosen von 15 - 20 Gy einen totalen Ausfall der Speicherung (Kärcher, 1970). Wie beim hämatopoetischen System wird jedoch nur ein Teil des Lebervolumens durch die Strahlentherapie geschädigt, so daß die gesamte Funktion des Organs in der Regel erhalten bleibt.

Nieren

Es läßt sich häufig auch nicht vermeiden, daß die Nieren teilweise im Strahlenfeld einbezogen sind. Die mitgeteilten höchstzuzulassenden Dosen für die Nieren wurden hauptsächlich tierexperimentell ermittelt (Castro, 1973). Diese Ergebnisse sind einmal nicht übertragbar, weil es sich um andere Spezies handelte, und weiterhin wurde die gesamte Dosis einmalig appliziert und nicht fraktioniert. Bei sorgfältiger Fraktionierung (Einzeldosis 1,5 Gy, Wochendosis 7,5 Gy) können Tabelle 6 entsprechend 15 Gy in den Bereich der Nieren eingestrahlt werden.

Intestinaltrakt

Die Schleimhäute des Intestinaltraktes sind sehr strahlensensibel dies gilt insbesondere für die Dünndarmschleimhaut, weil die Epithelzellen des Jejunums z.B. eine kurze Zykluszeit von nur 3,5 Tagen aufweisen (Verbin u.Mitarb., 1972). Bereits nach Einstrahlung von Dosen um 10 Gy kommt es im Falle einer einmaligen Bestrahlung zu einem totalen Stop der Mitose bei Nagetieren, so daß die Schleimhautzellen nicht neu gebildet werden können, etwa 2 Tage nach dem Strahlenereignis ist eine Epitheliolyse festzustellen (Quastler, 1956). Wenn die Dosis fraktioniert verabreicht wird, treten die Schleimhautschäden später auf, jedoch sollten bei sorgfältiger Fraktionierung, abhängig von der Feldgröße Dosen über 50 Gy vermieden werden. Spätschäden des Intestinums äußern sich durch Fibrosen, die manchmal bis zum Ileus führen können.

2.2.4 Fraktionierung

Bei gesunden Geweben kann die unerwünschte Wirkung der Bestrahlung dadurch vermieden werden, daß die Gesamtdosis nicht auf einmal, sondern fraktioniert verabreicht wird. Darunter versteht man die wiederholte Strahlentherapie, in der Regel 4-5 mal pro Woche, die Einzeldosen bewegen sich dabei zwischen 1,5 und 2 Gy, die Wochendosen sollten 10 Gy nicht übersteigen. Auf diese Weise kommt es zustande, daß eine Strahlentherapie 6 bis 8 Wochen in Anspruch nimmt. In diesem Zusammenhang taucht auch das Problem auf, ob Überlegungen zur Schonung gesunder Gewebe durch sorgfältige Fraktionierung, auch für Tumorgewebe gelten.

Das Prinzip der Schonung gesunder Gewebe durch die Strahlentherapie wird durch die Abhängigkeit der Hautreaktion von der Fraktionierung in Abb.7 verdeutlicht. Es gibt jedoch Hinweise dafür, daß Tumorgewebe durch die Fraktionierung wenig beeinflußt wird. So haben Untersuchungen bei Patienten mit Bronchialkarzinomen herausgestellt, daß durch Bestrahlung mit hohen Einzeldosen (bis 10 Gy) und niedrigen Einzeldosen (2,5 Gy) bei gleicher Gesamtdosis keine signifikanten Unterschiede nachzuweisen sind (Eichhorn u.Mitarb., 1972). Eine wesentliche Rolle spielt hier die Zykluszeit. Im Tumorgewebe nehmen weitaus mehr Zellen am Zyklus teil als in gesunden Geweben. Wenn man annimmt, daß die Zellen, die sich im Zyklus befinden, strahlensensibler sind als die Zellen außerhalb des Zellzyklus, so kann man sich vorstellen, daß durch die Fraktionierung der sogenannte Selektivitätsfaktor (Verhältnis der zulässigen Strahlendosis für die gesunden, den Tumor umgebenden Gewebe zu der im Tumor erforderlichen Gesamtdosis) erhöht wird. Darüber hinaus ist die Erholungsfähigkeit gesunder Gewebe nach einem Strahleninsult größer als es bei ungeordnet wachsenden Tumorgeweben der Fall ist. Gesunde Gewebe weisen auch einen höheren Zeitfaktor auf.

Als Zeitfaktor wird das Verhältnis von Langzeitdosis zu Kurzzeitdosis bei Erzielung des gleichen biologischen Effektes definiert. Zu unterscheiden sind kurzzeitig fraktionierte (Bestrahlungsdauer 1-2 Wochen), langzeitig fraktionierte (Bestrahlungsdauer 4 bis 8 Wochen), extrem fraktionierte (Bestrahlungsintervalle 2 bis 3 Tage) und in mehreren Serien verabfolgte Bestrahlungen. Es existieren zahlreiche Modifikationen der Fraktionierung mit unterschiedlich dosierten bzw. absichtlich verkürzten oder verlängerten Bestrahlungsschemata. Gewebereaktionen und andere individuelle Faktoren zwingen nicht selten zur Änderung des Fraktionierungsrhythmus.

Im Zusammenhang mit der Fraktionierung ergibt sich die Frage einer wirksamen Dosis, welche maligne oder benigne Gewebe beeinflußt, aber vom Fraktionierungsrhythmus unabhängig ist. Mit dieser Frage hat sich Ellis (1971) beschäftigt und eine neue Einheit ret (rad equivalent therapy) postuliert. Ellis ging davon aus, daß mehrere kleine Einzeldosen in definierten zeitlichen Intervallen die gleiche Wirkung zeigen können wie eine einzige hohe Dosis, die er als "Nominal Standard Dose" oder "Nominal Single Dose" (NSD) bezeichnete. Aus Bestrahlungsversuchen an der Haut von Schweinen hat Ellis sogar eine Formel abgeleitet, welche die Bestimmung der NSD in ret ermöglicht:

$$NSD_{(ret)} = D_{(rd)}\ T^{-0,11}\ N^{-0,24}$$

Dabei bedeuten D die in rd applizierte Summe der Einzeldosen, T die Dauer der gesamten Bestrahlungszeit in Tagen und N die Zahl der Einzeldosen.

Das Konzept einer Berechnung der NSD ist sicher angebracht für die von Ellis untersuchten Gewebe. Es ist jedoch bereits sehr schwierig, mit dieser Formel entsprechende Überlegungen an normalen menschlichen Geweben anzustellen. Undenkbar ist es aber, die NSD-Berechnung für Malignome bei Menschen vorzunehmen. Voraussetzung für die Anwendbarkeit der Ellis-Formel sind Gewebe oder Zellpopulationen mit gleichen Zykluszeiten. Bei menschlichen Tumoren sind die Zykluszeiten in ein und demselben Tumor extrem unterschiedlich, wie z.B. Shirakawa u.Mitarb. (1970) an einer Melanommetastase nachweisen konnten. Somit sind die für Vergleichszwecke von Franke 1973 angegebenen Toleranzgrenzen in ret für das Nervensystem als Diskussionsgrundlage sinnvoll, weil die Zellen von Bindegewebe und Nerven weitgehend einheitliche Zykluszeiten aufweisen. Versuche, verschiedene Fraktionierungsschemata für menschliche Tumoren auf der Basis der Ellis-Formel bezüglich ihrer Effektivität miteinander zu vergleichen, haben sich bisher als nicht durchführbar erwiesen.

2.2.5 Versuche zur Steigerung der Effektivität einer Strahlentherapie

Versuche, die Strahlentherapie mit größerer Effektivität durchzuführen, haben mit der Einführung der Megavolt-Therapie einen gewissen Höhepunkt erreicht. Neuerdings zeichnen sich drei Richtungen ab, welche in Zukunft zu einer noch effektiveren Strahlentherapie führen können. Diese Möglichkeiten sollen kurz angeführt werden.

Zunächst hat man angenommen, daß die Tumoren schlecht durchblutet sind und somit auch in ihren mehr zentral gelegenen Geweben einen niedrigeren Sauerstoffpartialdruck aufweisen. Dies hat zur Strahlentherapie in Sauerstoffüberdruck geführt, die Ergebnisse sind jedoch noch nicht so ermutigend, daß die Methode in größerem Umfang angewendet worden ist. Demgegenüber ist es eher vorstellbar, dicht ionisierende Strahlungen zu verwenden, die in ihrer biologischen Wirkung unabhängig vom Sauerstoffpartialdruck der Gewebe sind, weil sie überwiegend direkte Treffereignisse bewirken können (Tabelle 3). Allerdings sind die Kosten für Anlagen zur Erzeugung dicht ionisierender Strahlungen, die für medizinische Zwecke geeignet sind, so groß, daß vorläufig eine klinische Anwendung nur in großen Zentren denkbar ist. Eine praktikable Möglichkeit scheint sich durch Neutronengeneratoren abzuzeichnen, die ebenso wie Kompaktzyklotrons schnelle Neutronen für strahlentherapeutische Zwecke liefern (Rassow, 1976).

In den letzten Jahren wurde eine weitere Möglichkeit der effektiveren Strahlentherapie untersucht, welche auf neueren strahlenbiologischen Erkenntnissen beruht. Sinclair und Morton (1966) konnten nachweisen, daß Tumorzellen in bestimmten Stoffwechselsituationen des Zyklus eine maximale Strahlensensibilität aufweisen. Die Autoren konnten zeigen, daß Zellkulturen, die alle die gleiche Stoffwechselsituation aufwiesen, in der G2-Phase um einen Faktor 40 strahlenempfindlicher waren, als während der Synthese-Phase (Abb.8). Nitze u.Mitarb. (1972) haben versucht, menschliche Tumoren zu "synchronisieren", d.h. die Zellen der Tumorgewebe in die gleiche Stoffwechselsituation zu bringen, so daß sie gemeinsam, d.h. synchron, den Zyklus durchlaufen. Das Vorhaben ist ihnen zum Teil gelungen, sie haben das Konzept als Strahlentherapie nach Teilsynchronisation des Zellzyklus vorgestellt. Aufgrund eigener Untersuchungen (Ammon u.Mitarb., 1973) läßt sich das neue Prinzip jedoch nicht uneingeschränkt bei Patienten anwenden, die bisherigen Ergebnisse ermutigen aber zur weiteren Arbeit. In gleicher Weise verspricht man sich auch von einer Chemotherapie nach Teilsynchronisation des Zellzyklus eine effektivere Behandlung. Palme u.Mitarb. haben 1967 die phasen-

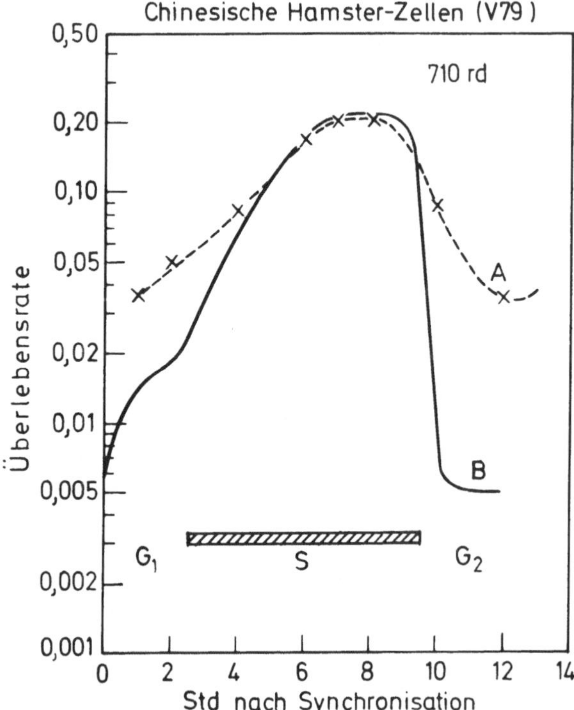

Abb. 8. Strahlensensibilität chinesischer Hamsterzellen (V79) in Abhängigkeit vom Zellzyklus. Die gestrichelte Kurve wurde durch Bestrahlung ausgewählter Zellen erhalten, bei der unteren durchgezogenen Kurve wurden die Zellen zusätzlich mit ^{3}H-Thymidin hoher spezifischer Aktivität behandelt (aus Sinclair u. Morton, 1966)

spezifische Wirkung von Endoxan gefunden. 1972 haben Klein u.Mitarb. die Chemotherapie nach Teilsynchronisation menschlicher Tumoren beschrieben. Insgesamt scheint heute die Chemotherapie nach Teilsynchronisation des Zellzyklus mehr Aussicht zu haben, in die klinische Routine eingeführt zu werden, als die Strahlentherapie nach Teilsynchronisation.

In den letzten Jahren hat sich jedoch eine weitere Möglichkeit der effektiveren Tumorbehandlung abgezeichnet, nämlich die Einführung der systematisierten Behandlungsplanung. Bisher war es üblich, einen tastbaren oder im Röntgenbild erkennbaren Tumor möglichst exakt unter Schonung der benachbarten Gewebe durch eine Operation oder Bestrahlung zu beseitigen. Die Indikation einer therapeutischen Maßnahme wurde in der Regel von derjenigen Klinik gestellt, zu der der Patient zunächst überwiesen worden ist. Die systematisierte Strahlentherapie setzt voraus, daß vor der Behandlungsplanung eine Klassifizierung nach dem TNM-System der UICC von 1978 erfolgt ist. Erst nachdem die Größe der Invasion des Primärtumors T, der Befall von Lymphknoten N und das Vorhandensein hämatogener Metastasen M abgeklärt ist, kann die Entscheidung über Operation, Chemotherapie, Strahlentherapie, endokrine Behandlung oder eine Kombination der genannten Methoden getroffen werden. Für verschiedene Tumoren sind bereits Richtlinien auf der Basis des TNM-Systems ausgearbeitet worden, z.B. für Kopf-Hals-Tumoren von Schwab und zum Winkel (1975). Es ist durchaus zu erwarten, daß die systematisierte Behandlungsplanung eine entscheidende Verbesserung der Effektivität der Tumortherapie zur Folge haben wird.

3. Behandlungsplanung und Durchführung

3.1 Klinische Gegebenheiten

Im Sinne einer effektiveren Tumorbehandlung sollte die moderne Behandlungsplanung und Durchführung nicht willkürlichen Kriterien, sondern einem systematisierten Konzept zugeordnet werden. Nur so ist für die Strahlentherapie eine Planung mit kurativer Zielsetzung möglich. Bei sehr ausgedehnten Tumorformen kann eine palliative Zielsetzung angestrebt werden. Derartige Vorstellungen beruhen auf zwei Gegebenheiten: Einmal der Möglichkeit der exakten Dokumentation der Größe des Tumorgeschehens auf der Basis des TNM-Systems der UICC von 1978 und weiterhin auf einer exakten Kenntnis der onkologischen Kennzeichen der verschiedenen malignen Tumoren. Die Berücksichtigung beider Gegebenheiten hat in den letzten Jahren einen entscheidenden Einfluß auf die Planung diagnostischer und therapeutischer Verfahren genommen. Eine zahlenmäßige Angabe über die Effektivität einer systematisierten Behandlungsplanung und Durchführung beim Vergleich mit bisherigen, mehr willkürlichen Konzepten ist noch nicht möglich, da die meisten Autoren auf diesem Gebiet erst seit ein bis zwei Jahren entsprechende Richtlinien vorgestellt haben. Es ist jedoch zu erwarten, daß die Ergebnisse zu beachtlichen Verbesserungen führen können, wenn man einen Vergleich zu den aktuellen Konzepten der Behandlung maligner Lymphome anstellt.

Charakteristisch für solche Entwicklungen sind Konzepte zur Behandlung der ALL. Bisher erfolgte nur eine Chemotherapie, die Ergebnisse waren jedoch enttäuschend, da die meisten Patienten wegen der Folgen einer Meningosis leucaemica verloren wurden. Die Arbeitsgruppe von Simone u.Mitarb. (1972) berücksichtigte die Tatsache, daß sehr viele Zytostatika auch nach intrathekaler Applikation die Blutliquorschranke nur unvollständig passieren können. Sie haben deshalb zusätzlich eine perkutane Bestrahlung der Meningen empfohlen und konnten, wie aus Abb.9 hervorgeht, eindeutig verbesserte rezidivfreie Intervalle durch das Konzept dieser kombinierten Behandlung herbeiführen. Um das Prinzip auf solide Karzinome zu übertragen, sind jedoch umfangreichere Voraussetzungen und Überlegungen erforderlich. Dies gilt insbesondere für die exakte zahlenmäßige Bestimmung der Größe der Tumorinvasion und für die onkologischen Kennzeichen der verschiedenen Tumoren.

3.1.1 Basisdokumentation und Klassifizierung

Die Klassifizierung der Größe eines Tumorgeschehens nach dem TNM-System der UICC von 1978 hat bis auf wenige Ausnahmen sämtliche andere Klassifizierungsvorschriften für maligne Tumoren abgelöst. Diese Aussage gilt insbesondere für viele Tumoren des urogenitalen Systems. Bisher wurden praktisch für jeden Tumor

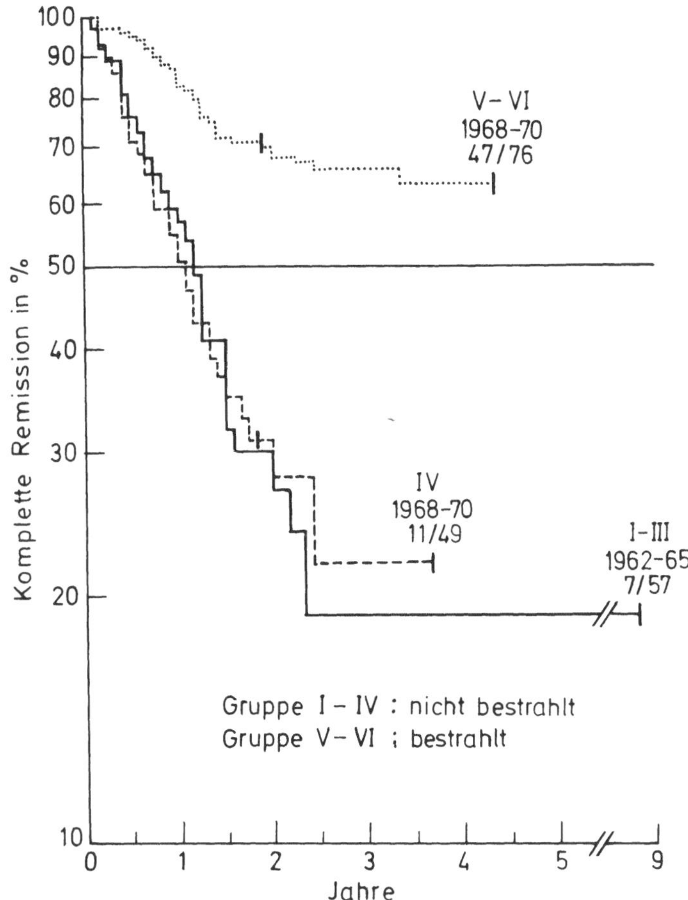

Abb. 9. Halblogarithmische Darstellung der rezidivfreien Intervalle nach Behandlung von Patienten mit Leukämie. Die Abbildung zeigt, daß die Kombination von Chemotherapie und Strahlentherapie eine langfristige Heilungsrate von 50% erwarten läßt (aus Simone u.Mitarb., 1972)

unterschiedliche Einteilungsvorschläge gemacht, man ging sogar so weit, daß für ein und denselben Tumor unterschiedliche Stadien angegeben wurden, jeweils mit eigenen Symbolen. Bei Überlegungen einer Behandlungsplanung, die als Grundlage Arbeiten anderer Autoren verwendet, ist es äußerst schwierig und statistisch in keiner Weise gerechtfertigt, unterschiedlich gehandhabte Einteilungen der Größe eines Tumorgeschehens gemeinsam auszuwerten. Das neue TNM-System bietet hier die Möglichkeit, Angaben anderer Autoren in reproduzierbarer Weise zu bearbeiten und auch zusammenzufassen. Vorläufig gibt es noch wenige Tumorformen, für die das TNM-System nicht anzuwenden ist, dieses gilt insbesondere für die Systemerkrankungen, wo man die "Ann Arbor"-Einteilung nach Stadien von 1971 beibehalten hat.

Grundlage des TNM-Systems ist die Unterscheidung zwischen Primärtumor, lymphogenen und hämatogenen Metastasen durch die Symbole T, N und M. Die Ausdehnung des Primärtumors, der Zustand der regionalen Lymphknoten und das Vorhandensein hämatogener Metastasen können durch Indizes charakterisiert werden, die den Symbolen T, N oder M zugeordnet werden. Als Beispiel würde ein Prostatakarzinom, welches mehrere Knoten in der Prostata aufweist und histologisch gesichert ist, die Klassifizierung T2 N0 M0 erhalten, unter der Voraussetzung, daß die Drüse nicht vergrößert ist, die Kapsel nicht durchbrochen ist, keine Lymphknotenmetastasen und ebenso keine hämatogenen Metastasen nachzuweisen sind. Diese sehr eingehende Beschreibung eines Tumorgeschehens kann noch exakter erfolgen, dadurch, daß z.B. der Einbruch von Tumormassen in das venöse System mit dem Symbol V berücksichtigt wird, das Ergebnis der histopathologischen Untersuchung durch das Symbol pT und der bei der histologischen Untersuchung beobachtete Malignitätsgrad des Tumors mit dem Symbol G gekennzeichnet werden kann. Wenn man sich vergegenwärtigt, daß allein die Indizes der Symbole T, N und M Werte zwischen 0 und 4 annehmen können, so sind bereits 100 verschiedene Kombinationen denkbar, die ein Tumorgeschehen beschreiben. Für die Zwecke der Behandlungsplanung und Durchführung empfiehlt es sich, die einzelnen Klassifizierungen in Gruppen zusammenzufassen und für diese Gruppen individuelle Richtlinien auszuarbeiten.

Das TNM-System erlaubt weiterhin, Ergebnisse bei der Behandlungsplanung und Durchführung einer Datenverarbeitung zugängig machen zu können. Allerdings werden in solchen Fällen noch zusätzliche Angaben benötigt, zunächst die sogenannte Identitätszahl I (Tabelle 7); weiterhin ist ein sogenannter Sicherungsschlüssel C (Certainty) zur Kennzeichnung der diagnostischen Maßnahmen, die zur Festlegung der TNM-Klassifizierung geführt haben, erforderlich (Tabelle 8). Die verschiedenen Angaben, die somit zur späteren Datenverarbeitung erforderlich sind, werden auch als Basisdokumentation bezeichnet. Inzwischen gibt es für eine Reihe von Tumoren Richtlinien für die Basisdokumentation, die meist von großen Kliniken zentral ausgearbeitet worden sind. Die Richtlinien sind an den Urologischen Kliniken erhältlich, wo die entsprechenden Register geführt werden, so z.B. für Prostatakarzinome an der Universitätsklinik Homburg/Saar, für Blasenkarzinome an der Medizinischen Fakultät der Technischen Hochschule Aachen, für Hodentumoren an der Universitätsklinik Bonn. Im folgenden speziellen Teil wird eine Klassifizierungsvorschrift für jeden Tumor angegeben, auf die übrige Basisdokumentation wird jedoch nicht eingegangen, die Adressen der zuständigen Tumorregister werden im Anhang (S.238) aufgeführt.

3.1.2 Onkologische Kennzeichen von Tumoren des urogenitalen Systems

Grundsätzlich können Tumoren des urogenitalen Systems ebenso wie andere Malignome lymphogen oder hämatogen metastasieren. Die Tumoren des urogenitalen Systems können aber auch spezifische, charakteristische Leistungen vollbringen, wie man es von wenigen anderen Tumorformen kennt. So sind z.B. Chorionepitheliome in der Lage, ein Hormon zu produzieren und in das Blut abzugeben, nämlich das β-HCG, die β-Fraktion des menschlichen Choriongonadotropins. Daneben können auch charakteristische Laborwerte auf bestimmte Tumorgeschehen hinweisen, wie z.B. beim metastasierten Prostatakarzinom erhöhte Werte der Phosphatasen im Serum. Ebenso ist auch zu berücksichtigen, daß manche Tumoren in bestimmte

Tabelle 7. Schlüssel für die Identitätszahl. Es handelt sich um einen Schlüssel für die Anfangsbuchstaben des Familiennamens. In der I-Zahl sind ferner enthalten: Geburtsdatum und Geschlecht (männlich=1, weiblich=2). Bei verheirateten, weiblichen Personen ist der Mädchenname zu verschlüsseln (aus Schwab u. zum Winkel, 1975)

00=As-Am	25=Gro-Gz	50=Li-Log	75=Schmidt-Schmz
01=An-Az	26=Haa-Haj	51=Loh-Lz	76=Schn-Schq
02=Baa-Bat	27=Hak-Hase	52=Maa-Mar	77=Schr-Scht
03=Bau-Beg	28=Hasf-Heim	53=Mas-Md	78=Schua-Schul
04=Beh-Ber	29=Hein-Heum	54=Mea-Mer	79=Schum-Schz
05=Bes-Bk	30=Heun-Hh	55=Mes-Miq	80=Sci-Sh
06=Bl-Bog	31=Hia-Hiz	56=Mir-Mülleq	81=Si-Sj
07=Boh-Bq	32=Hoa-Hofm	57=Müller-Mz	82=Sk-Ss
08=Bra-Brh	33=Hofn-Ht	58=Na-Nh	83=Sta-Stek
09=Bri-Bt	34=Hu-Hz	59=Ni-Nz	84=Stel-Stor
10=Bu-Bz	35=I	60=O	85=Stos-Sz
11=C	36=Ja	61=Pa-Pe	86=Ta-Th
12=Da-Dh	37=Jb-Jz	62=Pf-Pk	87=Ti-Tz
13=Di-Dq	38=Kaa-Kas	63=Pl-Por	88=U
14=Dr-Dz	39=Kat-Kh	64=Pos-Pz	89=V
15=Ea-Ell	40=Ki-Kk	65=Q	90=Wa-Wd
16=Elm-Ez	41=Kla-Klh	66=Ra-Reg	91=Wea-Weim
17=Fa-Fh	42=Kli-Kn	67=Reh-Rh	92=Wein-Werl
18=Fi-Fj	43=Koa-Kog	68=Ri-Rn	93=Werm-Wik
19=Fk-Frh	44=Koh-Kq	69=Roa-Ros	94=Wil-Wn
20=Fri-Fz	45=Kra-Krh	70=Rot-Rz	95=Wo-Wz
21=Ga-Gek	46=Kri-Kum	71=Sa-Scg	96=X
22=Gel-Gln	47=Kun-Kz	72=Scha-Schaq	97=Y
23=Glo-Gq	48=La-Ld	73=Schar-Schj	98=Z
24=Gra-Grn	49=Le-Lh	74=Schk-Schmids	99=keine Angaben

Tabelle 8. Sicherungs-Kategorie C (Certainty) zur Kennzeichnung der diagnostischen Maßnahmen, die zur Festlegung der TNM-Klassifizierung geführt haben

c = Sicherungsmodus

0 = Aussage ohne jede Sicherung (nur Verdacht)
1 = Aussage ohne Anwendung spezieller klinischer Hilfsmittel (z.B. nur Anamnese, Tastbefund usw.)
2 = Aussage mit Hilfe spezieller klinischer Hilfsmittel (z.B. Röntgen, Endoskopie usw.)
3 = Aussage durch Operation, aber ohne pathologische oder histologische Untersuchung
4 = Aussage wie 2., aber mit histologischem und/oder zytologischem Befund aus Exkreten, Sekreten, von Organabstrichen, Punktionsmaterial und dergleichen
5 = Aussage auf Grund eines Probeeingriffes mit histologischer Untersuchung (Probeexzision)
6 = Aussage durch Operationsbefund mit pathologisch-anatomischer und histologischer Beurteilung des Operationspräparates
7 = Aussage durch Sektionsbefund
8 = noch offen
9 = fehlende Aussage

Organe mit höherer Wahrscheinlichkeit metastasieren. Dies gilt insbesondere für Prostatakarzinome, die bevorzugt in das Skeletsystem metastasieren. In der Regel gilt jedoch, daß ein maligner Tumor zunächst in die Umgebung einbricht. Man berücksichtigt diese Gegebenheit in der Strahlentherapie auch dadurch, daß das Zielvolumen die mögliche Tumorinvasion berücksichtigt. Danach erfolgt die lymphogene und später die hämatogene Streuung.

Das Wissen um die quantitative Beschreibung der Metastasierungsverhältnisse ist entscheidend für die Planung und Durchführung der Tumorbehandlung. So gibt es bereits einige Tumorformen, bei denen die Häufigkeit einer lymphogenen Metastasierung in Abhängigkeit von der Größe des Primärtumors ermittelt ist. Für solche Tumoren ist auch in gleicher Weise die Frequenz der hämatogenen Metastasierung in Abhängigkeit von der Kategorie T und N bekannt. Im speziellen Teil sind deshalb für jeden einzelnen Tumor die onkologischen Kennzeichen beschrieben, darüber hinaus wird versucht, Häufigkeiten einer Metastasierung in Abhängigkeit von T und N zu beschreiben. Die so ermittelten Daten sind dann Grundlagen der Ausarbeitung von Vorschlägen für die diagnostische und therapeutische Planung.

3.2 Techniken der systematisierten Diagnostik

Die bisherigen, zum Teil willkürlichen Überlegungen zur Stellung der Indikation diagnostischer Verfahren waren dadurch zu begründen, daß mehr oder weniger befriedigende diagnostische Möglichkeiten zur Verfügung standen, um die Größe der Tumorinvasion zu bestimmen. Inzwischen hat sich die Situation insofern grundlegend geändert, als nicht nur wesentlich erweiterte und verbesserte diagnostische Techniken entwickelt worden sind, die eine sehr exakte Analyse des Tumorgeschehens zulassen, sondern auch eine Dokumentation nach dem TNM-System zur Verfügung steht.
Die Skala der möglichen diagnostischen Maßnahmen reicht von weniger belastenden Techniken, wie Röntgenaufnahmen des Thorax bis zu invasiven Verfahren, wie z.B. einer explorativen Laparotomie. Aus ökonomischen Gründen und um den Patienten nicht zuviel zu belasten, auch um möglichst schnell eine Klassifizierung nach dem TNM-System vornehmen zu können, kann die gesamte Skala der diagnostischen Möglichkeiten nicht ungezielt eingesetzt werden. Man ist verpflichtet, eine systematisierte Diagnostik anzustreben, welche die onkologischen Kennzeichen jedes einzelnen Tumors berücksichtigt, um auf diese Weise schneller eine Behandlungsplanung durchführen zu können. Allgemein sollte die zeitliche Dauer der diagnostischen Maßnahmen auf wenige Tage begrenzt bleiben, da die einmal vorgenommene Klassifizierung nach dem TNM-System sozusagen eine Momentaufnahme des gesamten Tumorgeschehens darstellt. Die vorgenommene Klassifizierung ist Grundlage der Behandlungsplanung und hat deshalb sofort eine therapeutische Konsequenz zur Folge. Die Möglichkeiten der Diagnostik sollen aus radiologischer Sicht im folgenden bezüglich ihrer Technik beschrieben werden.

3.2.1 Klinische Diagnostik

Trotz aller technischer Entwicklungen auf dem Gebiet der Diagnostik ist die klinische Durchuntersuchung des Patienten nach wie vor neben der Erhebung der Anamnese von größter Bedeutung. Die klinische Diagnostik schließt die Inspektion und Palpation des Tumors, die Untersuchung sämtlicher möglicher Lymphknotenstationen, die Auskultation und Perkussion der Thoraxorgane sowie eine orientierende neurologische Analyse ein. Besonders bei Tumoren des urogenitalen Systems ist eine sorgfältige Befragung des Patienten unerläßlich, da eine Tumorinvasion manchmal klinisch bereits Symptome verursachen kann, bevor sie durch radiologische Techniken nachzuweisen ist. Im speziellen Teil werden die wichtigsten klinischen Symptome der einzelnen urologischen Tumorformen beschrieben.

3.2.2 Laboruntersuchungen

Verschiedene Laboruntersuchungen tragen sowohl zur Diagnostik und Klassifizierung als auch zur Therapiekontrolle eines urologischen Tumors bei.

Urin: Makro- und Mikrohämaturie sind immer noch das häufigste Symptom der Nieren- und Blasentumoren. Jede Blutbeimengung im Urin ist daher solange als tumorbedingt anzusehen, bis ein Malignom mit Sicherheit ausgeschlossen ist. Der vermehrte Einsatz zytologischer Urinuntersuchungen sollte zur Früherkennung und besseren Therapiekontrolle urothelialer Karzinome beitragen (de Voogt u.Mitarb., 1977). Hormonbestimmungen im Urin sind besonders bei Tumoren der Nebennieren von Bedeutung.

Serum: Biochemische Parameter können den ersten Hinweis auf eine okkulte, maligne Erkrankung geben. Eine Erhöhung der alkalischen Phosphatase z.B. sollte stets Anlaß dazu sein, nach einem Tumor zu suchen, wenn nicht eine eindeutige Lebererkrankung vorliegt. Häufig ist auch eine sonst nicht erklärbare Erhöhung der BSG das erste diagnostizierte Symptom eines urologischen Karzinoms. Neben diesen eher zufällig im Rahmen einer Allgemeinuntersuchung gewonnenen Hinweisen sind inzwischen zahlreiche Tests entwickelt worden, die gezielt zur Diagnostik oder auch zur Klassifizierung eines Tumors des Urogenitalsystems eingesetzt werden. Auf diese Tests wird in den einzelnen Kapiteln der Tumoren genauer eingegangen. Die Erhöhung der sauren Phosphatase ist z.B. beim bioptisch gesicherten Prostatakarzinom Ausdruck einer Metastasierung, ebenso wie der erneute Anstieg der β-HCG im Serum nach der operativen Entfernung eines Hodenmalignoms.

Strahlentherapie und Chemotherapie dürfen nur unter regelmäßiger Kontrolle bestimmter Laborparameter durchgeführt werden. An erster Stelle steht hier das hämatopoetische System. Besonders während einer zytostatischen Behandlung kann eine nicht rechtzeitig erkannte Agranulozytose oder ausgeprägte Gerinnungsstörung zum letalen Ausgang führen, so daß der kurative oder palliative therapeutische Ansatz nicht zu einer Lebensverlängerung oder Verbesserung der Lebensqualität, sondern sich selbst ad absurdum führt.

Die Laboruntersuchungen tragen jedoch nicht nur zur systematisierten Diagnostik bei, auch das Ergebnis der Behandlung kann teilweise biochemisch belegt werden. Dadurch kann insbesondere die Chemotherapie rechtzeitig modifiziert bzw. terminiert werden.

3.2.3 Röntgendiagnostik

Die röntgendiagnostischen Maßnahmen umfassen eine breite Skala von Techniken, die von einfachen Verfahren wie Röntgenaufnahmen des Thorax und des Skeletsystems über Röntgenaufnahmen zur Darstellung von Hohlräumen nach Gabe von Kontrastmitteln bis zu invasiven Techniken wie Angiographie oder Lymphographie reichen. Zusätzliche Informationen können durch Schichtaufnahmen erhalten werden. Grundsätzlich gilt jedoch die Tatsache, daß röntgendiagnostische Maßnahmen bezüglich ihres Umfanges von der Größe des Tumors abhängig gemacht werden sollten. Man unterscheidet röntgendiagnostische Techniken, die Teil einer sogenannten Basisdiagnostik sind, und solche Techniken, die zu einer Zusatzdiagnostik gehören. Die einzelnen radiologischen Verfahren der Basisdiagnostik sollten bei jedem Patienten unabhängig von der Größe des Tumorgeschehens zur Anwendung kommen. In der Regel werden Maßnahmen, die einer Zusatzdiagnostik zuzuordnen sind, nur bei Patienten eingesetzt, bei denen Aussicht besteht, eine Behandlungsplanung mit kurativer Zielsetzung vorzunehmen. Die einzelnen röntgendiagnostischen Verfahren sollen kurz bezüglich ihrer Technik und allgemeinen Indikationsstellung besprochen werden.

Wohl die wichtigsten und ohne Ausnahme bei allen Patienten anzuwendenden röntgendiagnostischen Maßnahmen sind *Röntgenuntersuchungen des Thorax*. Bei Tumorpatienten werden grundsätzlich Röntgenaufnahmen in 2 Ebenen zur Darstellung des Retrosternal- und Retrokardialraumes angefertigt. Die Untersuchung kann durch Durchleuchtungen gegebenenfalls ergänzt werden. In besonderen Fällen werden auch Schichtaufnahmen in Frage kommen. Insbesondere wird diskutiert, vor Lymphonodulektomien Schichtaufnahmen beider Lungenflügel vorzunehmen, um Veränderungen darzustellen, die bei einer Thoraxübersichtsaufnahme durch andere Strukturen überlagert sind.

Die zweithäufigste Maßnahme bei Tumorpatienten im Bereich der Urologie ist das *intravenöse Ausscheidungsurogramm*. Es wird mit normaler oder erhöhter Kontrastmittelmenge angefertigt. Bevor die Untersuchung jedoch durchgeführt wird, sollte das Ziel berücksichtigt werden. Dies gilt insbesondere für möglicherweise vergrößerte Lymphknoten im retroperitonealen Bereich, die zur Verlagerung der Ureteren, dem Spruch von Melicow (1953) entsprechend: "Der Ureter ist die Wetterfahne des Retroperitonealraumes", führen können. In einem solchen Fall sollte das Urogramm primär in Form eines Infusionsurogrammes vorgenommen werden, damit eine sichere Darstellung des Verlaufs beider Ureteren in ihrer gesamten Länge möglich ist. Ergänzende Untersuchungen wie Tomographie oder Zonographie im Falle von Überlagerungen durch Darmgase sind selbstverständlich. Zuweilen ist auch eine retrograde Darstellung des Ureterenverlaufs erforderlich.

Von großer Bedeutung sind Darstellungen der Arterien, Venen und Lymphbahnen sowie Lymphknoten. Die Indikation solcher Untersuchungen sollte sorgfältig überprüft werden und unbedingt von den onkologischen Kennzeichen der einzelnen Tumoren und von der Größe des Tumorgeschehens abhängig gemacht werden. Während die *Arteriographie*, die überwiegend bei Nierentumoren eingesetzt wird und dort Teil einer Basisdiagnostik ist, häufiger eingesetzt wird, ist die *Venographie* seltener indiziert.

Zur Behandlungsplanung ist die *Lymphographie* für viele Tumoren des Urogenitalsystems ein bedeutender Teil der Basisdiagnostik. Die Technik wurde 1952 von Kinmounth entwickelt. Besonders im Bereich der Urologie sollte die Aussagekraft der Untersuchung eingehender berücksichtigt werden. Das Kontrastmittel verteilt sich zunächst in den inguinalen Lymphknoten und wird dann in den Lymphknotengruppen der Iliaca externa gespeichert. Die Lymphknoten des kleinen Beckens, insbesondere die Lymphknotengruppe der Iliaca interna, kommt bei der normalen Lymphographie nicht zur Darstellung. Im Bereich der lumbalen Lymphknotengruppen sind die seitendifferenten, anatomischen Variationen unbedingt in die Bewertung einzubeziehen. Während es sich bei der klassischen Fußrücken-Lymphangiographie um eine Routineuntersuchung handelt, gibt es einige Techniken, welche auch die Lymphknoten des kleinen Beckens darzustellen erlauben. So wird bei der sogenannten endovesikalen Lymphographie unter endoskopischer Sicht in die Submukosa der Blasenwand Lipiodol (R) instilliert, so daß eine röntgenologische Beurteilung der Iliaca-Interna-Gruppe möglich wird. Ergebnisse an größeren Patientenzahlen stehen jedoch noch aus. Eine andere Möglichkeit besteht in der testikulären Lymphangiographie, wobei Lymphgefäße am Funiculus zur Kontrastmittelinjektion aufgesucht werden (Busch u. Sayegh, 1963). Beide Techniken sind jedoch nicht Bestandteil einer Routinediagnostik, so daß es in der Regel nicht möglich ist, die in der Abb.10 dargestellten Lymphknoten der Iliaca-Interna-Gruppe anzufärben.

Die Indikation der Lymphographie ist grundsätzlich immer dann gegeben, wenn mit kurativer Zielsetzung eine chirurgische oder radiologische lokal begrenzte Behandlung nach bereits erfolgter histopathologischer Sicherung des Tumors angestrebt wird. Im Falle einer bereits erfolgten hämatogenen Metastasierung ist die Lymphangiographie nur in Ausnahmesituationen als diagnostische Maßnahme gerechtfertigt. Gregl und Heitmann (1977) unterscheiden zwischen absoluten und relativen Indikationen. Die Lymphographie ist absolut indiziert bei Hoden-, Prostata- und Peniskarzinomen, die relative Indikation ist z.B. bei Nieren- und Blasentumoren gegeben. Eine weitere Differenzierung erscheint notwendig, deshalb wird bei den einzelnen Tumoren die Indikation der Lymphographie zusätzlich von der Größe des Primärtumors abhängig gemacht. In seltenen Fällen kommt eine Lymphographie ohne vorausgegangene histopathologische Sicherung in Frage, dies gilt insbesondere für alle lymphomverdächtigen retroperitonealen Tumoren, wo die Lymphographie ein Teil der präoperativen Diagnostik darstellt, auch wenn die Operation nur zur histopathologischen Sicherung angesetzt ist.

Grundsätzlich gibt es eine Reihe von Kontraindikationen der Lymphographie, selbst wenn die Indikationsstellung sorgfältig erfolgt ist. Man sollte jedoch lokale Kontraindikationen beachten, d.h. Erysipel an der zur Lymphangiographie vorgesehenen Extremität, akute und chronische pulmonale Prozesse, Herzfehler mit Rechts-Links-Shunt, Störungen der Schilddrüsenfuktion, Kontrastmittel- und Jodunverträglichkeit sowie Überempfindlichkeit gegen Patentblau. Es handelt sich jedoch um sehr seltene Kontraindikationen (Tabelle 9). Da in der Urologie teilweise Patienten mit fortgeschrittenem Alter untersucht werden, tritt die Frage einer Altersgrenze als Kontraindikation einer Lymphographie auf. Unter-

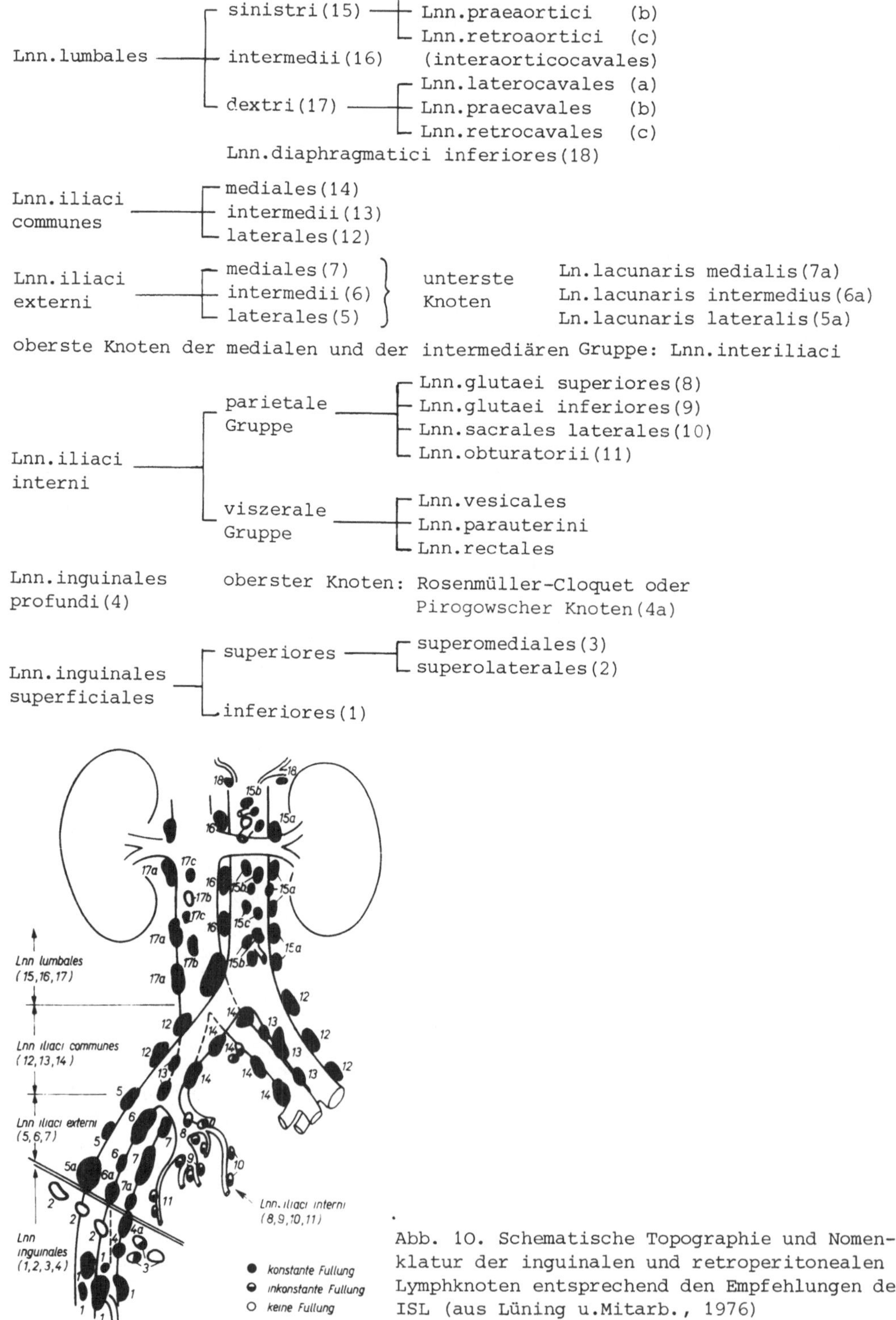

Abb. 10. Schematische Topographie und Nomenklatur der inguinalen und retroperitonealen Lymphknoten entsprechend den Empfehlungen der ISL (aus Lüning u.Mitarb., 1976)

Tabelle 9. Kontraindikationen der Lymphographie (in Anlehnung an Keinert u. Mitarb., 1976)

1) Lokale Kontraindikationen (z.B. akute Thrombophlebitis, ausgedehnte inguinale Narben)
2) Allergie (Jod, Kontrastmittel, Patentblau, Lokalanaesthetika)
3) Lungenfunktionseinschränkungen
4) Herzerkrankungen (z.B. Rechts-Links-Shunt)
5) Bestimmte Schilddrüsenerkrankungen (Hyperthyreose, autonomes Adenom, noch nicht ausreichend abgeklärter Schilddrüsenmalignomverdacht)
6) Fortgeschrittenes Tumorleiden (z.B. hohe Wahrscheinlichkeit für das Vorliegen von lymphovenösen Anastomosen = erhöhtes Risiko von pulmonalen Komplikationen)
7) Ungünstiges Nutzen-Risiko-Verhältnis (z.B. bessere Aussagekraft durch andere Untersuchungen wie Computertomographie, fehlende, am TNM-System orientierte Indikationsstellung)

suchungen von Sokol u.Mitarb. (1977) haben jedoch gezeigt, daß Komplikationen, wenn sie überhaupt auftreten, unabhängig vom Alter erscheinen, so daß eine Lymphographie, wenn die Indikation eindeutig gegeben ist, auch bei Patienten über 70 durchgeführt werden kann und muß.

Auch die Indikationsstellung der Lymphographie orientiert sich an der nach dem TNM-System dokumentierten Ausdehnung der Tumorinvasion. Deshalb wird die Indikationsstellung bei den einzelnen Tumorformen im speziellen Teil behandelt. Allgemein ist jedoch zu beachten, daß ausgedehnte pathologische Veränderungen des lymphatischen Systems, z.B. große Tumormassen oder vorausgegangene Bestrahlungen lymphovenöse Kommunikationen eröffnen können. Sie vollziehen sich also dann, wenn lympho-lymphatische Kollateralen keine ausreichende Drainage mehr ermöglichen. Die Folgen sind lymphovenöse Verbindungen zum Stromgebiet der Vena cava, welche zu Ölembolien der Lungen und über das portale System zu solchen in der Leber führen (Fuchs, 1962).

Große Tumormassen lassen sich darüber hinaus weitaus günstiger durch die Ganzkörper-Computertomographie darstellen (Abb.11), so daß in solchen Fällen die Indikation der Lymphangiographie heutzutage nicht mehr gegeben ist. Abbildung 11 ist zu entnehmen, daß die Computertomographie einen vollständigen Überblick über die Ausdehnung der Tumormassen zuläßt, so daß hier für jede Art einer Behandlungsplanung, insbesondere für die physikalisch-technische Planung der Strahlentherapie, eine viel bessere Grundlage gegeben ist. Walker u.Mitarb. (1977) empfehlen bei pathologischem Lymphogramm eine Ausscheidungsurographie, um einen besseren Überblick über den Umfang der Lymphknotenvergrößerung zu erhalten.

3.2.4 Nuklearmedizinische Diagnostik

Nuklearmedizinische Untersuchungen sind ein entscheidend wichtiger Bestandteil der diagnostischen Techniken zur Behandlungsplanung urologischer Tumoren. Man kann grundsätzlich drei verschiedene nuklearmedizinische Untersuchungsverfahren unterscheiden, nämlich In-vitro-Untersuchungen, dynamische Untersuchungen und die statische Szintigraphie. Die zuerst genannten Techniken, es handelt sich im wesentlichen um radioimmunologische Bestimmungen und

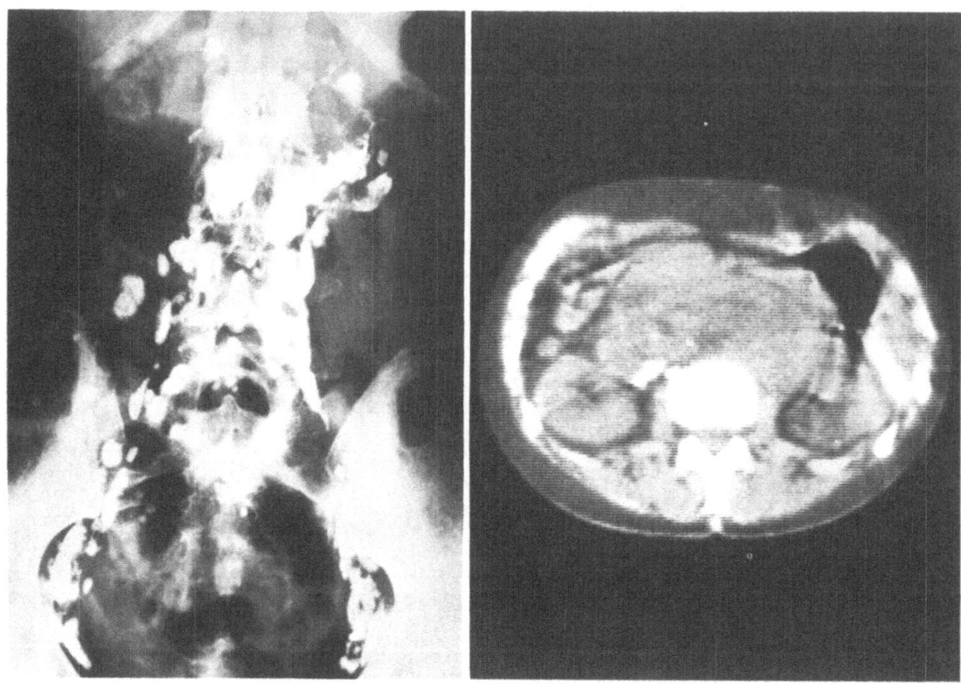

Abb. 11. Vergleich Lymphographie und Computertomographie. Man erkennt links einen großen retroperitonealen Tumor, es handelt sich um das lokale Rezidiv eines Hypernephromes, welches den großen retroperitonealen Tumor verursacht. Erst die Computertomographie ist in der Lage, die gesamte Größe des Tumors darzustellen.

Protein-Bindungsanalysen, wurden bereits zusammen mit der Labordiagnostik behandelt. Die dynamischen Untersuchungen kommen überwiegend für die Nierendiagnostik in Frage, sonst gibt es keine routinemäßigen Techniken für urologische Tumoren. Statische und Serienszintigraphien sind die häufigsten Methoden, welche bei urologischen Tumoren zur Behandlungsplanung in Frage kommen. Es handelt sich hier um Hirn-, Lungen-, Knochen-, Lymphknoten- und Leberszintigraphie. Im folgenden sollen die einzelnen Verfahren behandelt werden, wobei keine Trennung zwischen dynamischen und statischen Untersuchungen erfolgt. Auch die Möglichkeiten der direkten szintigraphischen Darstellungen von Tumoren werden berücksichtigt.

Die wohl häufigste Technik ist die *Leberszintigraphie*. Hier stehen zur Zeit zwei große Gruppen von Substanzen zur Verfügung, einmal Radiopharmaka, welche in den Kupfferschen Sternzellen und den übrigen Zellen des RES gespeichert werden, und dann diejenigen, welche im Leberparenchym angereichert werden. Die Substanzen, welche im RES angereichert werden, liegen als Kolloide vor, der Teilchendurchmesser beträgt im Durchschnitt etwa 300 Å. Die Anreicherung von Substanzen im Leberparenchym ist nur vorübergehend. Deshalb werden diese Substanzen auch für funktionsdiagnostische Untersuchungen oder für Serienszintigramme mit der Angerkamera verwendet (Tabelle 10). Substanzen, die im Leber-

Tabelle 10. Zusammenstellung der häufigsten, für die Leberdiagnostik verwendeten Radiopharmaka (in Anlehnung an Ammon u. Erb, 1971)

Anreicherung im RES	Strahlenexposition in mrd/µCi für Leber	Gonaden	Erforderliche Dosis in µCi
^{198}Au-Kolloid	40	2,0	100 - 200
^{99m}Tc-S-Kolloid	0,5	0,02	1000 - 5000
^{113m}In-Kolloid	0,5	0,01	1000 - 5000
Anreicherung in Parenchym			
^{131}J-Bengalrosa	5	0,5	200 - 400
^{131}J-Bromsulphthalein	1	0,5	200 - 400
^{99m}Tc-Hepatobida	0,5	0,02	2000 - 5000

parenchym angereichert werden, haben beim Verschluß-Ikterus nicht routinemäßige Anwendung gefunden. Lediglich bei metastatisch bedingtem Verschluß-Ikterus bietet die Szintigraphie mit solchen Radiopharmaka zusätzliche Informationen. Es findet sich in solchen Fällen neben Speicherdefekten im Parenchym ein fehlender Übertritt von Aktivität in das Duodenum. Die verschiedenen Substanzen, die zur Leberszintigraphie in Frage kommen, sind in Tabelle 10 zusammengestellt. Zugleich ist auch die mit der Untersuchung verbundene Organdosis berücksichtigt. Wegen der einfachen Praktikabilität und der niedrigen Strahlenexposition wird heute die Leberszintigraphie vorwieged mit Technetium-99m durchgeführt.

Die Untersuchung ist für die Patienten wenig belastend, sie besteht darin, daß nach intravenöser Gabe des Radiopharmakons in der Regel eine halbe Stunde später die üblichen Aufnahmen in vier verschiedenen Ebenen erfolgen (Abb.12). Somit gibt es praktisch keine bekannten Kontraindikationen. Die Leberszintigraphie kann problemlos bei allen Tumorpatienten durchgeführt werden, man sollte lediglich in Abhängigkeit von der Größe der Tumorinvasion entscheiden, ob die Leberszintigraphie ein Teil der Basisdiagnostik oder ein Teil der Zusatzdiagnostik ist. Im Falle einer nachgewiesenen Metastasierung (Abb.12b) leistet die Untersuchung einen wesentlichen Beitrag zur Kontrolle der Effektivität einer Behandlung.

Die *Knochenszintigraphie* basiert auf der Tatsache, daß knochenaffine Mineralien als Radiopharmaka intravenös injiziert werden. Skeletbezirke mit gesteigertem ossären Umbau reichern dann in erhöhtem Ausmaß Aktivität an. Für einige Radionuklide bzw. Radiopharmaka sind die Ablagerungsmechanismen bekannt, so z.B. für Fluor-18, wo das Fluorid-Anion an der Kristalloberfläche als Fluorapatit durch Austausch angelagert wird. Der Mechanismus der Aufnahme von Technetium-Polyphosphat und -Diphosphonat ist dagegen im Einzelnen noch nicht aufgeklärt. Zur Untersuchung ist theoretisch Fluor-18 die günstigste Substanz, da die Austauschrate in Knochenaffektionen besonders hoch ist. Sie ist geringer für Strontium-87m und für Technetium-Polyphosphat und -Diphosphonat. Technetium-99m-haltige Radiopharmaka haben jedoch den

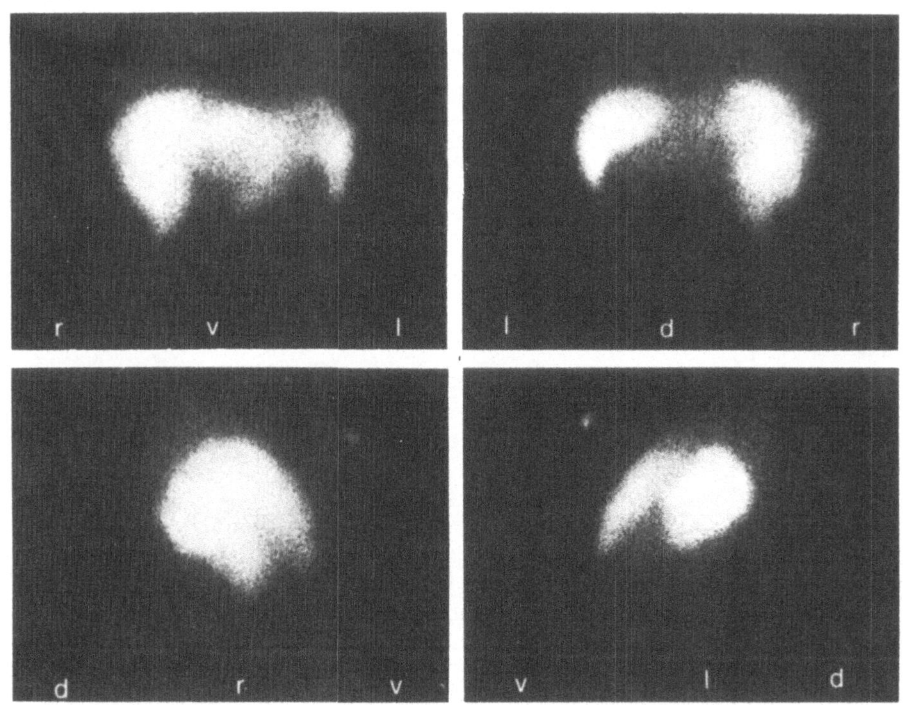

a

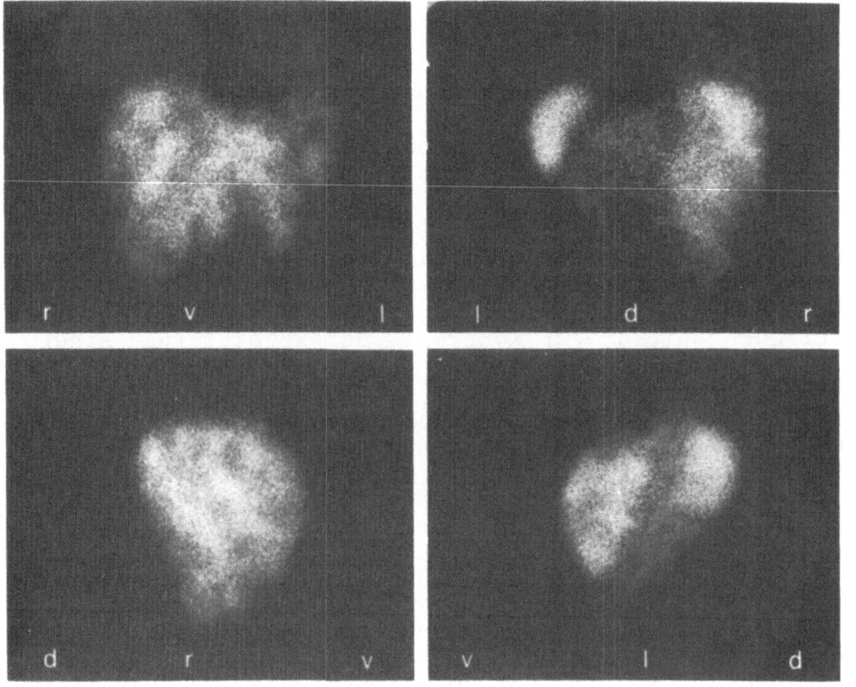

b

Vorteil der geringeren Untergrundaktivität, aus technischen Gründen ist die Praktikabilität der Untersuchung zur Zeit am günstigsten (Creutzig, 1975).

In der Norm sieht man gering erhöhte Aktivitätsanreicherungen in der Brustwirbelsäule, in der Gegend der Sakroiliakalgelenke und in der Nachbarschaft der statisch belasteten Gelenke der unteren Extremitäten. Bei Jugendlichen finden sich auch Ablagerungen in den gelenknahen Abschnitten. Häufig ist die Radioaktivität in den Nieren, verstärkt bei Abflußstörungen, und in der Blase zu erkennen (Abb.13). Besonders bei Prostatakarzinomen finden sich häufig verstärkte Aktivitätseinlagerungen infolge von Abflußbehinderungen über den Nieren (Wahner u.Mitarb., 1977). Asymmetrische Aktivitätsablagerungen weisen bei paarig angelegten Knochen auf pathologische Prozesse hin (Abb.13). Krankhafte Läsionen, die größer als 1 cm sind, können szintigraphisch nachgewiesen werden. Die vermehrte Anreicherung im Sinne des positiven Kontrasts stellt ein unspezifisches Symptom dar wie bei jeder lokal gesteigerten Osteogenese. Dabei ist die Szintigraphie dem Röntgenbild im Nachweis von Knochenaffektionen überlegen. Metastatisch bedingte Osteolysen sind bereits darzustellen, wenn 5% des Mineralgehaltes fehlen, dagegen erscheint im Röntgenbild eine Osteolyse erst, wenn über ein Drittel der Mineralsubstanz entfernt ist. Ein weiterer Vorteil der Szintigraphie ist, daß durch den positiven Kontrast eine einfache Übersicht über die Verhältnisse im gesamten Skeletsystem zu erhalten ist. Die Untersuchung muß jedoch im Fall einer szintigraphisch nachgewiesenen pathologischen Aktivitätsanreicherung unbedingt durch Röntgenaufnahmen ergänzt werden.

Die nuklearmedizinische *Nierendiagnostik* spielt eine wichtige Rolle in der Behandlungskontrolle und Nachsorge von Tumoren des urogenitalen Systems. Zunächst informiert die Szintigraphie der Nieren über die Morphologie des Parenchyms. Es gibt eine ganze Reihe von Substanzen, die über einen längeren Zeitraum im distalen Tubulusepithel abgelagert werden, wie Technetium-Eisenkomplexe oder andere nierenaffine Technetiumverbindungen. Lage, Form und Konturen der Nieren lassen sich gut beurteilen, morphologische Veränderungen sind durch eine verminderte bzw. fehlende Aktivitätsanreicherung im gesamten Organ oder einzelnen Nierenabschnitten gekennzeichnet. Die Nierensequenzszintigraphie ermöglicht jedoch bereits zusätzlich Informationen über kurzzeitige Funktionsabläufe. In der Regel werden nach Injektion von Jod-131-Hippursäure in kurzen Zeitabständen Szintiphotos angefertigt (Abb.14). Bereits nach 15 bis 30 sec hat sich genügend radioaktives Material in beiden Nieren angereichert, um auf dem Photo seitengetrennt beurteilt werden zu können. Nach 1 bis 2 min wird

Abb. 12. (a) Typische Darstellungsweisen der Leberszintigraphie. Im allgemeinen werden 4 Aufnahmen gemacht: von a.p., p.a., rechts und links seitlich. Bei der Leberszintigraphie wird die Milz mit dargestellt. In diesem Fall ist nach einer Nephrektomie wegen eines Hypernephromes eine Strahlentherapie des "ehemaligen Tumorbettes" mit einer Herddosis von 50 Gy ausgeführt worden. Dadurch kommt es bei der a.p.-Aufnahme im Leberszintigramm zu einem kastenförmigen Speicherdefekt als Ausdruck einer Strahlenschädigung. (b) Leberszintigramm eines Patienten mit metastasiertem Prostatakarzinom. Die Aufnahmen zeigen in allen vier Ebenen multiple Speicherdefekte als Ausdruck einer Metastasenleber

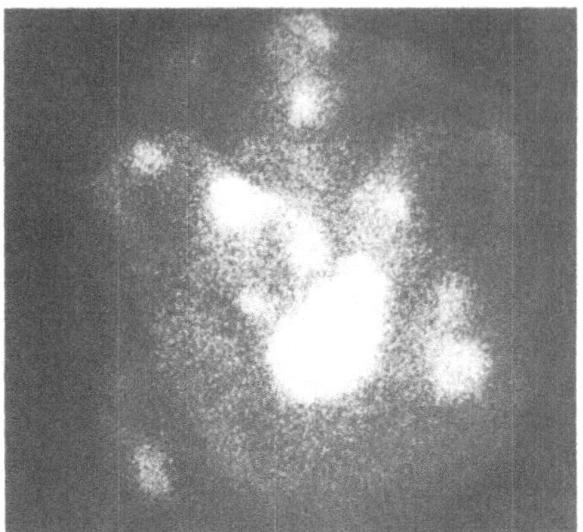

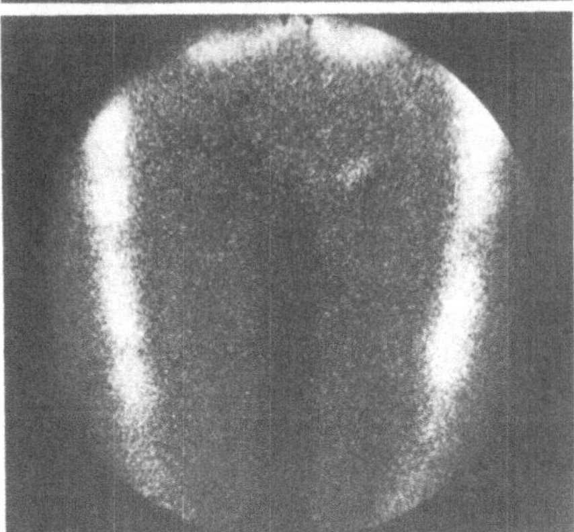

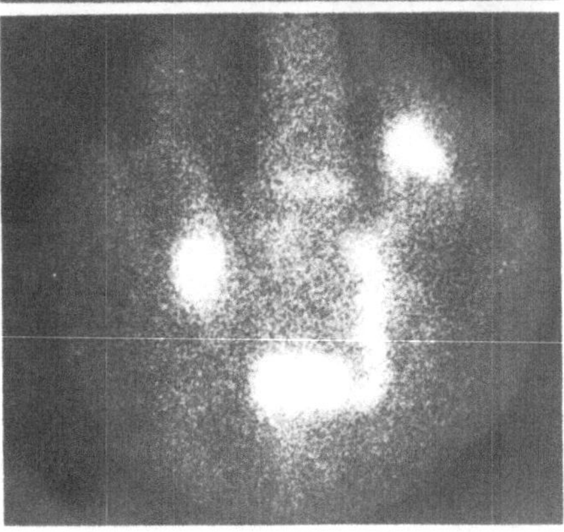

Abb. 13. Knochenszintigraphische Befunde beim Prostatakarzinom. Die obere Abbildung zeigt multiple, fleckförmige Aktivitätsanreicherungen im Beckenskelett. Bei dem großen Herd handelt es sich um die mit Aktivität gefüllte Blase. Die mittlere Abbildung zeigt fleckförmige Aktivitätsanreicherungen in den Femurschäften, dies wird als prognostisch äußerst ungünstiges Zeichen beim Prostatakarzinom angesehen. Die untere Abbildung zeigt eine durch das Prostatakarzinom bedingte Abflußbehinderung, dadurch kommt es zur Darstellung der Nierenbecken und links auch zur Abbildung des Ureters

die Radioaktivität in der Nierenrinde gespeichert, danach im Nierenmark und im Nierenbecken. Nach 15 bis 18 min ist die Aktivität in der Regel aus dem Nierenbecken eliminiert. Nierendurchblutungsstörungen kennzeichnen sich durch eine verminderte Radioaktivitätsablagerung, speziell in der initialen Phase und durch eine verspätete Entleerung aus dem Nierenbecken.

Bis zur Einführung der Kameraszintigraphie mit Auswerteeinheiten, die die Beurteilung von zeitlichen Verläufen der Radioaktivität über interessante Bereiche erlauben (Abb.14), wurden auch mit Einzeldetektoren Aktivitätszeitkurven über den Nieren angefertigt. Solche Kurven (Isotopennephrogramme) wurden nach i.v. Injektion von Jod-Hippursäure, welche zu 90% von den Nieren aus dem Blut eliminiert und im gleichen Prozeß tubulär sezerniert

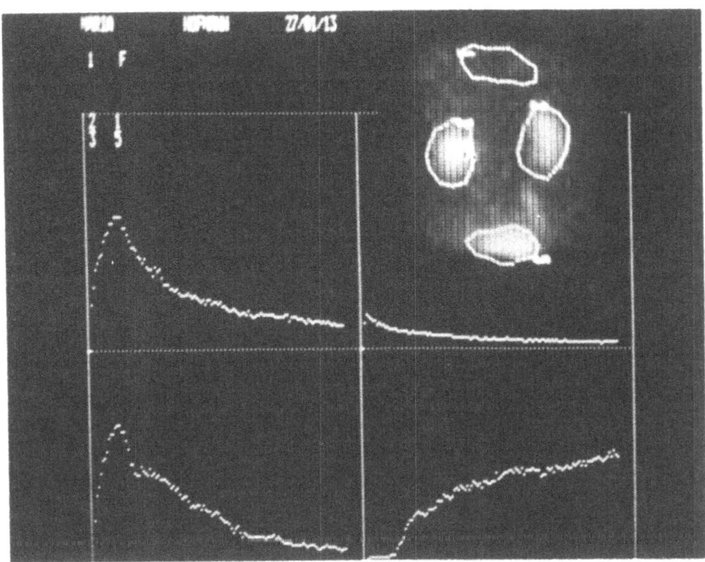

Abb. 14. Funktionsszintigraphie der Nieren nach Gabe von ^{131}J-O-Jod-Hippursäure. Im Szintigramm kommen die Nieren mit normaler Größe und an normaler Stelle zur Darstellung. Darunter ist die Blasenfigur zu erkennen. Zur Bestimmung der Funktion wurde der zeitliche Verlauf der Aktivität innerhalb der eingekreisten Bezirke ermittelt. Direkt unter dem Szintigramm ist der Verlauf der Aktivität über dem Herz zu erkennen, links oben ist das zeitliche Verhalten der Aktivität über der linken Niere, darunter der Aktivitätsverlauf über der rechten Niere dargestellt. Rechts unten ist ein kontinuierlicher Anstieg der Blasenaktivität dargestellt

wird, erhalten. Im Normalfall steigt die Kurve innerhalb einiger Sekunden stark an, der radioaktiver Tracer im Blut hat die Niere erreicht. Danach wird das Präparat im Nierenkelch und Beckensystem angereichert, so daß die Kurve ihr Maximum erreicht. Später kommt es zum Abfluß in Ureteren und Blase. Man unterscheidet deshalb auch drei Teile der Kurve: Die Initialphase, die Sekretionsphase und die Exkretionsphase. Die Isotopennephrographie wird, wenn keine Kamera mit Auswerteeinheit zur Verfügung steht, zuweilen noch als Verlaufskontrolle verwendet.

Dagegen ist die Isotopenclearance im Rahmen der Tumorbehandlung nicht von Interesse. Inzwischen ist die Bedeutung der Nierendiagnostik innerhalb der Nuklearmedizin durch die Einführung der Ganzkörper-Computertomographie reduziert worden. Die Computertomographie erlaubt die Darstellung und Lokalisation von raumfordernden Prozessen in beiden Nieren, sie ermöglicht sogar eine Aussage über die Art der Raumforderung, z.B. Zyste oder solider Tumor. Somit wird die statische Szintigraphie in Zukunft durch die Ganzkörper-Computertomographie ergänzt werden. Die Nierensequenzszintigraphie mit Ableitung der Zeitaktivitätskurven über interessierende Bereiche wird weiterhin von Interesse sein, dies gilt insbesondere für Verlaufskontrollen (Abb.14,15).

Die *Lungenszintigraphie* wird selten bei urologischen Tumoren

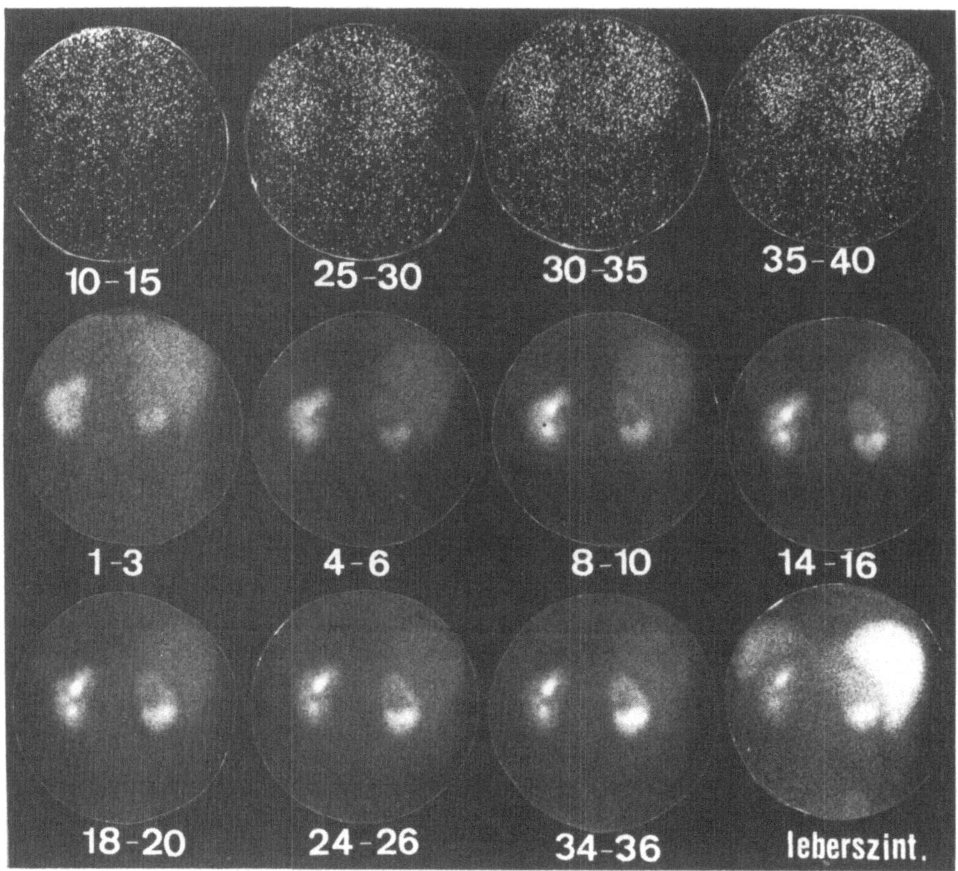

Abb.15. Nierensequenzszintigraphie mit ^{131}J-Jod-Hippursäure. Die in kurzen Abständen angefertigten Szintigramme zeigen die Perfusion und Konzentration in beiden Nieren. Im rechten oberen Pol ist wegen eines Nierentumors eine fehlende Aktivitätsanreicherung zu erkennen

in Frage kommen. Zur Durchführung werden Mikrosphären aus menschlichem Serumalbumin mit einer bestimmten Teilchengröße (10 bis 100 µm) verwendet. Diese Partikel embolisieren Kapillargefäße der Endstrombahn der Arteria pulmonalis. Das Makroalbumin wird mit Radionukliden wie Technetium-99m markiert, der Nachweis der Aktivitätsverteilung in beiden Lungenflügeln erfolgt in der Regel mit der Kameraszintigraphie.

Indikationen zur Durchführung eines Lungenszintigramms sind gegeben, wenn röntgenologisch der Verdacht einer hilusnahen Metastasierung gegeben ist. In solchem Fall kommt es zu einer segmentalen Störung der Lungenperfusion. Der pathologische Befund in der Lungenszintigraphie kann somit in bestimmten Fällen eher zu sehen sein als im Röntgenbild, dies gilt in der Regel nicht für periphere Lungenmetastasen (Abb.16).

Die *Hirnszintigraphie* ist indiziert, wenn Hirnmetastasen klinisch vermutet werden. Nach intravenöser Gabe von Technetium als Pertechnetat lassen sich szintigraphisch Ausdehnung und Lage der

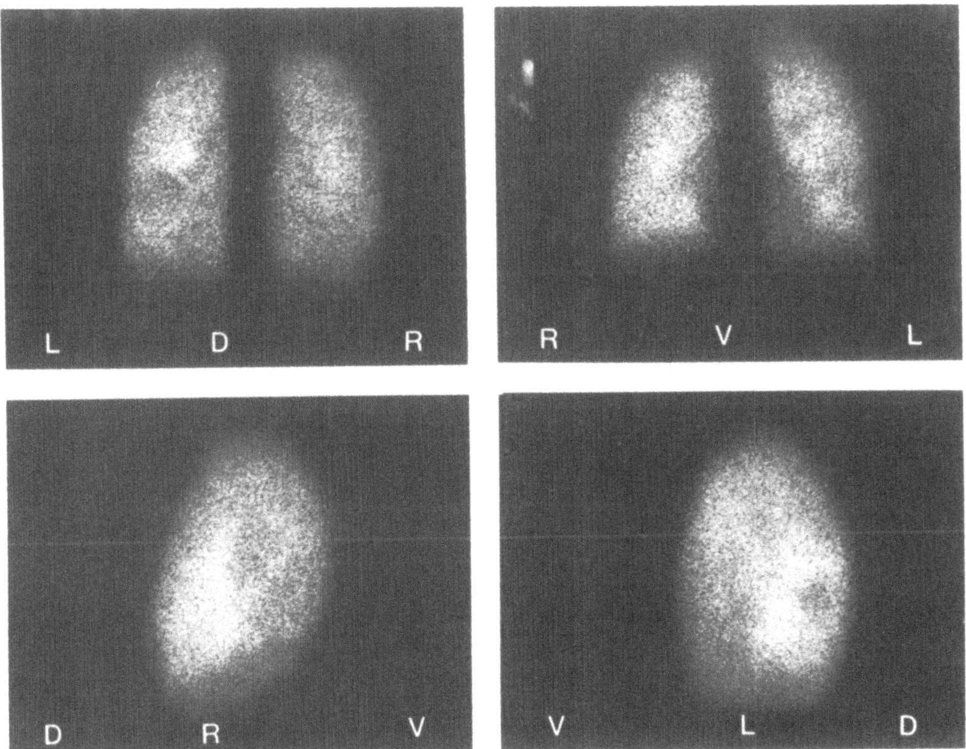

Abb. 16. Lungenperfusionsszintigramm. In der Abbildung sind die 4 typischen Aufnahmen zur szintigraphischen Darstellung der Lungen zusammengestellt. Die von a.p., p.a., rechts und links seitlich angefertigten Aufnahmen zeigen fleckförmige Perfusionsstörungen, die durch Lungenmetastasen eines Hodentumors bedingt sind

Metastasierung lokalisieren. Allerdings ist die Treffsicherheit dieser Methode eingeschränkt, da ein Nachweis erst gelingt, wenn die Metastasen eine Ausdehnung von mindestens 2 cm erreicht haben und wenn die Metastasen überhaupt in der Lage sind, Radioaktivität anzureichern. In den letzten beiden Jahren hat jedoch die Hirnszintigraphie an Bedeutung verloren, da Hirnmetastasen mit größerer Treffsicherheit durch die Computertomographie nachzuweisen sind.

Die *Lymphoszintigraphie* erlaubt die szintigraphische Darstellung folgender Lymphknotengruppen:

- der retroperitonealen Lymphknoten,
- der axillären und infraklavikulären Lymphknoten,
- der parasternalen Lymphknoten und
- der Hals-Lymphknoten.

Die Technik der Darstellung basiert darauf, daß durch das Lymphsystem kolloidale Teilchen, die einen Durchmesser von mehr als $3 \cdot 10^{-6}$ m aufweisen, abtransportiert werden, diese Teilchen können nicht in Blutkapillaren eindringen. Die kolloidalen Teil-

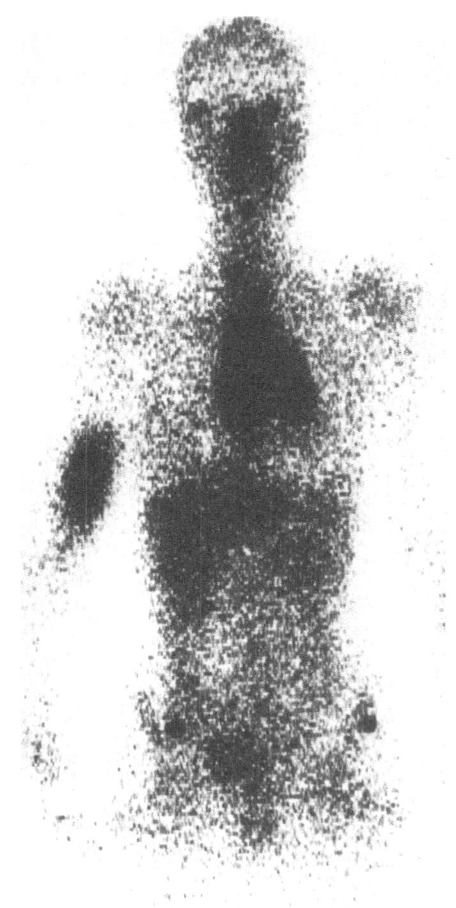

Abb. 17. Ganzkörper-Szintigraphie mit Gallium-67. Die Aufnahme wurde bei einer Patientin angefertigt, die wegen eines malignen Lymphoms mit leukämischer Verlaufsform behandelt wird. Man erkennt normale Aktivitätsanreicherungen in der Leber, in der Milz und in der Blase, pathologische Anfärbungen sind im distalen rechten Oberarm und im Mediastinum vorhanden

chen werden zu mehr als 70% aus der Injektionsstelle mit dem Lymphstrom abtransportiert, die Geschwindigkeit in einer Lymphbahn kann bis zu 10 cm/min betragen. Die Kolloide können die Blutzirkulation über den Ductus thoracicus erreichen und werden im retikuloendothelialen System der Leber gespeichert.

Kolloidales Gold mit einer weitgehend homogenen Teilchengröße von $5 \cdot 10^{-6}$ m Durchmesser ist eine sehr geeignete Substanz für die Lymphoszintigraphie. Je nach Lokalisation der Injektionsstelle gelingt es, die einzelnen oben genannten Lymphknotengruppen darzustellen. Neuerdings wird aus Gründen der geringeren Strahlenexposition zunehmend mit Technetium-99m markiertes Schwefelkolloid verwendet. Zur retroperitonealen Lymphoszintigraphie, die hier am meisten interessiert, werden die Kolloide intrakutan zwischen die Fußzehen injiziert, zwei Stunden später können die Szintigramme angefertigt werden.

Man beobachtet in der Regel zwei symmetrische Lymphknotenketten, welche die Aktivität einlagern. Diese beginnen kaudal bei den inguinalen und iliakalen Lymphknotengruppen und fließen im lumbalen Bereich zusammen. Etwas Radioaktivität findet sich auch in der Leber, nachdem die Kolloide den Ductus thoracicus erreicht haben. Mit den Indikationen der lumbalen Lymphoszintigraphie haben sich vor allem zum Winkel und Hermann (1977) befaßt. Sie sind der Auffassung, daß es sich um eine einfach durchzuführende, nichtinvasive Technik handelt, die auch kurzfristig wiederholt werden kann.

Mit dem *direkten Tumornachweis als positivem Kontrast* haben sich schon viele Autoren befaßt. Bei allen Verfahren wird die Konzentration eines geeigneten Radiopharmakons in einer sonst nicht speichernden Umgebung angestrebt, so daß sich durch den positiven Kontrast bereits kleinere Tumoren abgrenzen lassen. Das Prinzip ist in Sonderfällen realisierbar, hierbei ist an jodspeichernde Metastasen von Schilddrüsenkarzinomen zu denken. Im Falle der allerdings sehr seltenen Speicherung von Radiojod lassen sich durch die Ganzkörperszintigraphie sogar sehr kleine Tumorabsiedelungen einfach nachweisen. Bei anderen Tumorformen ist es schwieriger, einen positiven Kontrast zu erhalten, da universell geeignete Radiopharmaka noch nicht erhältlich sind. Die zur Zeit aufgebauten Techniken versuchen eine eventuelle Stoffwechselsteigerung des Tumors, die Anreicherung spezieller Stoffwechselprodukte oder Störungen der Blutgewebeschranke auszunutzen (zum Winkel, 1975). In den letzten Jahren wurde besonders mit Gallium-67 als Citrat oder mit Kobalt-57-Bleomycin versucht, eine positive Tumordarstellung zu erreichen. Beide Verfahren haben sich jedoch noch nicht in der klinischen Routine durchsetzen können, man ist aufgrund der bisherigen Ergebnisse der Auffassung, daß Gallium-67 als Citrat zur Darstellung von Manifestationen der malignen Lymphome geeignet ist (Abb.17), während Kobalt-57-Bleomycin zum szintigraphischen Nachweis anderer Tumorformen verwendet werden kann. Beide Substanzen werden sowohl in Tumoren als auch in entzündlich veränderten Geweben angereichert. Gleiches gilt für entzündlich oder metastatisch veränderte Lymphknoten.

Es liegen auch Berichte über die Bedeutung des Kobalt-57-Bleomycin und Gallium-67-Citrat zum szintigraphischen Nachweis von Metastasen verschiedener Formen von Hodentumoren vor. Mukerjee und Mittemeyer (1976) haben versucht, mit beiden Subtanzen zur Klassifizierung von Hodentumoren beizutragen. Nach Auffassung der Autoren waren die Ergebnisse jedoch enttäuschend. Die Versuche mit Kobalt-57-Bleomycin wurden sogar abgebrochen, die Untersuchungen mit Gallium-67-Citrat werden ausschließlich für akademische Fragestellungen weitergeführt. Unserer Auffassung nach ist vorläufig, bis zur Entwicklung neuer Radiopharmaka, diese Möglichkeit der Szintigraphie nur bei malignen Lymphomen zur Klärung besonderer Fragestellungen sinnvoll, sonst gibt es für urologische Tumoren noch keine klinisch sichere Indikation.

3.2.5 Ganzkörper-Computertomographie

Prinzip und Technik

Die Technik der Computertomographie ist das Ergebnis von Arbeiten, welche 1969 von den "Central Research Laboratories" von EMI in England unter der Leitung von G.S. Hounsfield eingeleitet wurden. Hounsfield ist der Urheber des Prinzips. Die Entwicklung wurde auch vom Department of Health and Social Security unterstützt, das Ergebnis war ein in der Klinik anwendbares Gerät (Hounsfield, 1973). Der Prototyp wurde bei Patienten im Atkinsons-Morley's Hospital 18 Monate eingesetzt, bevor die ersten klinischen Ergebnisse vorgestellt worden sind (Ambrose, 1973).

Die Computertomographie basiert darauf, daß durch eine Translationsbewegung die Strahlenquelle und der Detektor über dem zu untersuchenden Körperquerschnitt verschoben werden. Danach wird das Quelle-Detektor-System um einen bestimmten Winkel gedreht, um die Translationsbewegung zu wiederholen. Dieser Vorgang kann für beliebig kleine Winkel erfolgen (Abb.18). Man kann sich vorstellen, daß bei jeder Translationsbewegung eine bestimmte Zahl von Absorptionsmessungen vorgenommen werden. Nach Drehung des Systems um einen bestimmten Winkel erfolgt die gleiche Zahl von Messungen. Die Zahl der Meßwerte ist somit das Produkt der Einzelmessungen bei jeder Translationsbewegung und der Zahl der Veränderungen um einen bestimmten Winkel. Für die Messungen wird also der Körperquerschnitt in ebenso viele Einzelelemente aufgeteilt, mit Hilfe eines Prozeßrechners ist es möglich, den Absorptionswert für jedes Einzelelement zu bestimmen. Die ersten Geräte lieferten das Bild einer Matrix aus 160 x 160 Punkten. Die erhaltenen Absorptionswerte variieren zwischen minus 1000 für Luft über 0 für die Absorption von Wasser bis zu 1000 für Knochen und weisen damit 2001 unterscheidbare Absorptionswerte auf, die sogenannte Hounsfield-Skala (Tabelle 11). Die Darstellung als Bild erfolgt in der Regel analog auf einem Fernsehschirm durch von der Absorption abhängige Lichtpunkte. Die digitale

Tabelle 11. Relative Schwächungswerte verschiedener Gewebe und Organe. Die von +1000 bis -1000 reichenden Werte sind der Hounsfield-Skala zugeordnet (in Anlehnung an Gambarelli u. Mitarb., 1977)

Gewebe/Organ	Relative Schwächungswerte Hounsfield-Skala
Knochen	50 - 1000
Milz	30 - 60
Pankreas	10 - 40
Niere	30 - 60
Blut	30 - 80
Leber	20 - 80
Fett	-20 - -100
Lunge	-170 - -400

Darstellung mit einem Schnelldrucker hat sich nicht bewährt. Die auf einem Speicheroszilloskop dargestellten Querschnitte können mit einer Kamera photographiert werden und stehen dann zur weiteren Auswertung zur Verfügung.

Etwas später wurde von Ledley (1974) ein Computertomograph für Untersuchungen am ganzen Körper entwickelt, während die er-

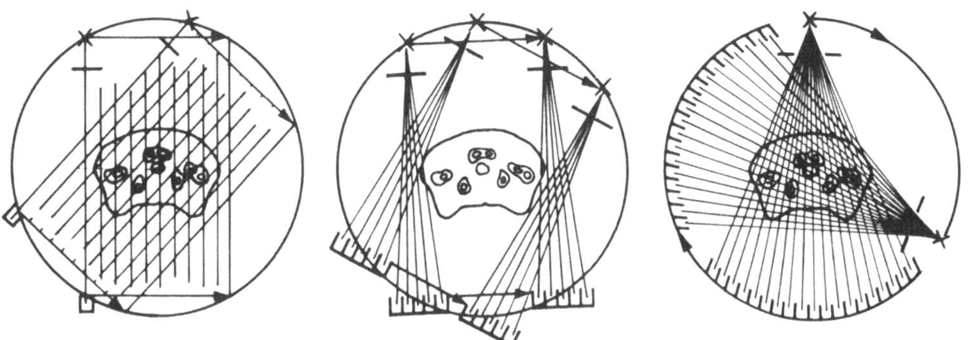

Abb. 18. Schematische Darstellung der Ganzkörper-Computertomographie. Die Darstellung links zeigt das Funktionsprinzip der sogenannten ersten Generation. Der ausgeblendete Strahl wird nach Durchgang durch den Körper von einem Detektor registriert. Röhre und Detektor machen während der Messung eine Translationsbewegung, danach erfolgt eine Drehung um 1 Grad. Die Zeitdauer einer Schichtaufnahme erfordert somit 3-5 min.
Bei den Geräten der zweiten Generation (Mitte) wird der Strahl fächerförmig ausgeblendet. Somit können zur Registrierung mehrere Detektoren verwendet werden. Durch dieses Prinzip braucht nicht mehr gradweise, sondern nur noch alle 10 Grad eine Translationsbewegung zu erfolgen. Für eine Aufnahme werden nur noch 15-30 sec benötigt.
Rechts ist das Prinzip der dritten Generation dargestellt. Röhre und Detektorensystem werden kreisförmig um das zu untersuchende Objekt herumgeführt. Während der Rotation wird in regelmäßigen Intervallen ein fächerförmiger Strahl emittiert, der von den bis zu 300 Elementen des Detektorensystems registriert wird. Die Untersuchungsdauer ist auf 3-5 sec reduziert

sten Geräte von Hounsfield nur Untersuchungen am Schädel zuließen. Inzwischen hat die Computertomographie des Schädels ihren festen Platz in der klinischen Routinediagnostik gefunden, während die Ganzkörper-Computertomographie bezüglich ihrer Indikationsstellung noch eingehend untersucht werden muß.

Die ersten Ganzkörper-Computertomographen benötigten für die Darstellung eines Körperquerschnittes noch 3 bis 4 Minuten. Inzwischen gibt es eine neue, zweite Generation, welche die Zahl der Translationsbewegungen dadurch reduzieren konnte, daß mehrere Detektoren gleichzeitig verwendet werden (Abb.18). Diese Geräte benötigen für eine Untersuchung nur 18 bis 25 sec. Die Bildmatrix kann bereits aus 320 x 320 Punkten zusammengesetzt sein. Jetzt ist eine dritte Generation von Ganzkörper-Computertomographen erhältlich, welche unter Verzicht auf die Translationsbewegung des Quelle-Detektor-Systems zugunsten einer alleinigen Rotation arbeitet (Abb.18). Die Bildmatrix ist aus 320 x 320 Punkten zusammengesetzt, für eine Untersuchung braucht man nur noch 3 bis 6 sec. Mit der dritten Generation ist ein gewisser Höhepunkt der technischen Entwicklung erreicht. Die Qualität der Aufnahmen ist bereits bei der ersten Generation so gut, daß andere Techniken, wie axiale Schichtuntersuchung oder Anfertigung von Körperquerschnitten mit Ultraschall für die Strahlentherapie nicht mehr günstig sind (Abb.19).

Jede Tomographie ist mit einer gewissen Strahlenexposition verbunden. Die Energiedosis beträgt - in der Regel sind es bei

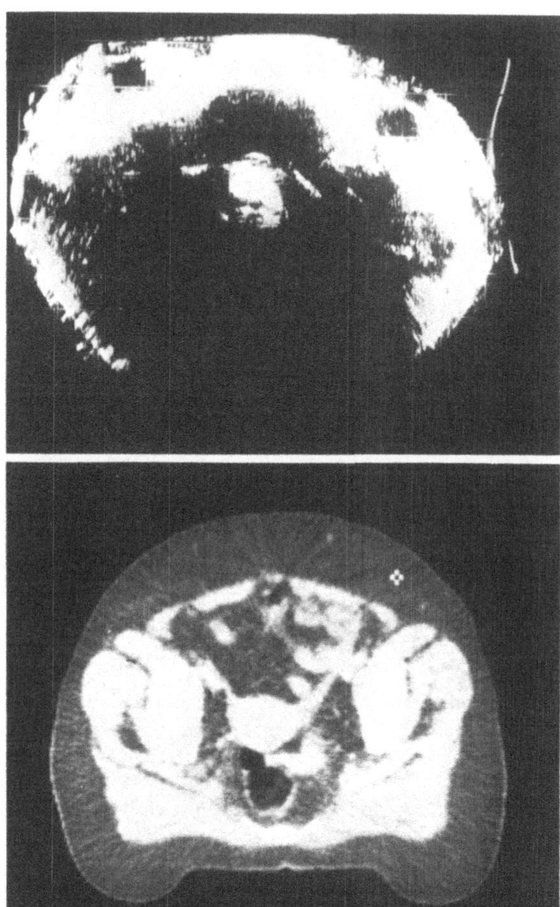

Abb. 19. Vergleich eines Ultraschall-B-Scans mit einer Ganzkörper-Computer-Tomographie. Die Untersuchung mit Ultraschall wurde bei einer Patientin mit einem Kollumkarzinom angefertigt. Die Computertomographie einer anderen Patientin zeigt ebenfalls Uterus und Adnexe, zusätzlich sind noch die Ovarien abzugrenzen.

einer Untersuchung 10 nebeneinander liegende Schichten - etwa 0,05 Gy, wenn man die oberflächlichen Gewebe innerhalb einer Untersuchung berücksichtigt. Nach der Körpermitte hin wird die Strahlenexposition etwa um 50% reduziert. Die Strahlenexposition ist bei den Geräten der dritten Generation erheblich niedriger, man rechnet mit 0,01 Gy pro Untersuchung.

Bezüglich der Indikation erscheint das neue Verfahren bereits jetzt als eine wichtige ergänzende Untersuchung, die besonders bei der *Bestrahlungsplanung* urologischer Tumoren von Bedeutung erscheint. So ist aus den Tabellen und Abbildungen im speziellen Teil zu entnehmen, daß die Ganzkörper-Computertomographie nicht

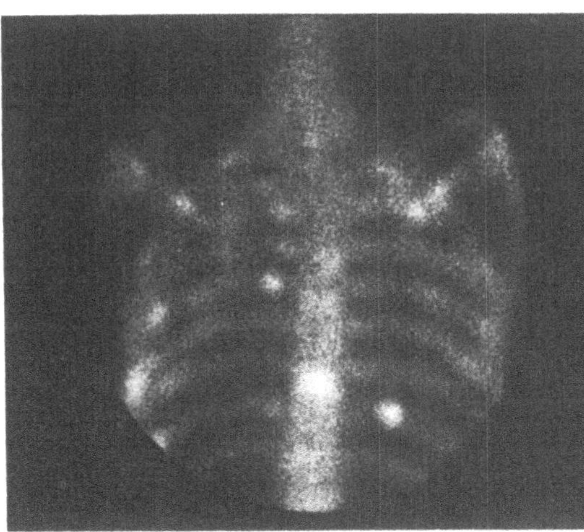 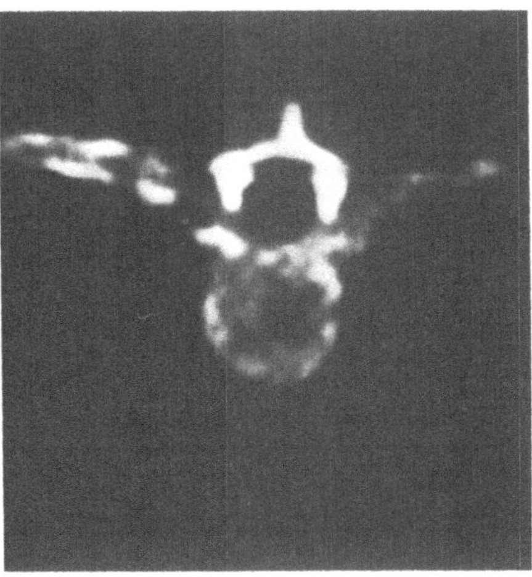

Abb. 20. Skeletszintigramm und Ganzkörper-Computertomographie in Höhe des 8. Brustwirbelkörpers bei einem Patienten mit einem metastasierenden Prostatakarzinom. Man erkennt, daß die Szintigraphie einen Überblick über das gesamte Tumorgeschehen in dem dargestellten Skelet-Abschnitt vermittelt, die Tomographie zeigt auch, daß Wirbelkörper und Rippen befallen sind, man erhält jedoch eine wertvolle Hilfe für die technische Bestrahlungsplanung

nur zur Festlegung der T-Kategorie, sondern auch regelmäßig zur Erleichterung der technischen Bestrahlungsplanung eingesetzt wird. In den späteren Vorschlägen zur Bestrahlungsplanung sind alle Berechnungen der prozentualen Dosisverteilung auf den mit der Ganzkörper-Computertomographie erhaltenen Körperquerschnitt bezogen. Gleiches gilt für die Bestrahlungsplanung von Lymphknotengruppen insbesondere im iliakalen und lumbalen Bereich. Selbst für die palliative Strahlentherapie einzelner hämatogener Metastasen kann die technische Planung durch die Ganzkörper-Computertomographie erleichtert werden, zumal das Strahlenfeld hier dem begrenzten Tumorvolumen möglichst eng angepaßt werden sollte. Die bisherigen, individuellen Berechnungen der prozentualen Dosisverteilung basierten auf anatomischen Querschnitten in Kombination mit Röntgenaufnahmen in verschiedenen Ebenen (Abbatucci u.Mitarb., 1976). Jetzt kann das Strahlenfeld wirklich individuell dem Zielvolumen angepaßt werden, insbesondere, da bestimmte Zielorgane wie z.B. die Prostata direkt durch die Computertomographie darstellbar sind.

Die Indikation der Computertomographie für die ergänzende *Diagnostik und Verlaufskontrolle* ist noch nicht in ausreichendem Umfang abgegrenzt. Bisherige Erfahrungen haben gezeigt, daß in einigen Fällen Infiltrate eines Primärtumors in Nachbarorgane zu erkennen sind. Es gelingt auch pathologisch veränderte Lymphknoten und Metastasen darzustellen. So zeigt Abb.20 ein Knochenszintigramm bei einem Patienten mit einem Prostatakarzinom, die entsprechende Ganzkörper-Computertomographie in Höhe des 8. Brustwirbelkörpers läßt auch Knochendefekte erkennen. Der ganze Umfang der Metastasierung ist aber besser durch die Szintigraphie zu übersehen. In ähnlicher Weise lassen sich auch Lebermetastasen mit beiden Methoden darstellen. Es ist aber noch nicht geklärt, ob die Treffsicherheit der Ganzkörper-Computer-

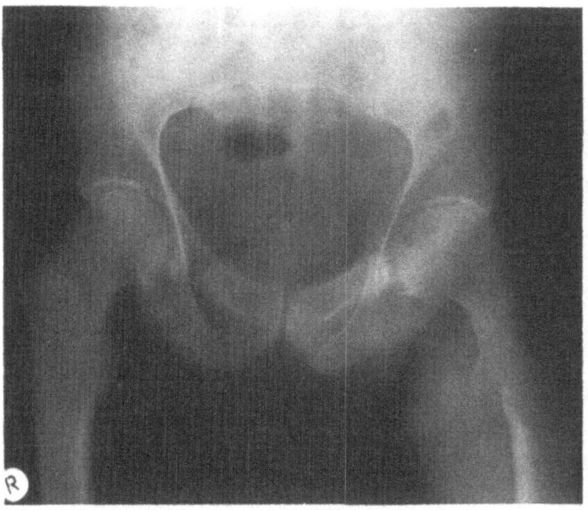

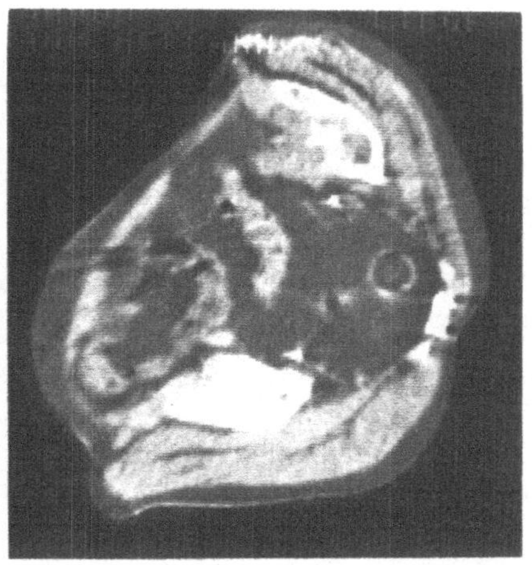

Abb. 21. Vergleich einer Übersichtsaufnahme des Beckens mit einer Computertomographie. Die Aufnahme des Beckens zeigt links eine weichteildichte Verschattung in Projektion auf das Os ileum, die auch nach medial in das Becken hineinragt. Die Computertomographie mußte in Seitenlage angefertigt werden, da der Patient wegen starker Schmerzen nicht auf dem Rücken liegen konnte. Man erkennt einen Tumor, der infiltrierend in das Os ileum eingebrochen ist und den Knochen nahezu vollständig distruiert hat

tomographie zum Nachweis hämatogener Metastasen im Rumpfbereich günstiger ist als die bekannten röntgendiagnostischen und nuklearmedizinischen Techniken. Demgegenüber steht bereits jetzt fest, daß im Falle einer Hirnmetastasierung der computertomographische Nachweis sicherer ist als die Hirnszintigraphie (Baert u.Mitarb., 1977).

In besonders gelegenen Fällen kann die Ganzkörper-Computertomographie bei Patienten mit fortgeschrittenen Tumoren invasive diagnostische Maßnahmen ersetzen. So können diagnostisch schwierig zu klärende Situationen entstehen, die nur durch sehr aufwendige Untersuchungen, u.U. durch einen operativen Eingriff zu bewerten sind. Hier bietet die Ganzkörper-Computertomographie in der Regel eine einfache Möglichkeit, um zu einer diagnostischen Aussage zu kommen, welche dann die Anwendung eines bestimmten therapeutischen Verfahrens rechtfertigt (vergl.Abb.11). Als typisches Beispiel ist in Abb.21 eine Abdomenübersicht dargestellt. Die Knochenszintigraphie zeigte keinen eindeutigen Befund, obwohl der Patient sehr quälende Schmerzen in der linken Hüfte angab. Die Computertomographie zeigte einen großen Tumor, der bereits in die Beckenschaufel eingebrochen war. Darüberhinaus ermöglichen die Körperquerschnitte in solchen Fällen (Abb.11 und 21) einfach und für den Patienten nicht belastend eine objektive Bewertung der Effektivität des gewählten therapeutischen Verfahrens.

Somit ist die *Stellung der Ganzkörper-Computertomographie innerhalb der gesamten Radiologie* noch nicht in vollem Umfang abgegrenzt. Die neue Technik hat von Anfang an berechtigte Aussichten gezeigt, nicht nur im Rahmen der technischen Bestrahlungsplanung (Abb.22), sondern auch in der Röntgendiagnostik einen festen Platz bezüglich der Indikationsstellung zu gewinnen. Nachdem zuerst bei den verschiedensten Krankheitsbildern das neue

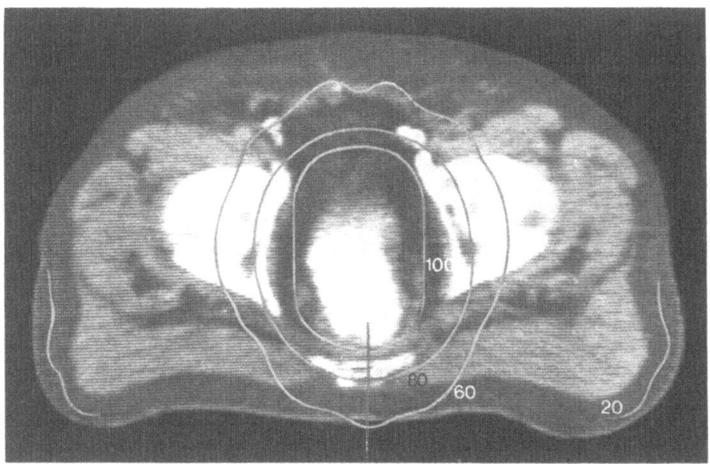

Abb. 22. Computertomographie eines 60jährigen Patienten mit einem embryonalen Rhabdomyosarkom (!) der Blase. Es besteht ein Zustand nach Rektumamputation wegen eines Karzinoms 5 Jahre zuvor. Man erkennt am Blasenboden eine kleine Aussparung durch einen zystoskopisch gesicherten Tumorrest. Zur Bestrahlung wird die Blase mit dem perivesikalen Fettgewebe in die 80%-Isodose einbezogen. Die gewünschte Dosisverteilung kann durch eine Bewegungsbestrahlung mit dem Telekobaltgerät erreicht werden, der Pendelradius beträgt 80 cm, die Feldbreite 12 cm und der Pendelwinkel 360°. Als Herddosis werden 60 Gy (100%) angestrebt

Verfahren eingesetzt worden ist, liegen jetzt erste Ergebnisse vor, welche besonders bei urologischen Tumoren die Indikationsstellung zugunsten herkömmlicher diagnostischer Techniken einschränken (Ammon u.Mitarb., 1978).

Die gesammelten Erfahrungen zeigten darüber hinaus, daß ebenso wie bei Computer-Tomographien des Schädels die zusätzliche Gabe von Kontrastmitteln die Informationsmöglichkeiten verbesserte. Inzwischen werden, ebenso wie in der Röntgendiagnostik, verschiedene Kontrastmittel für die einzelnen Untersuchungen empfohlen, wobei harnpflichtige Kontrastmittel im Rumpfbereich sicher die größte Bedeutung haben. Lymphknoten können, sobald sie eine gewisse Größe aufweisen, auch ohne Kontrastmittel dargestellt werden (Abb.11), wenig vergrößerte Lymphknoten, die lymphographisch eindeutig pathologisch sind, zeigen in der Computertomographie, auch wenn sie mit Kontrastmittel angefärbt sind, wenig ausgeprägte Veränderungen (Abb.23).

Die mit und ohne Anwendung von Kontrastmitteln bis heute erhaltenen Informationen haben dazu beigetragen, auch außerhalb der Onkologie einige klinische Indikationen der Ganzkörper-Computertomographie zu erkennen. So hat man feststellen können, daß bei bestimmten gutartigen Krankheitsbildern im Rumpfbereich, die mit konventionellen Techniken nur schwer abzuklären sind, das neue Verfahren eine wertvolle ergänzende Untersuchung darstellt. Es handelt sich jedoch insgesamt um weniger häufige Erkrankungen, so daß die Ganzkörper-Computertomographie sicher nicht die gleiche Rolle in der Röntgendiagnostik spielen wird, wie die Computertomographie des Schädels in der Neuroradiologie. Charakteristisch

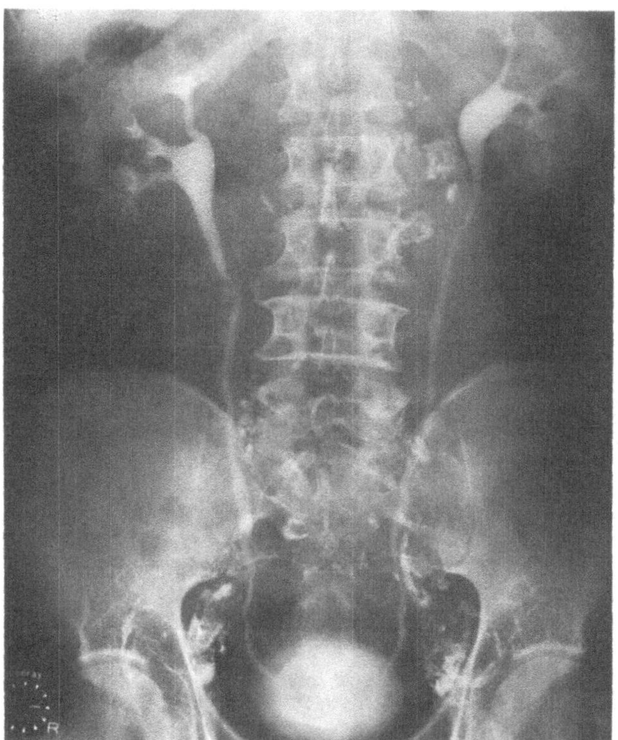

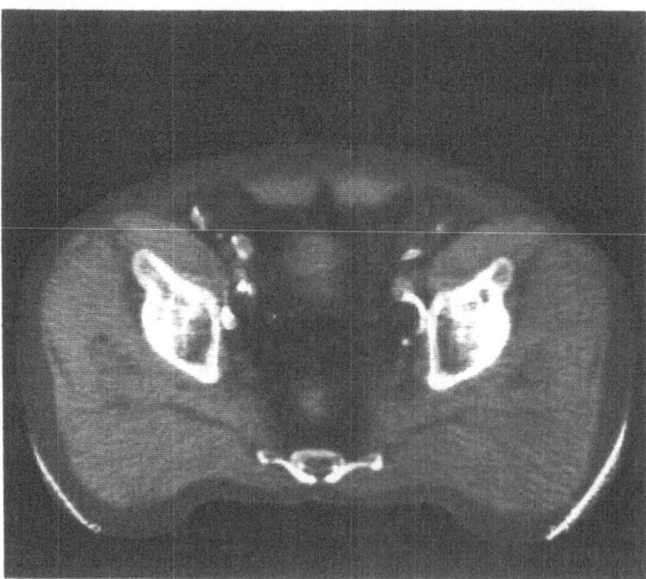

Abb. 23. Urogramm und Computertomographie eines Patienten mit metastasierten Blasenkarzinom. Die Abdomenübersicht nach Lymphographie zeigt multiple pathologisch veränderte Lymphknoten. In der Computertomographie sind die Lymphknoten auch verändert, der Umfang der pathologischen Veränderungen kommt jedoch in der Computertomographie nicht so gut zur Darstellung wie bei der Abdomenübersicht nach Lymphographie

für solche Entwicklungen sind die Untersuchungen von Baert u.Mitarb. (1977) über die Indikation der Ganzkörper-Computertomographie bei Erkrankungen der Bauchspeicheldrüse.

Im Gegensatz dazu steht bereits jetzt fest, daß innerhalb der Strahlentherapie die Ganzkörper-Computertomographie zum Planungsprogramm gehören sollte. Somit ist zu erwarten, daß bei jedem Tumorpatienten vor einer Strahlen- oder Polychemotherapie eine Ganzkörper-Computertomographie erforderlich wird, sofern das Malignom im Rumpfbereich gelegen ist. Gleiches gilt auch für die physikalisch-technische Bestrahlungsplanung von Tumoren im Kopf-Hals-Bereich. Mindestens eine weitere Untersuchung im Verlauf einer Behandlung erscheint zur Beurteilung der Effektivität sinnvoll.

3.3 Verfahren der systematisierten Therapie

3.3.1 Operative Behandlung

Primäres Ziel einer jeden Tumortherapie ist es, die Geschwulst in ihrer Gesamtheit zu entfernen. Mit Sicherheit ist dies nur möglich, wenn der operative Eingriff vor einer Metastasierung, d.h. im allgemeinen vor dem Befall der Lymphbahnen erfolgt. Doch auch durch gestufte erweiterte chirurgische Eingriffe mit Dissektion der Lymphbahnen kann die Prognose der urogenitalen Tumoren vielfach verbessert werden. Grundsätzlich kann jedoch eine entscheidende Verbesserung der Überlebensraten bei infiltrativ in benachbarte Strukturen gewachsenen oder bereits Nah- oder Fernmetastasen gesetzt habenden Tumoren nur durch Strahlentherapie und/oder Chemotherapie erwartet werden. Ausgangspunkt der Therapie bleibt jedoch auch bei diesen Patienten in der Regel die operative Entfernung des Primärtumors.

Heftig umstritten ist auch weiterhin die operative Verminderung der Tumormassen bei inoperablen Karzinomen. Strahlenbiologisch bestehen Anhaltspunkte dafür, daß die vorausgegangene Reduktion des Tumorvolumens die Chancen einer Strahlentherapie und/oder einer Chemotherapie verbessern kann. An einigen Zentren wird auch die operative Tumorreduktion nach Abschluß eines nichtinvasiven Therapieverfahrens vorgenommen.

Auf die systematisierten operativen Möglichkeiten wird in den speziellen Kapiteln der Urogenitaltumoren eingegangen. Bei bestimmten Tumorformen und Tumorgrößen kann es jedoch angezeigt sein, auf den operativen Eingriff zu verzichten, um dem betreffenden Patienten eine den Umständen entsprechende optimale Prognose zu geben.

3.3.2 Endokrine Therapie

Unter den Tumoren des Urogenitalsystems können das Prostatakarzinom und in geringerem Ausmaß das hypernephroide Nierenkarzinom als hormonabhängig bezeichnet werden. Die Hormontherapie kann nur dann wirksam sein, wenn zugeführtes Hormon und Tumor eine besondere Affinität zueinander aufweisen. Der Prototyp für diese gezielte Hormontherapie ist das Prostatakarzinom, das als androgen abhängiger Tumor von der eigentlichen Prostata seinen Ausgang nimmt.

Abzugrenzen hiervon ist eine ungezielte Hormontherapie. Die systemische Wirkung der Kortikosteroide z.B. ruft bei Tumorpatienten eine Scheinblüte hervor mit Minderung der durch Metastasen bedingten Schmerzen und einem aufhellenden Einfluß auf das Zentralnervensystem. Am Tumor selbst führen die Kortikosteroide in der Regel nicht zu einer regressiven Metamorphose. Ebenso sind Anabolika für eine gezielte Therapie ungeeignet. Sie können lediglich im Terminalstadium bei kachektischen Tumorpatienten genutzt werden. Die anabolen Steroide steigern den Proteinaufbau, die Stickstoffbilanz wird positiv, ebenso wie die Calcium- und Phosphorbilanz. Die lokale Wirkung an der Prostata kann bei solchen Patienten, auch wenn ein Prostatakarzinom vorhanden ist, bei der palliativen Therapie vernachlässigt werden (Altwein, 1976).

Das Prostatakarzinom war der erste urogenitale Tumor, bei dem eine wirksame Therapie mit Hormonen der Oestrogenreihe erkannt wurde (Huggins u. Hodges, 1941). Durch diese sogenannte gegengeschlechtliche Hormonbehandlung, die durch Orchiektomie, Adrenalektomie oder Hypophysektomie verstärkt wird, kann die 5-Jahresüberlebensrate von Prostatakarzinom-Patienten aller Tumorklassifizierungen von 10 auf 44% verbessert werden.

Die Nebenwirkungen der kontrasexuellen Therapie mit Oestrogenen führte zum Einsatz anderer wirksamer Steroide: Gestagene und Anti-Androgene (Cyproteron-Acetat).

Unter den Tumoren der Prostata sind nur diejenigen epithelialen Ursprungs einer Hormontherapie zugänglich. Die seltenen mesenchymalen Tumoren der Prostata, die Urotheltumoren, aber auch 16% der Prostatakarzinome insgesamt sind oestrogenresistent. Im Verlauf der Hormontherapie kann es zu einer sekundären Therapieresistenz kommen. Hier kann zuweilen eine gewisse Abhängigkeit zwischen Ansprechen des Tumors auf eine hormonelle Therapie und dem histologischen Differenzierungsgrad bestehen. So können Karzinome mit hoher Differenzierung (Grad I) eher auf die endokrine Therapie ansprechen als entdifferenzierte Tumoren (Grad IV). Deshalb wird, wie später gezeigt wird, die Indikation der endokrinen Therapie nicht vom Grad der Differenzierung abhängig gemacht.

Beim inoperablen metastasierten Hypernephrom fand Bloom (1971) einen günstigen Einfluß von Progesteron und Androgenen, insbesondere auf die subjektiven Beschwerden der Patienten. Eine Heilung kann nicht erzielt werden, lediglich ein gewisser analgetischer Effekt. Eine mögliche Lebensverlängerung durch Gestagene ist umstritten. Bei 15% der in der Literatur mitgeteilten Fälle (291) wurde ein günstiger Effekt der Gestagentherapie beobachtet. Hierbei blieb jedoch die ebenfalls umstrittene Spontanregression von Hypernephromen unberücksichtigt. Die häufig auffallende subjektive Besserung rechtfertigt jedoch den Therapieversuch.

3.3.3 Zytostatische Behandlung

Das Prinzip der zytostatischen Therapie basiert auf den Gegebenheiten des Zellzyklus. Die verschiedenen zytostatischen Substanzen, die heute zur Verfügung stehen, haben alle einen bestimmten Angriffspunkt im Zellzyklus. Wegen der unterschiedlichen Wirkungsweise auf die verschiedenen Stoffwechselsituationen der Zelle werden die Zytostatika sogar entsprechend eingeteilt, man kann deshalb den Bezeichnungen der einzelnen Gruppen teilweise entnehmen, an welcher Stelle der Zellzyklus beeinflußt wird. Die wichtigsten Gruppen sind die alkylierenden Substanzen, die Antimetaboliten, die Spindelgifte und die Antibiotika. Dann gibt es noch eine Reihe anderer Substanzen, deren Angriffspunkte man noch

Tabelle 12. Zusammenstellung der häufigsten, für urologischen Tumoren in Frage kommenden Zytostatika. Die aufgeführten Substanzen wirken phasenspezifisch, die mit dem Impulszytophotometer ermittelten Angriffspunkte im Zellzyklus sind angeführt. Besonders bei den Substanzen der Spindelzellgifte und der Reihe der Antibiotika sind höchstzuzulassende Dosen zu beachten

Zytostatikum	Zyklusphase	Einzeldosis	Nebenwirkungen
Cyclophosphamid	S - G2	1 -10 mg/kg	Leukopenie, Haarausfall, Zystitis, Übelkeit
5-Fluoruracil	S	5 -15 mg/kg	Leukopenie,Haarausfall
Amethopterin (Methotrexat)	S	0,05-0,5 mg/kg	Leukopenie, Haarausfall, Stomatitis, Diarrhöen
Vinblastin	G2 - M	10 -20 mg Wochendosis	Leukopenie
Vincristin	G2 - M	1 -2 mg Wochendosis	Neurotoxisch, Maximaldosis limitiert!
Actinomycin D	G2 - M	0,5 -1 mg Tagesdosis	Stomatitis, Wochendosis limitiert!
Bleomycin	G2 - M	0,1 -0,3 mg/kg	Lungenfibrose, Maximaldosis limitiert!
Adriamycin	G2 - M	0,2 -1,0 mg/kg	Myokardschädigung, Maximaldosis limitiert!

nicht genau kennt. Alle zytostatischen Substanzen haben auch Nebenwirkungen, die teilweise so gravierend sind, daß maximal zulässige Dosen zu beachten sind. Dies gilt insbesondere für Vincristin, Adriamycin und Bleomycin. In den späteren Behandlungsvorschlägen sind deshalb die maximal zulässigen Dosen berücksichtigt (Tabelle 12).

Zytostatische Substanzen können in Form einer Monotherapie oder eine Polychemotherapie zur Anwendung kommen. Von der Monotherapie ist man bei urologischen Tumoren abgekommen, da die meisten Zytostatika nur eine Stoffwechselsituation der Tumorzelle innerhalb des Zellzyklus beeinflussen können. Insbesondere können Zytostatika den größten Teil der Tumorzellen, nämlich denjenigen, der sich außerhalb des Zellzyklus befindet - G0-Phase-nicht schädigen. Wenn überhaupt eine Monotherapie durchgeführt wird, muß diese also über sehr lange Perioden erfolgen, damit Tumorzellen geschädigt werden können, die irgendwann einmal aus G0 in den Zyklus eingeschleust werden. In der Regel wird also eine Polychemotherapie erfolgen, hier gibt es zwei verschiedene Prinzipien. Bei dem am meisten verwendeten Prinzip werden verschiedene zytostatische Substanzen miteinander kombiniert, so daß alle Stoffwechselsituationen der Zelle simultan oder sukzessiv geschädigt werden. In einzelnen Fällen werden die Substanzen sogar gleichzeitig appliziert, man spricht vom zytostatischen Cocktail. In jedem Fall bleibt das Problem der zytostatisch nicht zu beeinflussenden Ruhephase G0. Deshalb werden die meisten Behandlungsschemata mehrfach wiederholt, da man davon ausgeht, daß die Zellen aus der G0-Phase teilweise in den Zyklus eintreten können. Palme u.Mitarb. (1972) haben zeigen können, daß Methotrexat in der Lage ist, Tumorzellen aus der Ruhephase G0 in den Zyklus einzuschleusen. Die Autoren konnten sogar nachweisen, daß Zellen innerhalb der Ruhephase G0 teilweise in der Stoffwechselsituation G2 fixiert sind.

Das Prinzip der Kombination verschiedener Substanzen im Rahmen einer Polychemotherapie kann u.U. selektiv Tumorzellen schädigen, da die Einzeldosen so gewählt werden, daß sie gerade noch für den Gesamtorganismus verträglich sind. Die stoffwechselaktiveren Tumorzellen, die auch sehr viel kürzere Zykluszeiten aufweisen als Zellen des gesunden Gewebes, werden deshalb durch die zytostatische Behandlung stärker geschädigt. Allerdings wird das hämatopoetische System auch erheblich beeinflußt.

Bei dem eben beschriebenen Prinzip der Polychemotherapie werden also mehrere Zytostatika simultan oder sukzessiv gegeben, die Einzeldosen werden so bemessen, daß die Toleranzgrenzen für den Organismus gerade nicht überschritten werden. Es gibt jetzt noch ein anderes Prinzip der zytostatischen Therapie, welches darauf basiert, daß bestimmte Stoffwechselsituationen der Zelle besonders empfindlich auf die Gabe einer zytostatischen Substanz reagieren. So konnten Palme u.Mitarb. (1967) nachweisen, daß Cyclophosphamid in den Stoffwechselsituationen S und G2 wirksamer ist, als in dem übrigen Zellzyklus. Darauf aufbauend haben Klein u.Mitarb. (1972) versucht, diese Eigenschaft von Cyclophosphamid therapeutisch zu nutzen. Die Autoren haben Tumorzellen in vivo in der Metaphase der Mitose mit Vincristin arretiert und eine gewisse Zeit gewartet, bis sich genügend Zellen angesammelt hatten. Sobald die Wirkung des Vincristin nachläßt, durchlaufen die angesammelten Zellen gemeinsam, d.h. synchron, den Zyklus. Wenn die Zellen die Synthese-Phase erreicht haben, kann Cyclophosphamid mit größerer Effektivität eingesetzt werden. Dieses, als synchronisierte Chemotherapie bezeichnete Prinzip ist in der Klinik nur schwer zu realisieren, da die Tumorzellen nur im Tierexperiment weitgehend einheitliche Zykluszeiten aufweisen. Deshalb ist man dazu übergegangen, die Zellen direkt in der gewünschten Stoffwechselsituation zu arretieren. Man spricht deshalb nicht mehr von einer Chemotherapie nach teilweiser Synchronisation des Zellzyklus, sondern man bezeichnet dieses Prinzip jetzt als Chemotherapie nach teilweiser Blockade des Zellzyklus.

Im speziellen Teil werden einige Vorschläge für die Durchführung einer zytostatischen Behandlung gemacht, die vorgestellten Schemata basieren auf den üblichen Behandlungsvorstellungen anderer Autoren. Allerdings sind die Einzeldosen und auch die Gesamtdosen in der Regel niedriger als üblich, damit eventuelle Spätfolgen nach vorausgegangener Strahlentherapie vermieden werden. Besonders Vincristin kann verstärkt Polyneuropathien im Bereich ehemaliger Bestrahlungsfelder provozieren, auch Adriamycin kann in vorbestrahlten Bezirken Nekrosen zur Folge haben. Aus den gleichen Gründen werden in den vorgestellten Schemata die einzelnen Substanzen immer in 24stündigen Intervallen appliziert.

3.3.4 Immuntherapie

Die zytostatische Behandlung reduziert ebenso wie die Strahlentherapie die Zahl der Tumorzellen theoretisch nach einer Exponentialfunktion. Trotzdem sind echte Heilungen eines Tumorgeschehens sowohl im Tierversuch als auch bei bestimmten Tumorformen möglich. Dies wird darauf zurückgeführt, daß die Chemotherapie die Zahl der Tumorzellen soweit reduziert, daß der Rest durch das Immunsystem inaktiviert werden kann. Hierbei ist allerdings zu berücksichtigen, daß ein intaktes Immunsystem nur 10 bis 100 Tumorzellen zu beseitigen vermag (Mathé, 1976).

Experimentelle Studien haben gezeigt, daß nach Stimulation des Immunsystems bis zu 100 000 Tumorzellen inaktiviert werden können. Dagegen ist die Immuntherapie wirkungslos, wenn mehr als 1 000 000 Zellen zurückbleiben. Den stärksten Eingriff auf immunologischer Ebene stellt die gleichzeitige Gabe eines spezifischen Stimulus - z.B. durch Bestrahlung sterilisierte Tumorzellen mit dem gleichen Tumorantigen, wie es der zu behandelnde Tumor aufweist - und eines unspezifischen Stimulus dar; letzterer kann durch eine Reihe von Agenzien induziert werden. Am wirksamsten ist das lebende BCG. Die Ergebnisse erster kontrollierter Studien liegen vor; bei der akuten myeloischen Leukämie, bei der Lymphogranulomatose, beim Lymphosarkom, bei Bronchialkarzinomen und bei Melanomen wurden signifikante Vorteile einer zusätzlich zur zytostatischen Therapie bzw. Chirurgie oder Strahlentherapie durchgeführten Immuntherapie aufgezeigt.

Zusammenfassend ist zu sagen, daß Chemotherapie und Immuntherapie das Maximum ihrer Möglichkeiten noch lange nicht erreicht haben. Gleiches gilt auch für die Immundiagnostik urologischer Tumoren (Günther u.Mitarb., 1977). Die aufgezeigten Möglichkeiten befinden sich aber in einem raschen Fortschritt und sie sind mit ziemlicher Wahrscheinlichkeit schon in absehbarer Zeit in der Lage, die Krebsprognose in günstigerem Sinn zu verändern. Dies gilt insbesondere für diejenigen Patienten, bei denen nach lokaler Strahlentherapie oder Operation eine klinisch nicht mehr feststellbare Resterkrankung zu beseitigen ist.

3.3.5 Physikalisch-Technische Bestrahlungsplanung

Nachdem die klinische Behandlungsplanung abgeschlossen ist, erfolgt die technische Planung der Strahlentherapie. Zunächst wird das Zielvolumen festgelegt, wobei die bereits besprochene Möglichkeit der Computertomographie und ein Therapie-Simulator einzusetzen sind. Bei dem zuletzt genannten Gerät handelt es sich im Prinzip um ein Bestrahlungsgerät, bei dem die Strahlenquelle durch eine normale Röntgenröhre ersetzt ist. Unter Durchleuchtung kann das spätere Strahlenfeld abgegrenzt werden, wobei eine Lichtquelle das Strahlenfeld auf die Haut projiziert. Zur Dokumentation der Lage des Zielvolumens können Zielaufnahmen angefertigt werden, die den Vorstellungen von DIN 6827, Teil I entsprechend mit den übrigen Bestrahlungsunterlagen aufzubewahren sind. Dadurch, daß mit dem Therapiesimulator die Bestrahlungsbedingungen exakt reproduzierbar sind, sind bisherige Techniken der Einstellung mit normalen Durchleuchtungsgeräten nicht mehr günstig (Doppelfeld u. Frik, 1976).

Sobald das Zielvolumen bezüglich seiner Lage und Größe durch Aufnahmen mit dem Therapiesimulator und gegebenenfalls auch durch Ganzkörper-Computertomographie auch in Beziehung zu den Nachbarorganen feststeht, erfolgt die weitere technische Planung. Da zur Bestrahlung ausschließlich Megavoltgeräte verwendet werden, deren physikalisch unterschiedliche Strahlenqualitäten biologisch keine Unterschiede aufweisen, wird die Wahl des Bestrahlungsgerätes nur durch praktische Gesichtspunkte beeinflußt. Es empfiehlt sich jedoch, für die Querschnitte die mit dem Computertomographen angefertigt sind, eine solche Bestrahlungstechnik auszuarbeiten, daß die günstigste prozentuale Dosisverteilung im Körperquerschnitt erreicht wird. Die Berechnung solcher Isodosen wird mit festverdrahteten Prozeßrechnern erleichtert, die allein für die Bestrahlungsplanung konstruiert sind (Abb.22).

Wie aus Abb.22 ersichtlich ist, wird praktischerweise die berechnete prozentuale Dosisverteilung direkt in den Körperquerschnitt hineinprojiziert. Andere Verfahren haben sich nicht durchsetzen können. Inzwischen besteht Aussicht, direkt auf den Sichtschirm des Computertomographen die mit einem Prozeßrechner ermittelten Isodosen für eine bestimmte Bestrahlungstechnik auf elektronischem Weg hineinzuprojizieren. Die Körperquerschnitte mit den Isodosen können dann für Dokumentationszwecke photographiert werden. Deshalb wurden von uns alle berechneten Dosisverteilungen direkt in den betreffenden Körperquerschnitt eingezeichnet. Eine solche Darstellungsweise hat auch den Vorteil, daß die Strahlenexposition von besonders strahlenempfindlichen Organen in der Nachbarschaft des Zielvolumens direkt abzulesen ist. Trotz dieser Möglichkeiten sind Aufnahmen mit dem Therapiesimulator auch weiterhin erforderlich, besonders da nur mit dem Simulator die kraniale und kaudale Feldbegrenzung festzulegen ist. In den späteren Abbildungen für die speziellen Bestrahlungstechniken werden deshalb immer Aufnahmen mit dem Therapiesimulator mit dem dazugehörigen Körperquerschnitt in der Regel in der Mitte des Zielvolumens zusammengestellt.

Für urologische Tumoren kommen sogenannte Stehfeld-, Mehrfeld- und Bewegungsbestrahlungen in Frage. Wie bereits erwähnt, entscheidet die jeweils errechnete prozentuale Dosisverteilung über die auszuwählende Technik. Aus Gründen der Praktikabilität kann auch die Höhe der einzustrahlenden Dosis eine Rolle spielen. Grundsätzlich ist es denkbar, für die einzelnen Tumorlokalisationen und die jeweiligen Größen der Tumorinvasion standardisierte Bestrahlungstechniken auszuarbeiten, die auch im speziellen Teil angegeben sind. Bei den Hochvoltgeräten wird wegen der Durchdringungsfähigkeit der energiereichen Photonen die prozentuale Dosisverteilung nur wenig vom Durchmesser und der Form des Körperquerschnitts beeinflußt, so daß die vorgestellten Bestrahlungstechniken problemlos übertragbar sind.

Eine mit Prozeßrechner gesteuerte Bestrahlungsplanung für Elektronen ist zur Zeit für den routinemäßigen Einsatz noch nicht erhältlich. Für Elektronen, die zur Bestrahlung urologischer Tumoren geeignet sind, werden Energien bis 50 MeV benötigt, welche mit den Linearbeschleunigern mittlerer Größe, die sich in zunehmendem Maße in der Routine durchsetzen, nicht herzustellen sind. Deshalb werden Bestrahlungstechniken mit Elektronen im speziellen Teil nicht berücksichtigt.

3.3.6 Versorgung der Patienten während der Bestrahlung

Während der Strahlentherapie sind drei Bereiche zu beachten, damit eine sinnvolle Überwachung der Patienten gewährleistet ist. Die erforderlichen Maßnahmen erstrecken sich auf Kontrollen, die sicherstellen, daß im Verlauf der Behandlung die Tumorinvasion nicht zunimmt, daß die technischen Bedingungen der Bestrahlung eingehalten werden und daß Nebenwirkungen der Bestrahlung rechtzeitig erkannt und behandelt werden.

Zu 1: Es gibt eine Reihe aggressiver Tumorformen, bei denen ein gewisses Risiko besteht, daß während der Behandlung die Tumorinvasion zunimmt und die Feldgrenzen überschreitet. Dies gilt insbesondere für die Nicht-Hodgkin-Lymphome, die sogar in eine leukämische Verlaufsform transformieren können. Deshalb sind während der Bestrahlung unabhängig von der Tumorform wöchentliche klinische Durchuntersuchungen der Patienten unbedingt erforderlich. Wenn die Hälfte der geplanten Dosis eingestrahlt ist, sollten in der Regel zusätzlich Röntgenuntersuchungen des Thorax und falls eine Lymphographie durchgeführt worden ist, auch Röntgenaufnahmen des Abdomens als Lymphographiekontrolle angefertigt werden. Wenn Tumoren im Abdomen bestrahlt werden, ist die Computertomographie zur Verlaufskontrolle sinnvoll. Die Anfertigung der üblichen Laborwerte ist ebenso selbstverständlich wie eine urologische Kontrolluntersuchung. Auf den Umfang dieser Untersuchungen wird im speziellen Teil eingegangen. Auch am Ende der Bestrahlung sind die erwähnten Durchuntersuchungen notwendig, zumal das Ergebnis der Strahlentherapie nur auf der Basis der radiologischen, klinischen und laborchemischen Untersuchungen zu dokumentieren ist.

Zu 2: Im Verlauf einer Bestrahlung ist teilweise eine Änderung des Zielvolumens erforderlich. Dies gilt insbesondere für große strahlensensible Tumormassen, die während der Bestrahlung ihr Volumen reduzieren. Aus verständlichen Gründen kann sich auch die auf der Haut eingezeichnete Lage des Zielvolumens ändern, so daß routinemäßig nach Erreichen der Hälfte der geplanten Dosis Kontrollaufnahmen mit dem Therapiesimulator angefertigt werden müssen.

Zu 3: Im Verlauf einer Therapie mit Megavoltgeräten sind Strahlenreaktionen selten geworden, sofern eine sorgfältige Fraktionierung der einzustrahlenden Dosis eingehalten wird. Wie bereits erwähnt, sind die Nebenwirkungen von der Höhe der einzustrahlenden Dosis sowie von der Lage und Größe des Zielvolumens abhängig. Bei der Bestrahlung urologischer Tumoren ist mit Nebenwirkungen, welche die Haut, den Magen-Darm-Kanal, die Nieren und die Blase betreffen, zu rechnen. Allgemein empfiehlt sich, beim Auftreten von Nebenwirkungen entweder eine Reduzierung der Einzeldosen oder eine Unterbrechung der Bestrahlung für einige Tage zu veranlassen. Solche Maßnahmen haben sicher einen Einfluß auf die Wirkung der Bestrahlungsserie und reduzieren möglicherweise die biologische Wirkung der Gesamtdosis. Über die mathematischen Zusammenhänge zwischen biologisch wirksamer Dosis und physikalisch eingestrahlter Dosis ergibt die Ellis-Formel Auskunft, die Ergebnisse sind jedoch, wie bereits besprochen wurde, nicht übertragbar. Somit liegen hier keine klinisch verwertbaren Angaben vor, wenn bei Nebenwirkungen die Einzeldosen reduziert oder die Bestrahlungsserie unterbrochen werden muß.

Strahlenreaktionen der Haut kommen im Verlauf einer Megavoltbestrahlung praktisch nicht vor. Dies gilt insbesondere für die Mehrfelder- oder Bewegungsbestrahlung. Es empfiehlt sich, die Haut im Bestrahlungsfeld trocken zu halten, Massagen oder mechanische Irritationen sind zu vermeiden. Weitere Vorsichtsmaßnahmen kommen nicht in Frage, da im Verlauf von Bestrahlungen urologischer Tumoren Hautreaktionen kaum zu beobachten sind.

Die Bestrahlung der in der Regel im Abdomen gelegenen Zielvolumina hat eine gewisse Strahlenexposition des Magen-Darm-Kanals zur Folge. Bei unvorsichtiger Fraktionierung kann es zu Epitheliolysen kommen, da die Darmschleimhaut sehr strahlensensibel ist. Sollten die Patienten über Durchfälle klagen, sind die Einzeldosen zu reduzieren oder mehrtägige Pausen einzulegen. Untersuchungen über die Wirkung von die Strahlenreaktion dämpfenden Antiphlogistika wurden durchgeführt, in der Klinik hat sich z.B. Venoruton (R) als wirksam erwiesen (Kärcher, 1970).

Wenn die Leber im Strahlenfeld gelegen ist, kommt es zum szintigraphisch nachweisbaren Ausfall der Radionuklidspeicherung im bestrahlten Bezirk (Abb.12a). Deshalb sollte möglichst eine Einbeziehung der Leber in das Zielvolumen vermieden werden; nach den Untersuchungen von Kärcher (1970) hat auch hier Venoruton (R) eine günstige Wirkung. Auch die Gabe von Actihämyl (R) wird empfohlen.

Wenn die Blase im Strahlenfeld gelegen ist, sind Reaktionen zu erwarten, insbesondere nach vorausgegangenen operativen Eingriffen. Die sich ergebenden Möglichkeiten zur Vermeidung der radiogenen Zystitis werden im speziellen Teil behandelt.

Im Verlauf der Strahlentherapie urologischer Tumoren ist eine Schädigung des Rückenmarks nur denkbar, wenn die Strahlenfelder im thorakalen oder im oberen lumbalen Bereich gelegen sind. Hier kann nur durch eine sorgfältige Berechnung der prozentualen Dosisverteilung und Auswahl einer geeigneter Technik eine zu hohe Strahlenexposition vermieden werden. Eine Behandlungsmöglichkeit besteht nicht, da die Schäden zu spät erkannt werden. Wenn mit einer nicht vermeidbaren Strahlenexposition des Rückenmarks zu rechnen ist, sollte zumindest die Gabe von Vincristin vermieden werden.

3.3.7 Nachsorge

Die Nachsorge von Tumorpatienten, die in der Regel operativ, strahlentherapeutisch, unter Umständen auch zytostatisch und endokrin behandelt worden sind, bzw. noch behandelt werden, erfordert eine Koordination der Nachsorge zwischen Urologen, Strahlentherapeuten und Hausarzt. Grundlage der Koordination ist eine gemeinsame Sprache über das Tumorgeschehen. Diese gemeinsame Sprache muß die Dauer der Vorgeschichte, die anatomische Ausdehnung der Erkrankung bei Behandlungsbeginn und nach Behandlungsende und oft auch die histologische Wertigkeit der Geschwulst umfassen. Nur so kann der Umfang der Nachsorgemaßnahme festgelegt werden (Scheibe, 1977).

Es hat sich in den letzten Jahren herausgestellt, daß die Nachsorge grundsätzlich ebenso wichtig ist wie die vorausgegangene Behandlungsplanung und Durchführung, da bei vielen Tumorformen im Falle eines Rezidivs jetzt therapeutische Möglichkeiten zur Verfügung stehen, die eine Behandlung mit größerer Effektivität ermöglichen. Darüber hinaus hat die Nachsorge auch die Aufgabe, Nebenwirkungen oder Spätwirkungen einer Behandlung, falls diese überhaupt auftreten, rechtzeitig zu erkennen. Schließlich kommt der Nachsorge auch die Aufgabe zu, bei einigen Tumorformen eine sogenannte Dauermedikation sicherzustellen, diese kann z.B. in Form einer endokrinen Behandlung oder einer zytostatischen Medikation durchgeführt werden.

Die Hauptaufgabe der Nachsorge besteht jedoch darin, regelmäßige Kontrolluntersuchungen durchzuführen. Diese haben das Ziel, rechtzeitig ein Rezidiv, welches lokal, lymphogen oder hämatogen manifest werden kann, zu erkennen. Zu diesem Zweck sind in bestimmten Abständen röntgendiagnostische, nuklearmediziniche und laborchemische Techniken neben der klinischen Durchuntersuchung der Patienten einzusetzen. Bei urologischen Tumoren werden die erforderlichen Kontrolluntersuchungen im allgemeinen vom Urologen durchgeführt. Dies gilt in der Regel für Blasen- und Prostatakarzinome. Bei anderen Tumorformen, z.B. bei Hypernephromen oder Hodentumoren, können in Absprache mit dem Urologen die Nachuntersuchungen auch innerhalb der Radiologie erfolgen.

4. Malignome des Nierenparenchyms

In diesem Abschnitt werden die Tumoren des Nierenparenchyms behandelt. Dem unterschiedlichen Aufbau der Ursprungsgewebe entsprechend, handelt es sich um sehr verschiedene Tumorformen. Über 90% der Nierentumoren beim Erwachsenen sind sogenannte Hypernephrome (Kantor, 1977). Sehr selten sind demgegenüber die Nierensarkome, hier können Liposarkome, Leiomyosarkome, Rhabdomyosarkome, Angiosarkome, Fibrosarkome oder Fibroxanthosarkome vorkommen. Im Kindesalter sind die Nephroblastome, insbesondere die Wilms-Tumoren, am häufigsten. Im Abdomen sind sie sogar die zweithäufigsten Tumorformen des Kindesalters nach den Neuroblastomen. Schließlich können im Nierenparenchym Metastasen anderer Tumoren vorkommen.

4.1 Hypernephrome

4.1.1 Histologische Einteilung

Tumoren des Nierenparenchyms kommen im Erwachsenenalter vorwiegend als Adenokarzinome vor. Sie werden meist als Hypernephrome oder Grawitz-Tumoren bezeichnet. Für die Behandlungsplanung und -Durchführung haben weitere histologische Unterteilungen, wie hellzellig oder granulär, keine Bedeutung. Bezüglich der Prognose scheinen darüber hinaus histologische Unterteilungen in drei Malignitätsgrade (Grading) nur, soweit es Untersuchungen bezüglich der Prognose betrifft, sinnvoll (Bennington u. Beckwith, 1975). Auf die Bedeutung des Grading wird bei den onkologischen Kennzeichen näher eingegangen.

Nach Bennington und Beckwith (1975) konnten bei Autopsien von Patienten über 15 Jahren mit einer Häufigkeit von 7% renale Adenome beobachtet werden. Aus strahlentherapeutischer Sicht haben diese Tumorformen keine Bedeutung, da sie nur extrem selten metastasieren oder infiltrierend wachsen können und eine sehr gute Prognose haben.

4.1.2 Klassifizierung

Bisherige Einteilungen der Größe der Tumorinvasion nach Stadien haben sich nicht durchsetzen können und werden von der UICC auch nicht empfohlen. Im folgenden wird deshalb das TNM-System der UICC von 1978 verwendet, ohne daß Stadien berücksichtigt werden. Das im Anhang dargestellte TNM-System beschreibt nicht nur die Kategorien T, N und M, sondern auch die histopathologischen Klassifizierungen pT, G, V, pN und pM. Für den Befall der Venen V diskutiert man zur Zeit eine Verbesserung, die sowohl den makroskopischen als auch zusätzlich den mikroskopischen Befall berücksichtigt (Hermanek u.Mitarb., 1976). Der Änderungsvorschlag lautet folgendermaßen:

V - 0 : Makroskopisch und mikroskopisch keine Veneninvasion nachzuweisen.
V - 1 : Nur mikroskopischer Nachweis einer Invasion.
V - 2a: Makroskopischer Befall der Nierenvenen.
V - 2b: Befall der Vena cava.

Dieser Vorschlag wurde jedoch im neuen TNM-Verzeichnis der UICC von 1978 nicht aufgenommen.

4.1.3 Onkologische Kennzeichen

Epidemiologisch werden Hypernephrome in allen Alterstufen beobachtet, am häufigsten sind sie in der 6. Lebensdekade. Bei Kindern beträgt die Häufigkeit der Hypernephrome 1,5% aller Nierentumoren das pathophysiologische Verhalten unterscheidet sich nicht von Tumoren des Erwachsenenalters. Bei Männern werden Hypernephrome doppelt so häufig wie bei Frauen gefunden (Bennington u. Beckwith 1975). Ekelund und Jonsson (1977) fanden bei der Altersgruppe zwischen 30 und 40 bei Frauen häufiger Hypernephrome. Die Autoren vermuten als Ursache endokrine Faktoren. Somit ist die *Ätiologie* weitgehend unbekannt. Einige Autoren diskutieren einen Zusammenhang mit dem zunächst gutartigen Adenom. Sehr wahrscheinlich ist jedoch ein gehäuftes Auftreten von Hypernephromen bei Rauchern (Kantor, 1977).

Ekelund und Jonsson (1977) haben bei 369 Patienten die klinischen Untersuchungen und die *klinischen Symptome* der Häufigkeit nach geordnet zusammengestellt, welche zur Diagnose der Erkrankung führten (Tabelle 13). Besonders interessant ist die Tatsache daß im Urogramm 13% aller Hypernephrome als Zufallsbefund entdeckt werden. Von Bennington und Kradjan (1967) wurde die "klassische Trias" beschrieben. Es handelt sich um das gleichzeitige Auftreten von Hämaturie, Flankenschmerz und palpablem Tumor im Abdomen. Diese klinische Symptomatik ist jedoch, wie aus der Untersuchungsreihe von Tveter (1973) hervorgeht, nur bei 16% aller Patienten vorhanden. Melicow und Uson (1960) weisen darauf hin, daß bei einem Drittel der Patienten sogar keines der genannten Symptome vorkommen kann. Wenn die klassische Trias vorhanden ist, so ist dies ein Ausdruck eines sehr fortgeschrittenen Nierentumors.

Tabelle 13. Zusammenstellung der häufigsten Symptome bzw. Indikationen, die zur Veranlassung eines Ausscheidungsurogramms führten, an 369 Patienten mit einem Hypernephrom (nach Ekelund u. Jonsson, 1977)

Symptom, aufgrund dessen ein Urogramm durchgeführt wurde	Prozentuale Häufigkeit
Makrohämaturie	33
Mikrohämaturie	4
Schmerzen	4
Palpabler Tumor	7
Klinischer Malignomverdacht	20
Primärtumorsuche bei Metastasen	13
"Zufallsbefund" im Urogramm, das wegen Prostatahypertrophie, Pyelitis, Zystitis, Hypertonie, Prostatakarzinom etc. veranlaßt wurde	13

Von Marshall und Walsh (1977) werden noch eine Reihe *extrarenaler Manifestationen* der Hypernephrome zusammengestellt. So finden sich bei 3% der Patienten Fieberschübe als einziges Zeichen, bei 20% der Patienten kommt das Fieber in Verbindung mit anderen Symptomen vor. Blutbildveränderungen sind häufig, bei 25% der Patienten findet sich eine Anämie, bei nur 3% der Patienten eine Polyzytämie (Melicow u. Uson, 1960). Bei einem Viertel der Patienten geht der Tumor mit einer Hypertonie einher. Sufrin u.Mitarb. (1977) haben im Serum Erythropoetin, Chorion-Gonadotropin und Renin (Angiotensin 1) radioimmunologisch bzw. mit Hilfe des Bioassays bestimmt. Sie fanden am häufigsten Erythropoetin (bei 63% der Patienten im Serum erhöht), eine Korrelation zur Größe der Tumorinvasion oder zum Grading bestand jedoch nicht. Renin war weniger häufig erhöht, hier bestand jedoch eine Korrelation zwischen erhöhtem Reninspiegel und hohem Malignitätsgrad sowie fortgeschrittener Tumorinvasion. Die Spiegel des Chorion-Gonadotropins zeigten keine Korrelation zum Tumorgeschehen.

1961 beschrieb Stauffer das später nach ihm benannte Syndrom reversibler Leberfunktionsstörungen bei Patienten mit Hypernephromen. Die Parameter der auch als "reversiblen hepatischen Dysfunktion" beschriebenen Laborkonstellation bestehen aus: Verlängerung der Prothrombinzeit, Erhöhung der alkalischen Phosphatase, vermehrter Bromsulfthalein-Retention und Veränderungen in der Serum-Elektrophorese. Klinisch besteht eine nicht metastatisch bedingte Hepatomegalie. Nach Nephrektomie bilden sich die pathologischen Laborwerte zurück. Girmann u.Mitarb. (1975) konnten nachweisen, daß die biochemischen Veränderungen nicht auf einer hepatotoxischen Fernwirkung des Tumors beruhen, sondern Ausdruck einer direkten Tumoraktivität im Sinne eines paraneoplatischen Syndroms sind.

Mit den verschiedenen *Malignitätsgraden* der Hypernephrome haben sich mehrere Arbeitsgruppen beschäftigt. In Deutschland hält man sich an die von Hermanek und Sigel (1975) vorgeschlagene Definition:

- Grad 1: Tumoren, die ausschließlich solid gebaut sind und nur aus wasserklaren und intermediären Zellen bestehen.
- Grad 3: Tumoren, die zu mehr als 25% plasmareiche Zellen enthalten, oder solche, die ausschließlich drüsig bzw. drüsig-papillär aufgebaut sind oder Tumoren mit sarkomatösen Arealen.
- Grad 2: Alle anderen Tumorformen.

Die genannten Autoren fanden bei 188 Patienten mit Hypernephromen den Malignitätsgrad 1 bei 10%, den Malignitätsgrad 2 bei 51% und den Malignitätsgrad 3 bei 39% der Patienten. Diese Einteilung, die rein histologisch und nicht der Prognose entsprechend aufgestellt worden ist, korreliert jedoch, wie aus Tabelle 14 hervorgeht, mit dem Invasionsverhalten des Tumors. So finden sich statistisch signifikant bei den höheren Malignitätsgraden häufiger Lymphknotenmetastasen und Einbrüche in das venöse System.

Die Invasion des Primärtumors ist charakteristisch. Der Einbruch erfolgt zunächst in das Nierenbecken und die Nierenvenen. Tumorzapfen können später über die Vena cava sogar den rechten Vorhof erreichen. Lymphknoten werden zuerst im Bereich des Nierenhilus, danach auf der kontralateralen Seite paraaortal, später

Tabelle 14. Bedeutung des Grading beim Hypernephrom. Es sind Tumorausdehnung durch die Nierenkapsel, Venen- und Lymphknotenbefall sowie die Prognose in Abhängigkeit des Malignitätsgrades angegeben. Die Zahlen beruhen auf Angaben von Hermanek u. Mitarb. (1976) an 188 Patienten bzw. von Chlepas u. Mitarb. (1977) an 195 Patienten

	Prozentuale Häufigkeit		
	Grade I	Grade II	Grade III
Kategorie pT3, pT4	17	30	54
Venenbefall			
makroskopisch	11	41	70
makroskopisch oder mikroskopisch	33	73	93
Regionaler Lymphknoten-tenbefall	0	8	36
	5-Jahresüberlebensrate		
	Grade I	Grade II	Grade III
Tumor innerhalb der Nierenkapsel	100	68	-
Tumor mit Lymphknoten- oder Venenbefall	-	61	35

Tabelle 15. Prozentuale Häufigkeit von Lymphknoten und hämatogenen Metastasen bei Autopsien von Hypernephromen

Zahl der Patienten	Lunge	Lymph-knoten	Leber	Knochen	Neben-niere	Gegenseitige Niere	Hirn	Autor
523	55	34	33	32	19	11	6	(1)
70	44	23	23	19	13	10	14	(2)
181	54	37	43	28	18	17	10	(3)
191	67	41	39	39	17	9	7	(4)
100	40	20	16	-	-	11	-	(5)

(1) Bennington u. Kradjian (1967) nach Zahlen von Creevy (1935), Kozoll u. Kirschbaum (1940), Graham (1947), Lucké u. Schlumberger (1957)

(2) Walter (1948)

(3) Bell (1950)

(4) Riches u. Mitarb. (1951)

(5) Hajdu u. Thomas (1967)

im Mediastinum und im linken Halsdreieck befallen. Fernmetastasen, die hämatogen gestreut werden, treten häufiger als Lymphknotenmetastasen auf. Am häufigsten finden sich Fernmetastasen in den Lungen, gefolgt von Leber und Knochen (Tabelle 15). Wichtig ist auch, daß die Häufigkeit hämatogener und lymphogener Metastasen und somit auch die Prognose von der Größe der Invasion des Primärtumors abhängig sind (Tabelle 16). Es sind folgende *Metastasierungswege* anzunehmen:

1. Lymphogene Aussaat: Diese befällt in erster Linie die Lymphknoten des Nierenstiels und seltener andere lumbale oder mediastinale Lymphknoten. Die Häufigkeit ist von der Größe des Primärtumors und vom Grading abhängig (Tabelle 14 und 16).

2. Lymphohämatogene Aussaat: Die Tumorzellen können die Lymphbahnen erreichen und über den Ductus thoracicus Anschluß an das venöse System erhalten.

3. Hämatogene Aussaat: Dieser Metastasierungsweg ist bei den Hypernephromen der häufigste. Die Tumorzellen können direkt in die Vena cava eindringen und sich im venösen System verteilen. Abb.24 entsprechend ist nicht nur der Einbruch in die große Blutbahn möglich, sondern es sind noch zwei andere Wege denkbar: Einmal können Tumorzellen in paravertebrale Venen (Batsonscher Plexus) eindringen und so Wirbelkörpermetastasen verursachen. Die Tumorzellen können auch retrograd abgeschwemmt werden und so die Genitalien erreichen. Aus radiologischer Sicht ist besonders der Metastasierungsweg über den Batsonschen Plexus interessant, weil dadurch die Tatsache erklärt wird, daß die dem Tumor benachbarten Wirbelkörper am häufigsten metastatisch befallen werden. Arkless (1965) konnte sogar feststellen, daß Metastasen in den der Niere benachbarten Wirbelkörpern doppelt so häufig vorkommen können wie in anderen Wirbelkörpern (Abb.25). Im übrigen können Metastasen von Hypernephromen an allen Stellen des Organismus auftreten.

Für die Planung von Diagnostik und Therapie ist die Tatsache, daß eine hämatogene Streuung häufiger ist als ein Befall von Lymphknoten von entscheidender Bedeutung. So konnten Chlepas u.Mitarb. (1977) an 195 Patienten zeigen, daß Lymphknotenmetastasen in erster Linie bei Tumoren, die bereits in die Capsula adiposa vorgedrungen sind und die makroskopisch Veneneinbrüche aufweisen sowie den histologischen Malignitätsgrad 3 zeigen, vorkommen. Bei Tumoren unter 5 cm Durchmesser ist eine lymphogene Metastasierung offenbar nur ausnahmsweise, hingegen bei Tumordurchmessern von über 10 cm vermehrt zu beobachten. Man sollte bei nachgewiesener Tumorinvasion in Lymphknoten mit einer bereits erfolgten hämatogenen Metastasierung rechnen.

Von entscheidender Bedeutung für die Behandlungsplanung ist auch die von den genannten Autoren berichtete Tatsache, daß als Todesursache fast ausnahmslos die hämatogene Metastasierung im Vordergrund steht. Übereinstimmend wird als weiterer limitierender Faktor für die Überlebenszeit eher die Invasion von Tumorresten in die Umgebung des Primärtumors angesehen, als eine Metastasierung in die Lymphknoten. Die Beziehung zwischen Größe der Tumorinvasion und Prognose sind in Tabelle 16 zusammengestellt.

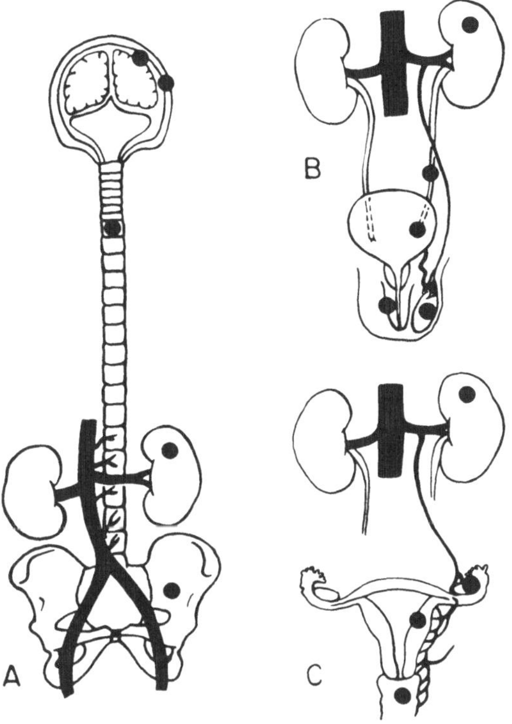

Abb. 24a-c. Schematische Darstellung der Metastasierungswege beim Hypernephrom. (a) Über den Batsonschen Venenplexus können Tumorzellen direkt in die Wirbelkörper eingeschwemmt werden. (b) Retrograd über die linke V. testicularis ist eine Metastasierung in die männlichen Genitalstrukturen möglich. (c) In ähnlicher Weise können Tumorzellen bei der Frau über die linke V. ovarica das Becken oder Genitalstrukturen erreichen (aus Bennington u.Beckwith, 1975)

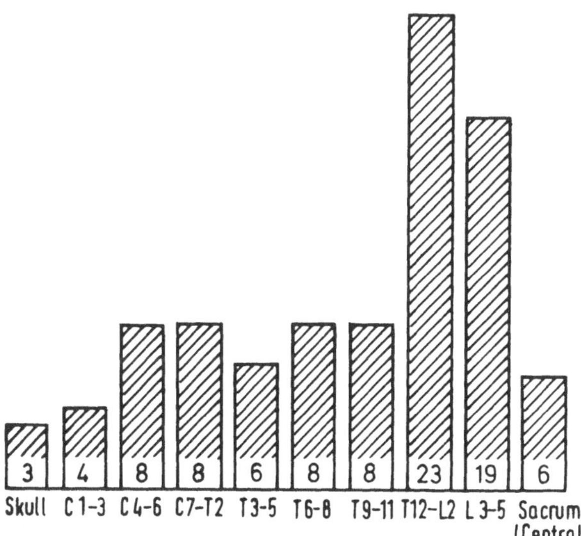

Abb. 25. Häufigkeitsverteilung von Hypernephrom-Metastasen in einzelnen Wirbelkörpern. Die Abbildung zeigt, daß die untere BWS und die obere LWS am häufigsten befallen werden. Aus Abb.24 geht hervor, daß für diesen Verteilungsmodus die Batsonschen Venenplexus verantwortlich sind, die eine direkte Tumoraussaat von der Niere in die benachbarten Wirbelkörper ermöglichen (aus Arkless, 1965)

Tabelle 16. Zusammenhang zwischen Tumordurchmesser, Prognose und Metastasierungsverhalten beim Hypernephrom

Tumordurchmesser (cm)	5-Jahresüberlebensziffern	Häufigkeit von regionalen und Fernmetastasen	Häufigkeit von Fernmetastasen	Häufigkeit von regionalen Lymphknotenmetastasen	Autor
unter 5	46%	-	-	-	Priestley (1939)
über 5	24%	-	-	-	
unter 5	50%	-	-	-	Bixler u.Mitarb.
über 10	38%	-	-	-	(1944)
unter 7	69%	-	-	-	Arner u.Mitarb.
über 7	40%	-	-	-	(1965)
unter 5	75%	-	-	-	Kay (1968)
über 10	57%	-	-	-	
unter 7	56%	-	-	-	Böttiger (1970)
über 7	31%	-	-	-	
über 5	-	90%	-	-	Kozoll u. Kirschbaum (1940)
unter 5	-	11%	-	-	Bell (1950)
5-10	-	68%	-	-	
über 10	-	85%	-	-	
unter 5	-	-	0%	-	Petkovic (1959)
5- 9	-	-	ca.15%	-	
unter 6,5	-	-	-	0%	Hultén u.Mitarb.
über 6,5	-	-	-	50%	(1969)
unter 10	-	-	-	14%	Chlepas u.Mitarb.
über 10	-	-	-	28%	(1977)
T1-T2	-	-	-	9%	Carl u.Mitarb.
T3-T4	-	-	-	24%	(1977)

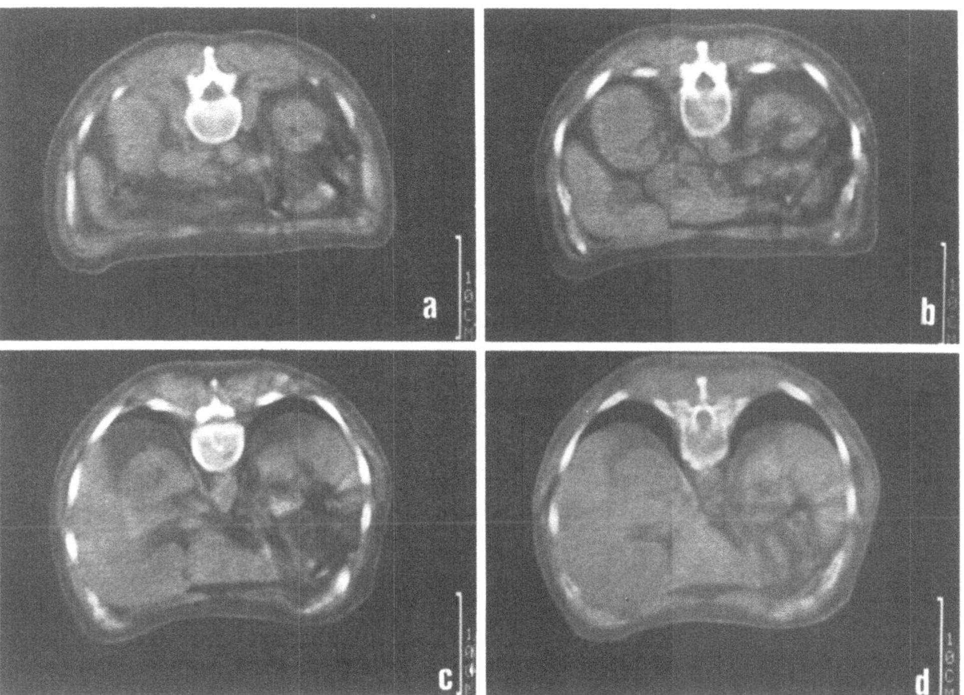

Abb. 26. Computertomographie eines Nierentumors, der später histopathologisch als Hypernephrom gesichert werden konnte. Die Aufnahmen wurden in Bauchlage angefertigt

Eine besondere Eigenheit von Hypernephromen ist die von mehreren Autoren beobachtete *spontane Rückbildung* von Metastasen nach Nephrektomie. Silber u.Mitarb. (1975) haben 41 Fälle mit spontaner Rückbildung von hämatogenen Metastasen, die in der Literatur mitgeteilt worden sind, zusammengestellt. Das Phänomen der spontanen Rückbildung wird jedoch von allen Autoren sehr kritisch behandelt. Auch wir haben einen solchen Patienten beobachtet, wo es nach Nephrektomie zu einem röntgenologisch nachweisbaren Stillstand der Metastasierung gekommen war (Abb.27). Insgesamt ist das Phänomen der spontanen Rückbildung, wenn es ein solches überhaupt gibt, nicht in die Behandlungsplanung einzubeziehen. Man sollte sich jedoch der Ansicht von Scherer (1973) anschließen und trotz nachgewiesener Metastasierung in die Lungen eine Entfernung der erkrankten Niere mit dem Primärtumor anstreben, um auf diese Weise zu versuchen, die Progredienz der Erkrankung zu bremsen.

Hypernephrome sind bezüglich ihres pathologischen Verhaltens häufig unberechenbar. Deshalb sind viele Autoren der Ansicht, daß Hypernephrome bei malignen Tumoren die gleiche Rolle spielen wie die Syphilis bei den Infektionskrankheiten bezüglich ihrer Unberechenbarkeit (Arkless, 1965).

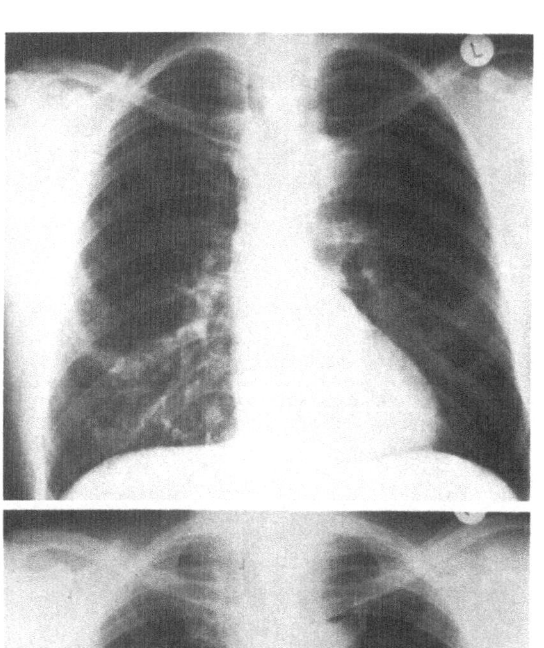

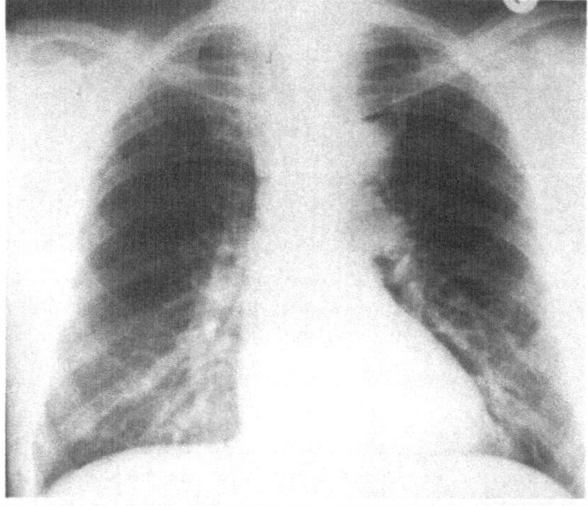

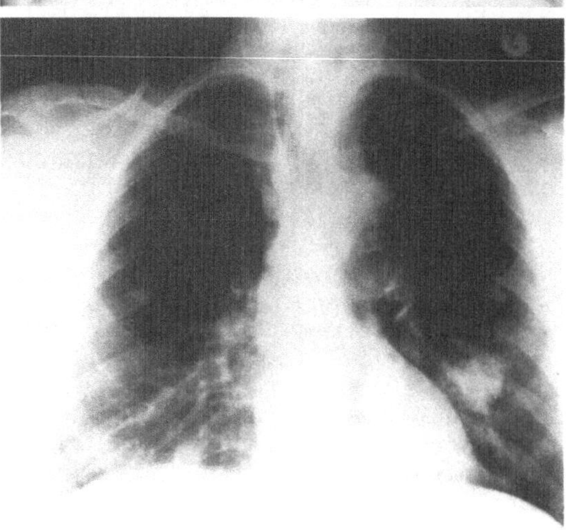

Abb. 27. Spontane Rückbildung von Lungenmetastasen beim Hypernephrom. Die obere Abbildung, welche nach Nephrektomie angefertigt worden ist, zeigt einen Rundherd im rechten Unterfeld basal neben dem Herzschatten. 3 Monate später ist auf der mittleren Aufnahme der Rundherd nicht zu erkennen, dafür finden sich aber wieder nach 3 Monaten multiple Herde in der unteren Aufnahme. Eine andere Metastase, die lateral im rechten Unterfeld zu erkennen ist, hat auf den drei Aufnahmen ständig an Größe zugenommen

4.1.4 Systematisierte Diagnostik

Beim Hypernephrom unterscheidet man wie bei anderen Malignomen eine Basisdiagnostik und eine Zusatzdiagnostik. Zur *Basisdiagnostik* gehören Untersuchungen, die unabhängig von der Größe des Primärtumors durchzuführen sind: Röntgenaufnahmen des Thorax, Urogramm und Angiographie ggf. CT oder Ultraschall.

Es ist hervorzuheben, daß zur Bestimmung der T-Kategorie von der UICC (1978) Urogramm und Angiographie gefordert werden. Bei fehlender Angiographie gilt die Kategorie TX. Allerdings ist die Treffsicherheit der Angiographie, insbesondere bei Tumoren der Kategorie T2 und T3, eingeschränkt. Von Das u.Mitarb. (1977) werden zwei Gründe angegeben: Die a.p.-Projektion ist nicht in der Lage, eine ventrale oder dorsale transkapsuläre Tumorausdehnung darzustellen. Eine weitere Schwierigkeit sind die avaskulären Nierentumoren. Deshalb sollte als ergänzende Untersuchung die Computertomographie eingesetzt werden (Abb.26), obwohl noch vergleichende Untersuchungen über die Treffsicherheit der Angiographie und Computertomographie zur Klassifizierung fehlen, dies gilt auch für die Sonographie (Struyven u.Mitarb., 1977; Ammon u.Mitarb., 1979).

Laboruntersuchungen gehören im Prinzip zur Basisdiagnostik, sie entscheiden jedoch nur selten das therapeutische Vorgehen. So sind die bereits erwähnten Bestimmungen des Renins, des Chorion-Gonadotropins oder des Erythropoetins im Serum mehr von akademischer Bedeutung. Neue Ansätze bietet die Analyse der γ-GT im Urin (Hautmann u.Mitarb., 1976). Erst bei sehr fortgeschrittenen Tumoren, die zu einer Anämie geführt haben oder zu einer Lebermetastasierung mit Cholestase, haben die Laborwerte einen Einfluß auf das weitere therapeutische Verhalten. Hier ist jedoch die Möglichkeit erhöhter Werte der alkalischen Phosphatase beim Stauffer-Syndrom zu berücksichtigen.

Für den Umfang der *Zusatzdiagnostik* ist die Größe der Tumorinvasion entscheidend. Der Umfang der diagnostischen Maßnahmen muß auch mit dem Operateur abgesprochen werden, der sich von dem Ergebnis der Untersuchungen Aufschluß über die mögliche Radikalität der Operation erhofft. Dies betrifft insbesondere die Lymphknotensituation. Die möglichen Zusatzuntersuchungen sind in Tabelle 17 zusammengestellt, es handelt sich um die Lymphographie, die Kavographie, die Leber- und Knochenszintigraphie. Von Bedeutung ist auch die Nierensequenzszintigraphie zur Beurteilung der Funktionsfähigkeit der gesunden Niere und als Ausgangsbasis für Kontrolluntersuchungen.

Im allgemeinen ist Tabelle 17 entsprechend bei Tumoren der Größe T1, die noch nicht zu einer Vergrößerung der Niere und lediglich zu einer Verdrängung des Kelchsystems geführt haben, keine Zusatzdiagnostik erforderlich. Tumoren, die in das Kelchsystem infiltrieren und zu einer Verformung der Niere geführt haben, und auch solche, die bereits in das Nierenfettgewebe, das Beckenfettgewebe oder in die Nierenhilusgefäße ausgedehnt sind, benötigen zur Operationsplanung eine Zusatzdiagnostik. Über die Treffsicherheit der Lymphographie liegen bisher noch wenige zahlenmäßige Angaben vor. In Tabelle 18 ist die von verschiedenen Autoren mitgeteilte Häufigkeit positiver lymphographischer Befunde zusammengestellt. Die Treffsicherheit ist jedoch für die präoperative Diagnostik ausreichend (Carl u.Mitarb., 1977). Die angegebenen Zahlen liegen allgemein höher als die der autoptischen Befunde (Tabelle 15). Darüber hinaus werden durch die Lymphogra-

Tabelle 17. Notwendige und mögliche Untersuchungstechniken zur Behandlungsplanung beim Hypernephrom

Klassifizierung	Basisdiagnostik	Zusatzdiagnostik					
	Thorax/Urogramm/Labor Angiographie ggf.Computertomographie/Ultraschall	Lymphographie	Kavographie	Knochenszintigraphie	Röntgen-Skelet	Leberszintigraphie/ Ultraschall/CT	Nierensequenzszintigraphie. Bei Nierenfunktionsstörungen vor(!) Angiographie
T1	+	-	-	-	-	-	+
T2	+	(+)	+	+	(+)	(+)	+
T3	+	(+)	+	+	(+)	(+)	+
T4	+	(+)	+	+	(+)	+	+

+ - Notwendige diagnostische Maßnahme
(+) - Entbehrliche diagnostische Maßnahme
- - Untersuchungstechnik, die in der Regel überflüssig ist

Tabelle 18. Zusammenstellung der bisher veröffentlichten Lymphographien, die bei malignen Nierentumoren durchgeführt werden. In den meisten Fällen handelt es sich hierbei um Hypernephrome, allerdings wurde eine genauere histologische Aufschlüsselung von der überwiegenden Anzahl der Autoren nicht durchgeführt

Zahl der Patienten	Lymphographie mit Metastasenverdacht	Autor
19	50%	MacDonald u. Higgs, 1970
16	50%	von Keiser, 1967
21	39%	Fuchs, 1969
22	32%	Hultén u.Mitarb., 1969
86	26%	Rummelhardt, 1971
20	55%	Neves-Netto, 1972
50	30%	Nöcker u. Hobrecker, 1976
140	34%	Elke u.Mitarb., 1976
148	19%	Carl u.Mitarb., 1977

phie Lymphknoten des Nierenstiels nicht erreicht, so daß der lymphographische Befund kritisch bewertet werden sollte und die Untersuchung mit dem Operateur, der unter Umständen eine Lymphonodulektomie plant, abgestimmt werden sollte. Dies gilt insbesondere für Fälle, wo der Zugang zum Tumor (lumbal oder abdominal) zu entscheiden ist.

Tabelle 15 entsprechend werden im Sektionsmaterial mit einer Häufigkeit von fast 40% Leber- und Knochenmetastasen beobachtet. Die Metastasierungswege sind beschrieben worden. Deshalb sollte bei Tumoren, die zu einer Vergrößerung der Niere und zum Einbruch in das Hohlsystem geführt haben, eine Knochen- und Leberszintigraphie zur Behandlungsplanung durchgeführt werden. Wegen der geringen Strahlensensibilität und wegen des Nichtansprechens auf eine zytostatische Medikation sind beide Untersuchungen bezüglich ihrer Indikation nur berechtigt, um dem Operateur Aufschluß über den Umfang des operativen Eingriffs zu geben. Aus strahlentherapeutischer Sicht ist die Indikation der szintigraphischen Untersuchungen nur bei entsprechender klinischer Symptomatik gegeben.

4.1.5 Planung und Durchführung der Behandlung

Die erste Tumornephrektomie wurde, wie aus Tabelle 19 hervorgeht, 1861 von Wolcott (Tinker, 1901) durchgeführt. Simon konnte 1869 die erste erfolgreiche Nephrektomie vornehmen, er hat so die Grundlagen des operativen Vorgehens geschaffen. Insgesamt stehen nach Tabelle 19 vier verschiedene therapeutische Verfahren zur Verfügung, die Operation, die Strahlentherapie, die Chemotherapie und die endokrine Therapie. Aufgabe der systematisierten Behandlungsplanung ist es, für die jeweilige Größe der Tumorinvasion die günstigste therapeutische Methode bzw. Kombination auszuwählen.

Grundlage aller Überlegungen einer Behandlungsplanung von Hypernephromen ist die Tatsache, daß der Primärtumor wenig strahlensensibel und auch wenig empfindlich gegenüber einer Chemotherapie ist. Als Basis der Behandlung wird deshalb die ultraradikale Tumornephrektomie unter Mitentfernung der gesamten, auch kontralateralen Lymphknoten bis zur Aortenbifurkation angesehen (Brühl u.Mitarb., 1975). Der, wie bereits erwähnt, mäßig strahlensensible Tumor ist für eine alleinige Strahlentherapie nicht geeignet (Scherer, 1973).

Neuerdings wird die Embolisationstherapie in besonders gelagerten Fällen empfohlen. Es handelt sich in der Regel um ausgedehnte Tumoren mit erhöhtem Operationsrisiko (Almgard u.Mitarb., 1973). Als Alternative wird die intraluminale Ballonokklusion der Nierenarterie empfohlen (Marberger u.Mitarb., 1977).

Die Bestrahlung wird von vielen Autoren als prä- bzw. postoperative Maßnahme diskutiert. Ziel der präoperativen Bestrahlung ist eine Tumorverkleinerung; von Schnepper (1976) wird sogar eine Reduzierung des Tumorvolumens um die Hälfte nach Einstrahlung einer Dosis von 10 Gy angegeben. Andere Autoren erhoffen sich von der präoperativen Bestrahlung eine Fibrose der Gefäße, so daß das operative Vorgehen erleichtert wird. Insgesamt ist jedoch die Maßnahme der präoperativen Bestrahlung umstritten.

Von den bisherigen zahlreichen Arbeiten über die Bedeutung der Vorbestrahlung bei Hypernephromen erfüllen nur die Arbeiten von van der Werf-Messing (1973) an 41 Fällen und von Juusela

Tabelle 19. Zusammenstellung der beim Hypernephrom durchführbaren Behandlungsverfahren

Jahreszahl	Therapeutische Maßnahme	Autor	Aktualität
1861	Tumornephrektomie	Wolcott, cit. nach Tinker	+
1869	Erste erfolgreiche geplante Nephrektomie	Simon	+
1900	Röntgenbestrahlung eines retroperitonealen, von der Niere ausgehenden Tumors	Coley	-
1928	Regression von Fernmetastasen nach Nephrektomie wegen eines Hypernephroms	Bumpus	(+)
1939	Behandlung eines metastasierenden Hypernephroms durch Nephrektomie und Lobektomie	Barney u. Churchill	(+)
1963	Thorako-abdominale Nephrektomie mit Entfernung der Nebenniere, des perirenalen Fettgewebes und Lymphonodulektomie	Robson	+
1964	Hochvolttherapie	Kuttig u. Hamzei	+
1967	Chemotherapie beim Hypernephrom	Woodruff u.Mitarb.	-
1971	Endokrine Therapie (Progesteron) beim metastasierenden Hypernephrom	Bloom	(+)
1973	Embolisation von Nierentumoren	Almgard u.Mitarb.	(+)

\- Zur Zeit nicht gebräuchliche therapeutische Maßnahme
(+) Mögliches Therapieverfahren
\+ Übliches Therapieverfahren

u.Mitarb. (1977) an 88 Fällen die Kriterien einer prospektiven, kontrollierten Studie. Die genannten Autoren zeigen, daß bei keiner pT-Kategorie eine Verbesserung der Prognose durch die Vorbestrahlung erreicht werden kann. Gleiches gilt auch für das Grading in der Studie von Juusela u.Mitarb. (1977). Von Lieven (1977) empfiehlt aufgrund seiner Erfahrungen die präoperative Kurzzeitbestrahlung bei allen angiographisch nachgewiesenen Nierenkarzinomen, die keine operativen Schwierigkeiten vermuten lassen, und die postoperative Bestrahlung zusätzlich bei allen nicht hochdifferenzierten Tumoren und allen Tumoren der Kategorie pT2-4 oder V1-2. Bei technisch vermutlich schwierig zu operierenden Tumoren ist eine Langzeitvorbestrahlung zur Tumorverkleinerung und eine anschließende postoperative Bestrahlung vorzuziehen. Von Lieven weist jedoch darauf hin, daß eine endgültige Klärung der Effektivität der Vorbestrahlung nur durch eine randomisierte Studie mit entsprechend hoher Fallzahl vorzunehmen ist. Deshalb sollte die Vorbestrahlung in der klinischen Routine vorläufig nur in besonders gelegenen Fällen zur Anwendung kommen (Malkin, 1975).

Die postoperative Strahlentherapie hat sehr viele Autoren, vorwiegend diejenigen beschäftigt, welche sich mit der Bestrahlungstechnik befassen (von Lieven u. Lissner, 1977). Dies ist dadurch zu begründen, daß bisher gefordert wurde, bei der postoperativen Strahlentherapie auch die kontralaterale lumbale Lymphknotenkette in die Bestrahlungsplanung einzubeziehen. Dadurch ist die technische Durchführung der Nachbestrahlung kompliziert und risikoreich, zumal das Nierenparenchym der gesunden Seite höchstens einer Dosis von 15 Gy exponiert sein darf (Tabelle 6). Aufgrund unserer Überlegungen erscheint es deshalb problematisch, Bestrahlungsplanungen durchzuführen, welche auch die lumbalen Lymphknoten der kontralateralen Seite berücksichtigen. Hier sind folgende Tatsachen entscheidend:

- Im Falle einer Tumorinvasion in die Lymphknoten ist mit sehr hoher Wahrscheinlichkeit mit einer bereits erfolgten hämatogenen Metastasierung zu rechnen (Tabelle 15).
- Als wichtigster limitierender Faktor der Überlebenszeit ist die hämatogene Metastasierung anzusehen.
- Dagegen sind lokale Rezidive seltener, wenn eine Nachbestrahlung des Tumorbettes erfolgt ist (Tabelle 20).

Somit ist es gerechtfertigt, durch eine begrenzte Strahlentherapie des sogenannten ehemaligen Tumorbettes die lokale Tumorprogredienz zu beeinflussen. Neben der Indikation der postoperativen Strahlentherapie bei Tumoren der Größe pT3 und pT4 ist der Versuch einer Strahlentherapie bei inoperablen Hypernephromen als palliative Maßnahme gegeben. Sie wird jedoch nur äußerst selten durchgeführt. Aus palliativer Indikation können auch hämatogene Metastasen bestrahlt werden, wenn sie dem Patienten durch ungünstige Lokalisation und rasche Progredienz Beschwerden verursachen. Dies gilt insbesondere für Knochenmetastasen. Allerdings läßt sich in den meisten Fällen nur die Progredienz der Beschwerden bremsen.

Technisch wird die Strahlentherapie am geeignetsten mit Megavoltgeräten durchgeführt. In Bauchlage erfolgt zunächst die Abgrenzung des Zielvolumens mit einem Therapiesimulator (Abb.28a+b). Das Zielvolumen sollte das angiographisch bestimmte, begrenzte Tumorvolumen einschließen. Die Bestrahlung erfolgt am geeignetsten mit energiereichen Photonen. Die entsprechenden Techniken sind von Arndt (1973) beschrieben worden. Unser Vorgehen und die dafür berechnete prozentuale Dosisverteilung ist aus Abb.28c zu entnehmen. Die Abbildung zeigt auch, daß durch die Computertomographie die Bestrahlungsplanung wesentlich erleichtert wird.

Tabelle 20. Häufigkeit von Lokalrezidiven. Es werden die Ergebnisse einer alleinigen Operation und die einer Operation mit Nachbestrahlung aufgeführt (nach Rafla, 1970)

Behandlungsverfahren	Zahl der Patienten	Anzahl der Patienten mit Lokalrezidiv
Chirurgie	96	24 (25%)
Chirurgie + Bestrahlung	94	7 (7%)

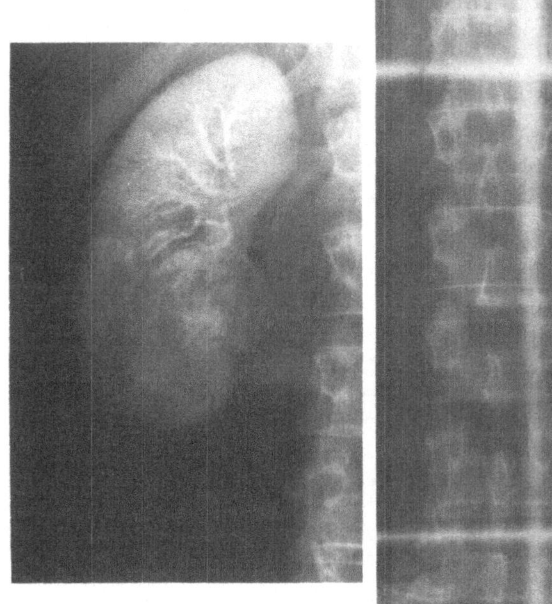

a

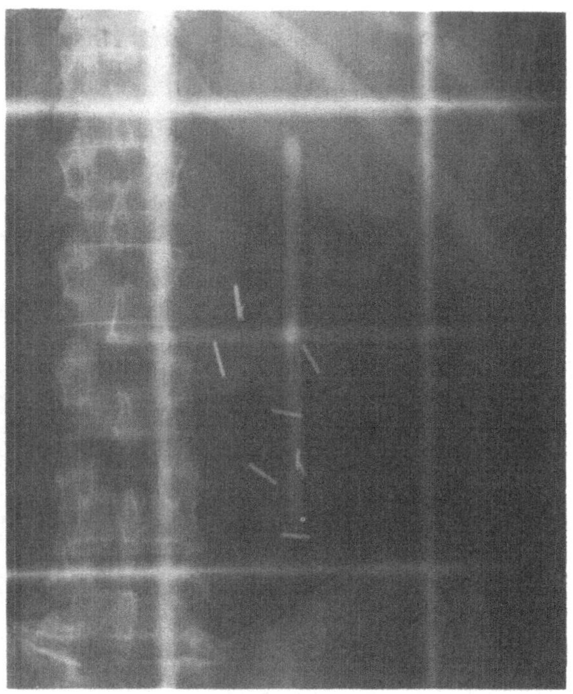

b

Abb. 28a+b. Angiographie (a) und Kennzeichnung des Strahlenfeldes für ein Hypernephrom mit dem Therapiesimulator (b). Für den Fall einer Strahlentherapie wird die Angiographie als Grundlage der Planung verwendet. Im allgemeinen kommen die Patienten nach Nephrektomie zur Behandlung. Die Grenzen des Strahlenfeldes sollten den angiographisch dargestellten Tumor einschließen, die mediale Begrenzung sollte fast bis zum Spinalkanal reichen, um die ehemaligen Lymphknoten des Nierenstiels zumindestens in das Strahlenfeld einzubeziehen. Die Aufnahme mit dem Therapiesimulator wurde in Bestrahlungsposition, also in Bauchlage des Patienten angefertigt

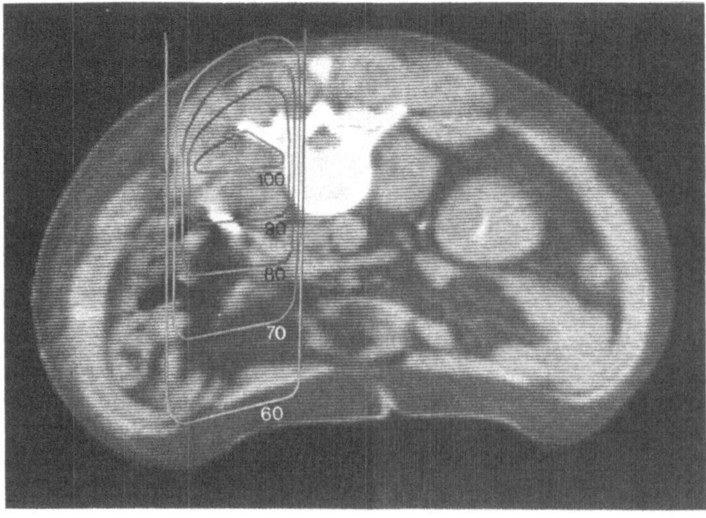

c

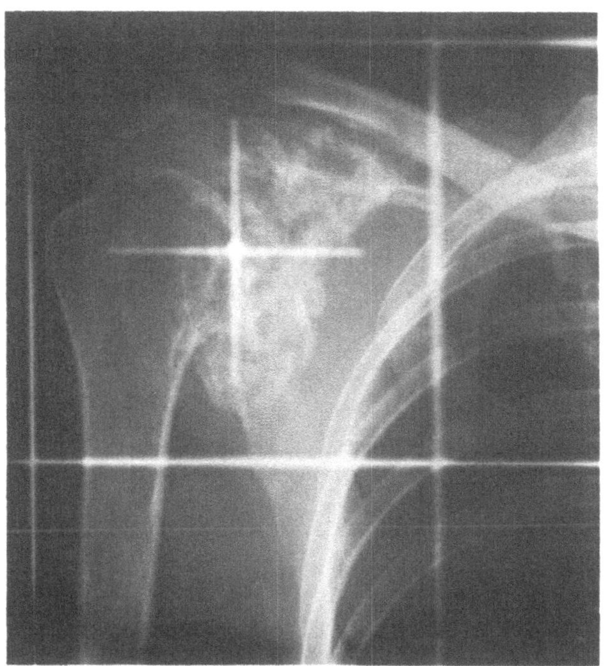

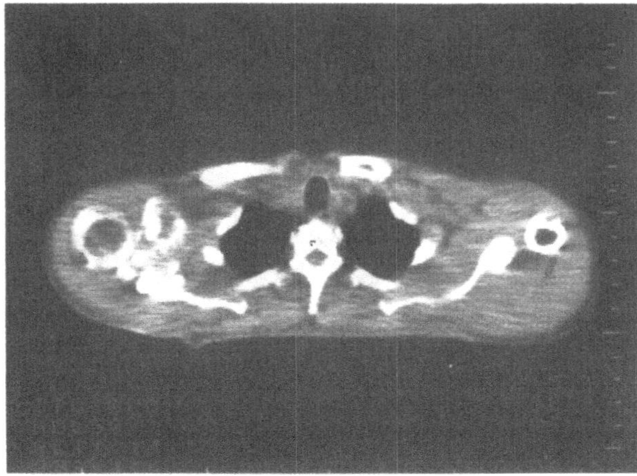

Abb.29. Computertomographie einer Hypernephron-Metastase in der Schulter und Einstellung des Tumors mit dem Therapiesimulator. Die beiden Aufnahmen zeigen den Weichteiltumor und die knöchernen Destruktionen im Bereich der Scapula. Das Strahlenfeld erfaßt die im Röntgenbild und in der Computertomographie dargestellten Destruktionen

---

Abb. 28c. Computertomographie eines Patienten, bei dem ein Hypernephrom der Klassifizierung T3 N0 M0 entfernt worden ist. Die Aufnahme wurde in Bestrahlungsposition, also in Bauchlage des Patienten angefertigt. Die Bestrahlung kann mit dem Betatron (42 MV-Photonen) durchgeführt werden. Bei einer Feldbreite von 8 cm und einer Feldlänge von 12 cm wird bei einem Fokus-Haut-Abstand von 120 cm die in den Computer-Querschnitt eingezeichnete prozentuale Dosisverteilung erhalten. Das Strahlenfeld, welches in der Abb.28b bereits dargestellt wird, erfaßt mit der 80%-Isodose das "ehemalige Tumorbett" mit homolateralen lumbalen Lymphknoten

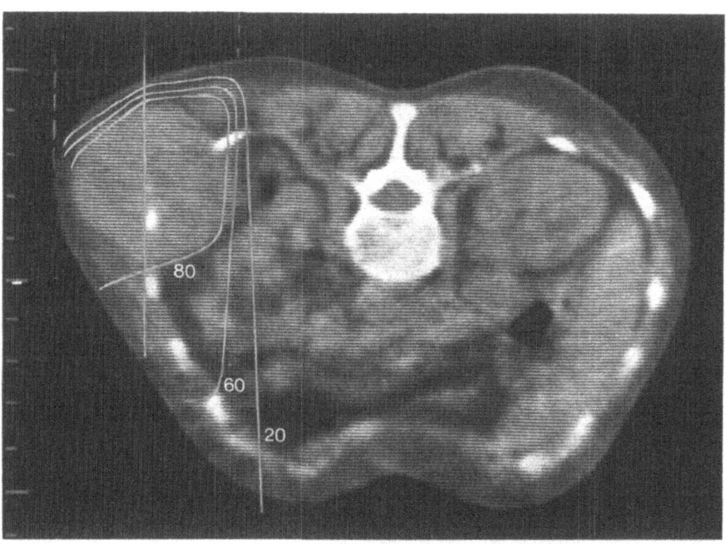

Abb. 30. Computertomographie eines Hypernephrom-Rezidivs, welches 1 Jahr nach Entfernung des Primärtumors aufgetreten ist. Man erkennt den großen, lateral gelegenen Tumor. Zur Bestrahlung mit palliativer Zielsetzung kann von dorsal mit Photonen (16 MV) eines Linearbeschleunigers bestrahlt werden; bei einer Feldbreite von 10 cm wird das durch den Computertomographen dargestellten begrenzte Tumorvolumen von der 80%-Isodose umschlossen

Von Bloom (1971) wurde die endokrine Therapie eingeführt. Es handelt sich um die Gabe von Gestagenen, die bei manchen Patienten die Progredienz der Metastasierung bremsen kann, bei anderen auch eine gewisse Schmerzlinderung herbeiführt. Es hat sich bewährt, dreimal täglich 100 mg Clinovir (R) als Dauermedikation zu geben.

Eine zytostatische Behandlung hat nur in seltenen Fällen bei Hypernephromen eine Rückbildung erzielen können. Brunner und Nagel (1976) berichten über eine 40 Patienten umfassende Studie, bei der keine Remission beobachtet worden ist. Somit ist die zytostatische Behandlung bestenfalls berechtigt, wenn versucht werden soll, eine Schmerzlinderung herbeizuführen. Ein Vorschlag für ein Schema ist Tabelle 50 zu entnehmen. Eine weitere Untersuchung wurde von Cannon u.Mitarb. (1976) an 25 Patienten mit metastasiertem Hypernephrom angestellt. Die Autoren haben verschiedene Substanzen bezüglich ihrer Effektivität untersucht (CCNU, Bleomycin, Methotrexat und Platin-Verbindungen). Sie konnten nur enttäuschende Ergebnisse im Verlauf einer 11 Monate dauernden Studie registrieren. Als neue Behandlungsform wird zur Zeit die Immuntherapie diskutiert. Sie könnte in Kombination mit chirurgischem Vorgehen in Frage kommen (Skinner u.Mitarb., 1976).

4.1.6 Prognose

In Tabelle 21 sind die von verschiedenen Autoren erhaltenen Ergebnisse für die Behandlung von Hypernephromen zusammengestellt. Aus Tabelle 16 ging bereits hervor, daß die Prognose von der Größe des Primärtumors beeinflußt wird, Tabelle 14 beweist, daß das Grading in gleicher Weise die Prognose bestimmt. Aus Tabelle

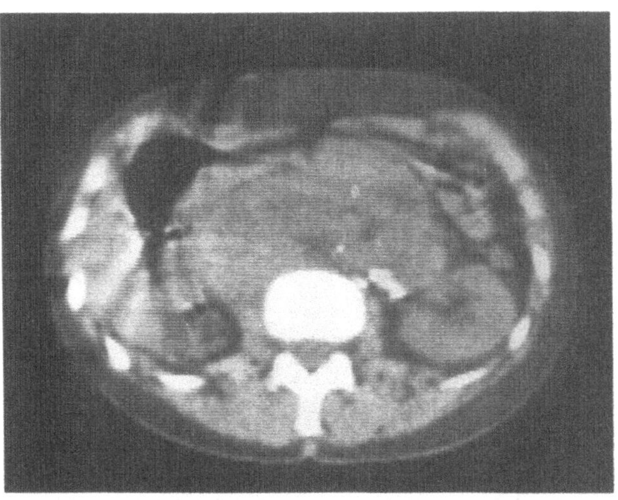

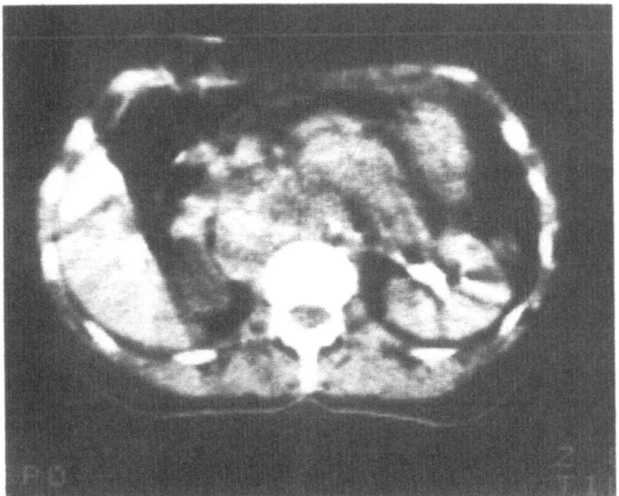

Abb. 31. Computertomographie eines Hypernephrom-Rezidivs vor und 6 Monate nach Durchführung einer zytostatischen Behandlung. Es handelt sich um die gleiche Patienten, deren Abbildungen vor Therapie bereits in Abb.11 zusammengestellt worden sind. Man erkennt, daß die große abdominelle Tumormasse nach Behandlung deutlich an Größe abgenommen hat

21 ist zu entnehmen, daß die Kombination von Nephrektomie und Nachbestrahlung nur teilweise in der Lage ist, die Überlebensraten gegenüber einer alleinigen Nephrektomie zu verbessern.

Allerdings ist zu berücksichtigen, daß die meisten statistischen Angaben ohne Beziehung zur Größe der Tumorinvasion und zum Grading gemacht worden sind. Somit ist es gerechtfertigt, bei Tumoren der Klassifizierung pT3 und pT4 eine lokale Strahlentherapie des ehemaligen Tumorbettes mit einer Herddosis von 50 Gy vorzunehmen. Durch die in Abb.28 dargestellte Technik werden bei sorgfältiger Planung und Fraktionierung der Dosis Nachbarorgane nicht wesentlich beeinträchtigt, nach der Operation noch verbliebene Tumorreste können jedoch behandelt werden.

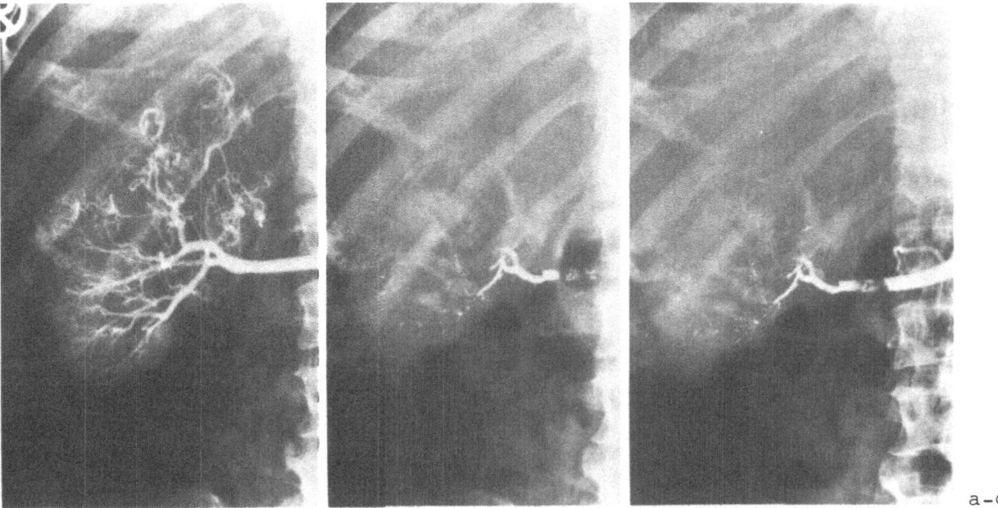

Abb. 32a-c. Embolisation eines Hypernephroms mit einem Gemisch aus Cyanoakrylatklebstoff und Tantalpulver. Die Abbildungen zeigen die zunehmende Embolisierung des Gefäßnetzes von Niere und Tumor. (Die Abb. wurde uns freundlicherweise von Herrn O.A. Dr. Günther, Mainz, zur Verfügung gestellt.)

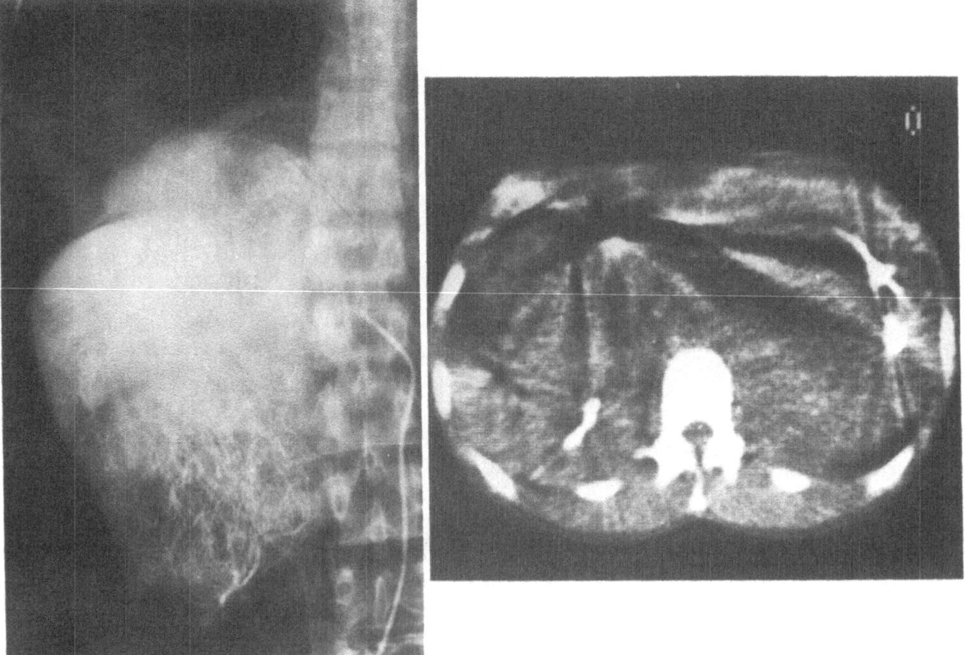

Abb. 33. Angiographie und Computer-Tomographie einer 25jährigen (!) Patientin mit einem rechtsseitigen Wilms-Tumor. Die Angiographie zeigt den großen Tumor, bei der sehr schlanken Patientin ist der Umfang des Tumorgeschehens im CT nicht sicher von Nachbarorganen abzugrenzen. Dies ist nur dann möglich, wenn, wie in Abb.26, die einzelnen Organe ausreichend von Fettgewebe umgeben sind.

Tabelle 21. Die Tabelle zeigt eine Zusammenstellung der 5- und 10-Jahresüberlebensziffern mehrerer großer Kollektive von Patienten mit Hypernephromen. Die Zahlen sind nach dem jeweiligen Therapieverfahren aufgeschlüsselt. Die Größe des Primärtumors wurde von den einzelnen Autoren nicht angegeben

	5-Jahres-Überlebensraten						10-Jahres-Überlebensraten						
Zahl der Patienten	Alleinige Nephrektomie		Nephrektomie mit Nachbestrahlung		Gesamt		Alleinige Nephrektomie		Nephrektomie mit Nachbestrahlung		Gesamt		Autor
	Zahlen	%	Zahlen	%	Zahlen	%	Zahlen	%	Zahlen	%	Zahlen	%	
398	105/345	30	26/53	49	113/398	33	30/177	17	4/15	27	34/192	17	Riches u.Mitarb. 1951
96	27/ 56	48	21/40	52	48/ 96	50	9/ 39	23	9/27	33	18/ 66	27	Flocks u. Kadesky 1958
70	40/ 70	57	-	-	40/ 70	57	18/ 34	53	-	-	18/ 34	53	Robson u.Mitarb. 1969
164	50/ 96	52	17/68	25	67/164	40	-	-	-	-	-	-	Peeling u.Mitarb. 1969
175	35/ 94	37	46/81	56	81/175	46	13/ 68	19	16/47	34	29/115	25	Rafla, 1970
232	109/190	57	9/18	50	118/208	57	61/139	44	-	-	61/139	44	Skinner, 1972

4.1.7 Nachsorge

Die Nachsorge von Patienten, die wegen eines Hypernephroms operiert und bestrahlt worden sind, ist ein schwieriges Problem, weil im Falle eines nachgewiesenen Rezidivs nur sehr eingeschränkte therapeutische Möglichkeiten zur Verfügung stehen. Man muß deshalb bei allen Überlegungen über den Umfang der Nachsorge die sich daraus ergebenden Konsequenzen berücksichtigen. Die von den verschiedenen Autoren empfohlenen Maßnahmen reichen von einfachen klinischen Untersuchungen mit Röntgenuntersuchungen des Thorax und Laborwerten bis zu sehr aggressiven Nachsorgemaßnahme, wie einer Abdomenübersichtsangiographie (Freed u.Mitarb., 1977). Die genannten Autoren berichteten über 21 Patienten (13 Frauen, 8 Männer), bei denen während einer mehrtägigen stationären Aufnahme einmal jährlich umfangreiche Nachuntersuchungen durchgeführt wurden - Röntgenuntersuchungen des Thorax, Abdomenübersichtsangiographien und Knochenszintigramme. Sie fanden bei einem Drittel der Patienten Metastasen und konnten eine allerdings nur palliative Behandlung einleiten. Einige Beispiele für die Behandlung von Metastasen und Rezidiven sind in Abb.29, 30 und 31 zusammengestellt. Abb.31 zeigt, daß manchmal, wegen des unberechenbaren Verhaltens der Tumoren, sogar eine zytostatische Behandlung erfolgreich sein kann. Nur bei absolut inoperablen Tumoren ist die alleinige Strahlentherapie gerechtfertigt. Sollten die Nachuntersuchungen eine Progredienz nachweisen, ist die Embolisationstherapie indiziert (Abb.32). Unserer Auffassung nach kommt der Computertomographie in der Nachsorge eine entscheidende Bedeutung zu. Sie hat die Angiographie zum Nachweis von lokalen Rezidiven abgelöst.

4.2 Wilms-Tumoren

4.2.1 Histologie

Beim Wilms-Tumor oder Nephroblastom handelt es sich um eine embryonale Tumorform, die fast nur im Kindesalter vorkommt. Mikroskopisch sind diese Tumoren dadurch gekennzeichnet, daß sie der sich entwickelnden Niere ähnlich sind, mit kleinen unreifen Zellen sowie einem mesenchymalen Element, das sich in typischer Weise aus quergestreiften Muskelfasern zusammensetzt. Seltener werden auch knorpel- oder knochenähnliche Strukturen gefunden.

4.2.2 Klassifizierung

Eine Klassifizierung nach dem TNM-System der UICC von 1978 existiert nicht, es gibt jedoch eine Stadieneinteilung der U.S.A. National Wilms Tumor Study, die sich allgemein durchgesetzt hat (Lemerle u.Mitarb., 1975) und auch von der Gesellschaft für Pädiatrische Onkologie in Deutschland übernommen worden ist. Die Klassifizierung kennt fünf Stadien:

- I Tumor auf eine Niere begrenzt, Kapsel nicht durchbrochen, komplett resezierbar.
- II Tumor einseitig, Kapsel durchbrochen, komplett resezierbar.
- III Tumor einseitig, Ausbreitung im Abdomen, keine hämatogenen Fernmetastasen, inkomplette Resektion bzw. Tumoraussaat intraoperativ.

IV Hämatogene Fernmetastasen, Lungen, Leber, Knochen, Knochenmark, Gehirn.

V Beiderseitiger Wilms-Tumor.

4.2.3 Onkologische Kennzeichen

Wilms-Tumoren kommen fast ausschließlich im Kindesalter vor, der Altersgipfel liegt zwischen 0 und 4 Jahren, die Tumoren können extrem selten auch nach der Pubertät vorkommen. Bennington und Beckwith (1975) fanden im Rahmen der National Wilms Tumor Study (USA 1968-71) unter 210 Fällen mit Wilms-Tumoren nur 3 im Alter von 12 - 14 Jahren. Wir konnten bei einer 21jährigen Patientin einen Wilms-Tumor beobachten (Abb.33). Wilms-Tumoren kommen mit einer bemerkenswerten gleichmäßigen Häufigkeit in allen Teilen der Welt vor. Weder Rasse noch Klima noch Umgebung können diesen in der frühesten Embryonalzeit angelegten Tumor beeinflussen. Unter 200 000 bis 250 000 Kindern im Alter von 0 - 14 Jahren entsteht pro Jahr ein Nephroblastom. Wegen der Regelmäßigkeit werden Wilms-Tumoren auch für die Bestimmung eines Krebs-Index im Kindesalter verwendet, auf den man das unterschiedliche Auftreten anderer Tumoren (z.B. Lymphome in Afrika) beziehen kann. Die konstante Häufigkeit wird nur unwesentlich durch ein weiteres Merkmal beeinflußt, nämlich die Verbindung mit angeborenen Mißbildungen, wodurch wieder die genetische Abhängigkeit des Tumors deutlich wird (Lampert, 1977).

Die Tumoren sind makroskopisch heterogen zusammengesetzt mit zystischen, nekrotischen und hämorrhagischen Anteilen. Sie entstehen im Nierenparenchym und deformieren das Nierenkelchsystem. Sie können auch in die benachbarten Gewebe, die Nierenvene, das Nierenbecken und den Ureter eindringen. Sie befallen selten die regionalen Lymphknoten und bilden hauptsächlich Metastasen durch hämatogene Streuung. Mit einer Häufigkeit von 5 bis 7% können beide Nieren simultan oder sukzessiv befallen werden (Lemerle u.Mitarb., 1975)

Die klinische Symptomatik ist zunächst gering, so daß die Tumoren eine gewisse Größe erreichen können, bevor sie überhaupt bemerkt werden. Nach Kurz u.Mitarb. (1977) führen der Häufigkeit nach geordnet ein palpabler Tumor, Bauchschmerzen, Hämaturie oder unspezifische Symptome zur Einweisung in die Klinik.

An dieser Stellen ist der obligate Hinweis angebracht, daß es sich um einen extrem fragilen Tumor handelt, der nur ganz vorsichtig palpiert werden sollte. Beim Verdacht eines Wilms-Tumors ist deshalb auch eine Biopsie kontraindiziert. Die meisten Autoren empfehlen, an das Bett der Kinder eine Warnung "don't touch" anzubringen.

Die Behandlungsplanung wird dadurch beeinflußt, daß es sich um lokal, schnell und invasiv wachsende Tumoren handelt, die sehr rasch hämatogen metastasieren. Lemerle u.Mitarb. (1975) beschreiben 248 Fälle, von denen 54% Metastasen oder lokale Rezidive aufwiesen. Deshalb ist es verständlich, daß man sich bei der Behandlungsplanung nicht mehr auf lokale Maßnahmen beschränkt, sondern unabhängig von der Klassifizierung eine Polychemotherapie einleitet. Ein solches Vorgehen wird auch dadurch sinnvoll, daß es sich um Tumorformen handelt, die gegenüber einer Strahlentherapie oder Polychemotherapie empfindlich sind.

4.2.4 Systematisierte Diagnostik

Die Gesellschaft für Pädiatrische Onkologie unterscheidet zwischen einer Initialdiagnostik und einer Verlaufsdiagnostik. Die Initialdiagnostik setzt sich zusammen aus Röntgen- und Laboruntersuchungen. Zu den Röntgenuntersuchungen gehören Röntgenaufnahmen des Thorax in 2 Ebenen, ein Urogramm mit Kavographie. Fakultativ kann eine Angiographie durchgeführt werden, gleiches gilt für die Computertomographie (Abb.33). Bei Kindern kann eine Ultraschalluntersuchung erfolgen, wobei unbedingt jeder Druck auf das Abdomen zu vermeiden ist (vgl.S.85). Größere Erfahrungen mit der Computertomographie liegen bei Kindern noch nicht vor. Die Laboruntersuchungen beschränken sich auf den üblichen Umfang, eine spezifische Untersuchung gibt es noch nicht. Wichtig ist, daß zur Klassifizierung nach Stadien nicht nur die Initialdiagnostik, sondern auch der operative Eingriff erforderlich ist, nur so kann zwischen den Stadien I bis II unterschieden werden.

Die Verlaufsdiagnostik beschränkt sich auf Röntgendiagnostik, Ultraschall- und Laboruntersuchungen. Es wird empfohlen, alle 4 Wochen im postoperativen Jahr Röntgenaufnahmen des Thorax anzufertigen, im zweiten postoperativen Jahr alle 8 Wochen. Ein Urogramm sollte für die nächsten zwei Jahre alle 6 Monate vorgenommen werden. Ultraschalluntersuchungen und Laboruntersuchungen können alle vier Wochen erfolgen.

4.2.5 Behandlungsplanung und Durchführung

Als therapeutische Verfahren gelten Operation, Strahlentherapie und Polychemotherapie. Die Operation beschränkt sich grundsätzlich auf eine transabdominelle Entfernung des Primärtumors und eine Revision der abdominalen Lymphknoten·sowie eine Untersuchung des Tumorbettes wegen einer eventuellen extrarenalen Tumorinvasion. Die Strahlentherapie erfolgt ausschließlich mit Megavoltgeräten, meist werden Telekobaltgeräte eingesetzt.

Für die Chemotherapie haben sich Zytostatika wie Vincristin und Actinomycin D als besonders wirksam gezeigt. Die Polychemotherapie beginnt bereits intraoperativ, Dauer der Chemotherapie und Dosierung richten sich nach der Größe der Tumorinvasion. Von der Deutschen Gesellschaft für Pädiatrische Onkologie werden einheitliche Richtlinien angegeben, auf die, soweit es die Strahlentherapie betrifft, kurz eingegangen werden soll. Es ist bereits gesagt worden, daß unabhängig von der Größe des Tumorgeschehens grundsätzlich mit der Operation auch eine Polychemotherapie einzuleiten ist. Während das Stadium I nicht unbedingt bestrahlt zu werden braucht, sollten alle anderen Stadien postoperativ der Strahlentherapie zugeführt werden.

Die Strahlentherapie beschränkt sich in der Regel auf das sogenannte ehemalige Tumorbett. Eine große Untersuchung hat gezeigt, daß Bestrahlungen mit Dosen zwischen 10 und 40 Gy in Zielvolumina unterschiedlicher Größe keine statistisch signifikanten Unterschiede bezüglich Lokal- und Fernmetastasen bewirken (D'Angio et al., Cancer 45:1791 (1980)). Deshalb wird empfohlen, postoperativ Abb. 34 entsprechend 20 Gy in den Bereich des ehemaligen Tumors einzustrahlen. Beim Vorliegen von intrapulmonalen Metastasen soll-

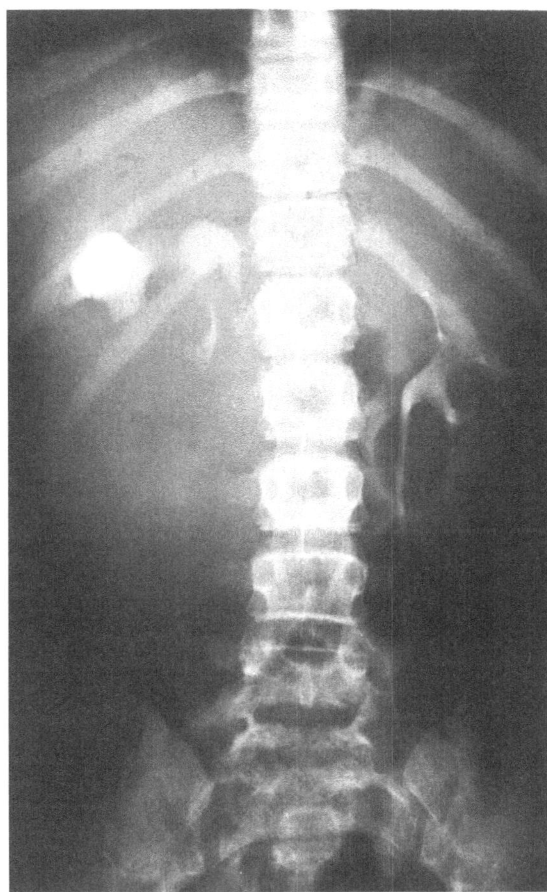

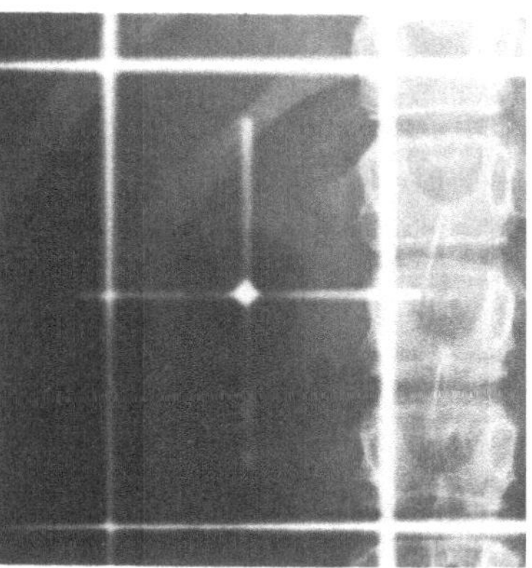

Abb. 34. Ausscheidungsurogramm bei einem 9jährigen Kind mit Wilms-Tumor. Die Abdomenübersicht läßt den großen Tumor erkennen, der das Nierenbeckenkelchsystem deformiert und kranial verlagert. Postoperativ wurde der Bereich des ehemaligen Tumors mit dem Telekobaltgerät von dorsal bestrahlt, die Aufnahme mit dem Therapiesimulator zeigt die Grenzen des Strahlenfeldes. Falls das Tumorausmaß eine Aussparung von Wirbelkörpern nicht zuläßt, müssen die Wirbel ganz im Bestrahlungsfeld liegen, um Skoliosen zu vermeiden.

ten beide Lungen bestrahlt werden, die Herddosen liegen bei Kindern im Alter unter 2 Jahren zwischen 10 und 15 Gy, bei älteren Kindern bei 15 Gy (Abb.35).

Im Stadium V, also bei bilateral auftretenden Wilms-Tumoren, kann eine partielle Bestrahlung der Tumoren diskutiert werden. Richards u.Mitarb. (1976) beschreiben einen solchen Fall, bei dem 5 Jahre nach der partiellen Nierenbestrahlung kein Rezidiv aufgetreten war.

4.2.6 Ergebnisse

Die Ergebnisse sind von der Größe der Tumorinvasion abhängig. Aus den Statistiken der meisten Autoren (Lemerle u.Mitarb., 1975; Kurz u.Mitarb., 1977) geht hervor, daß die Einführung der integrierten Behandlung, also Operation, Bestrahlung, Polychemotherapie, die Prognose verbessert hat. Diese Behauptung ist dadurch

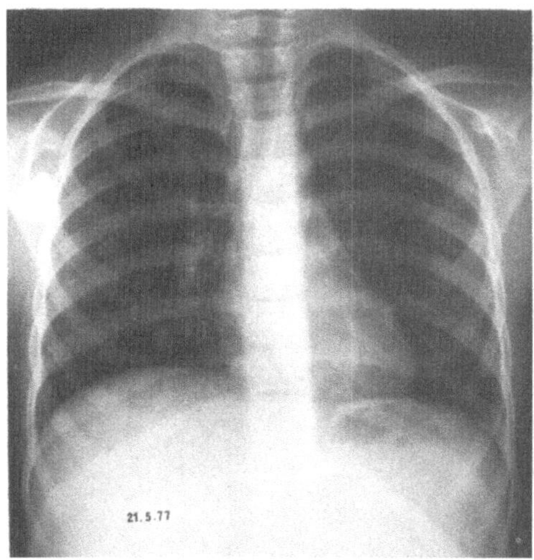

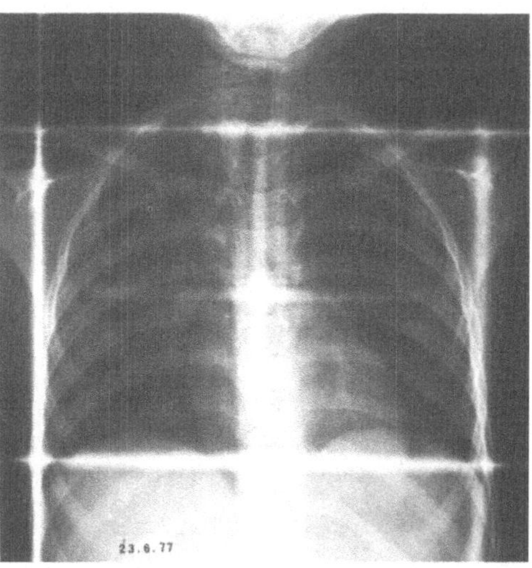

Abb. 35. Röntgenaufnahme des Thorax bei einem Kind mit metastasiertem Wilms-Tumor. Man erkennt in beiden Lungenfeldern multiple Rundherde, die nach der üblichen zytostatischen Behandlung zurückgebildet werden konnten. Daran wurde eine Strahlentherapie beider Lungenfelder angeschlossen, die Grenzen des Strahlenfeldes schließen die ganze Lunge ein. Die Aufnahme mit dem Therapiesimulator zeigt keine Rundherde nach zytostatischer Behandlung

zu belegen, daß ältere Statistiken für die fortgeschritteneren Tumorformen eine weitaus ungünstigere Prognose angeben als die neuen Zahlen. Einheitlich betragen die Überlebensraten für Kinder im Stadium I nahezu 100%, für das Stadium IV betrug die 3-Jahres-Überlebensrate nach Lemerle u.Mitarb. (1975) für 148 Fälle in den Jahren 1952 bis 1967 21%, für 129 Fälle in den Jahren 1968 bis 1970 46%. Als Heilungsrate für alle Stadien werden 50% einheitlich angegeben.

4.3 Nierensarkome

4.3.1 Histologische Einteilung

Sarkome umfassen viele Tumorarten, bedingt durch die Vielzahl mesenchymaler Zellen, von denen sie sich ableiten. An malignen Bindegewebetumoren werden für die Niere folgende Arten beschrieben:

An erster Stelle das *Leiomyosarkom* mit den typischen ineinandergreifenden Spindelzellen, die wie glatte Muskelzellen imponieren, weiter das *Rhabdomyosarkom* mit quergestreiften Muskelzellen, dann das von Fettzellen beherrschte *Liposarkom* und das sehr gefäßreiche *Hämangioperizytom*. Durch seinen Reninreichtum wird der seltene *juxtaglomeruläre Tumor* gekennzeichnet mit dadurch bedingter Hypertonie und Hypokaliämie. Ob es ein eigentliches *Fibrosarkom* der Niere gibt, wird derzeit bezweifelt (Bennington u. Beckwith, 1975). Das *Fibroxanthosarkom* ist gekennzeichnet durch Spindelzellen mit kollagenem Stroma vermengt mit Histiozyten mit großen eosinophilen Nukleoli. Lediglich fünf *osteogene*

Sarkome der Niere wurden bisher beschrieben. Bei malignen Erkrankungen des hämatopoetischen Systems können die Nieren mit dem typischen histologischen Bild beteiligt sein.

4.3.2 Klassifizierung

Eine Klassifizierung der Nierensarkome besteht aufgrund der niedrigen Frequenz nicht. Das TNM-System gilt nur für das Nierenkarzinom (Hypernephrom).

4.3.3 Onkologische Kennzeichen

Nierensarkome sind selten. Sie machen lediglich 2-3% der bösartigen Nierentumoren aus. Gutartige mesenchymale Tumoren sind weitaus häufiger.

Das Leiomyosarkom ist ein Tumor des Erwachsenenalters und bevorzugt Frauen im Verhältnis 1,4 : 1. Es bricht häufig in das Nierenhohlsystem ein, kann verkalken und wird im allgemeinen erst nach Invasion in die umgebenden Strukturen diagnostiziert. Es metastasiert wie die meisten Sarkome frühzeitig hämatogen, vor allem in die Lunge, jedoch auch in Leber, regionäre Lymphknoten, Peritoneum und Mesenterium.

Vom Rhabdomyosarkom der Niere wurden bisher lediglich 7 Fälle beschrieben. Das Liposarkom ist häufiger und bevorzugt das Alter zwischen 40 und 60 Jahren. Die gleiche Inzidenz hat das Hämangioperizytom, das frühzeitig hämatogen metastasiert. Die anderen Tumoren entziehen sich aufgrund ihrer Seltenheit noch stärker einer genaueren onkologischen Differenzierung.

4.3.4 Systematisierte Diagnostik

Die Trias - Hämaturie, Flankenschmerz, tastbarer Tumor - ist wie beim Hypernephrom Kardinalzeichen der Nierensarkome. Damit wird deutlich gemacht, daß sie im allgemeinen erst in fortgeschrittenem Stadium diagnostiziert werden.

Eine systematisierte Diagnostik kann aufgrund der geringen Fallzahlen nicht angegeben werden. Die Basis bilden Röntgenuntersuchungen (Thorax, Urogramm sowie die meist entscheidende Angiographie), u.U. auch Ganzkörper-Computertomographie. Laborparameter wie Hypokaliämie und Hypertonie können auf den juxtaglomerulären Tumor, eine Hypoglykämie auf das Hämangioperizytom hinweisen und Verlaufskontrollen unterstützen.

4.3.5 Behandlungsplanung und Durchführung

Die Behandlung besteht im wesentlichen in der möglichst radikalen Tumornephrektomie. Die insgesamt jedoch enttäuschenden Behandlungsergebnisse können durch die kombinierte Strahlen- und Chemotherapie verbessert werden (Meuret, 1978). Hierzu sind hohe Herddosen von 50-60 Gy erforderlich. Als Zytostatika haben sich insbesondere beim Rhabdomyosarkom Adriamycin und Actinomycin D sowie Methotrexat, Dacarbazin, Cyclophosphamid und Vincristin bewährt. Eine Remissionsrate (mindestens 50% Tumorreduktion über drei Monate) von 18% kann damit erzielt werden. Deshalb ist die Indikation einer Polychemotherapie nur besonderen Fällen vorbehalten.

5. Malignome des harnableitenden Systems

Im Nierenbecken, den Ureteren, der Blase und der Urethra kommen die primären Tumoren des Urothels vor. Es handelt sich vorwiegend um Übergangsepithelzellkarzinome. Ein Tumor des Urothels kann überall im harnableitenden System auftreten, aber die Mehrzahl dieser Tumoren wird in der Blase beobachtet (Tabelle 22); dagegen sind Tumoren des Urothels in Nierenbecken, den Ureteren und der Urethra selten. Für die Behandlungsplanung sind zwei Eigenschaften der Malignome des Urothels von besonderer Bedeutung; diese Tumoren sind einmal besonders rezidivfreudig, weiter ist zu berücksichtigen, daß sie an mehreren Stellen des Urothels sukzessiv auftreten können. Wallace (1975) hat sogar Malignome im Bereich des gesamten Urothels beschrieben, die simultan aufgetreten sind. Aus diesem Grunde haben wir die Urotheltumoren in einem eigenen Kapitel zusammengefaßt und nicht z.B. die Harnblase getrennt behandelt und die Tumoren der Ureteren zusammen mit denjenigen der Nieren beschrieben. Im folgenden werden die Tumoren des Urothels (Tabelle 22) der Häufigkeit entsprechend geordnet behandelt.

Tabelle 22. Häufigkeit der Tumorlokalisationen bei Urotheltumoren (nach de Voogt u.Mitarb., 1977)

	Aachen	Leiden	Silverberg (1973)
Blase	174 (86%)	149 (79%)	96%
Urethra	2 (1%)	8 (4%)	0,5%
Ureter	8 (4%)	16 (9%)	1,5%
Nierenbecken	18 (9%)	14 (9%)	2,0%

5.1 Blase

5.1.1 Histologische Einteilung

In Anlehnung an die WHO-Einteilung von 1973 (Mostofi u.Mitarb.) können die Blasentumoren etwas vereinfacht in drei große Gruppen eingeteilt werden, nämlich die primären epithelialen Tumoren, die, wie aus Tabelle 23 ersichtlich ist, am häufigsten vorkommen, die seltenen Tumoren nichtepithelialen Ursprungs und die sekundären Tumoren. Diese kommen dadurch zustande, daß entweder aus Nachbarorganen eine Infiltration in das harnableitende System erfolgt (Prostata, gynäkologische Tumoren, Kolon, Rektum), oder hämatogene bzw. lymphogene Absiedlungen anderer Tumoren in die Blase metastasieren - Magenkarzinom, Bronchialkarzinom, Mammakarzinom, maligne Lymphome - (Sufrin u.Mitarb., 1977). Die in Tabelle 23 erkennbare Vielzahl von unterschiedlichen Blasentumoren ist dadurch zu begründen, daß die Tumoren ein breites Band biologischen Potentials vom semibenignen Übergangszellpapillom bis zum ausgeprägten anaplastischen Karzinom aufweisen können.

Tabelle 23. Histologische Einteilung der Blasentumoren in Anlehnung an die Empfehlungen der WHO von 1973 (Mostofi u.Mitarb., 1973). Die Häufigkeitsangaben beruhen auf den Zahlen nach Koss (1975)

1. Primäre epitheliale Tumoren	
A - Übergangszellen-Papillom	2-3%
B - Übergangszellen-Papillom, invertierter Typ	
C - Plattenepithelpapillom	
D - Übergangszellen-Karzinom (I,II,III)	90%
E - Varianten des Übergangszellen-Karzinoms	
1. mit Plattenepithelmetaplasie	
2. mit drüsiger Metaplasie	
3. mit Plattenepithel- und drüsiger Metaplasie	
F - Plattenepithelkarzinom	2-7%
G - Adenokarzinom	2%
H - Undifferenziertes Karzinom	
2. Seltene Tumoren	
Angiome,Fibrome,Lipome,Leiomyome,Rhabdomyome, Fibrosarkome,Leiomyosarkome,Rhabdomyosarkome, maligne Lymphome,maligne Melanome, Phäochromozytome,Karzinosarkome.	
3. Sekundäre Tumoren	
A - Direktes Übergreifen von Prostata,Uterus,Kolon etc.	
B - Metastasen von Primärtumoren in Lunge,Niere,Mamma	

5.1.2 Klassifizierung

Bisher wurde die Bestimmung der Größe der Tumorinvasion im Organismus durch die Einteilung in sieben Stadien nach Jewett u. Strong (1946) und Marshall (1952) erleichtert, an der sich statistische Berichte über die Behandlungsergebnisse orientierten. Inzwischen sind die diagnostischen Möglichkeiten so verbessert worden, daß die Ausdehnung des Primärtumors, ein Befall der Lymphknoten und die Fernmetastasierung prätherapeutisch weitgehend zu ermitteln sind und damit die Einführung des TNM-Systems auch beim Blasenkarzinom sinnvoll wird. Man hat daher versucht, die Stadieneinteilung durch die Klassifizierung nach dem TNM-System der UICC von 1978 zu ersetzen. In Tabelle 24 sind Einteilung nach Stadien und Klassifizierung nach dem TNM-System verglichen. Man erkennt, daß das TNM-System in der Lage ist, die Tumorinvasion im Organismus genauer darzustellen, als die bisher übliche Einteilung nach Stadien. Insbesondere ist auf der Basis der Stadieneinteilung eine Behandlungsplanung erschwert, weil diese eine Trennung von Lymphknotenbefall und hämatogener Metastasierung nicht berücksichtigt. Zunächst konnte die Klassifizierung nach dem TNM-System der UICC von 1970 nicht akzeptiert werden, da Urogramm und Lymphographie nicht zu den zur Klassifizierung erforderlichen Untersuchungen gerechnet wurden (Nagel, 1973). Die erste TNM-Klassifizierung wurde überarbeitet, insbesondere nachdem Bowles und Silber (1972) an 516 Patienten mit Blasenkarzinomen zeigen konnten, daß die im präoperativen Urogramm nachweisbare Abflußstörung ein prognostisch ungünstiges Zeichen darstellt. Erst die Klassifizierung der UICC von 1974 und auch von 1978 basiert auch auf den Ergebnissen röntgendiagnostischer Untersuchungen.

Tabelle 24. Zuordnung des TNM-Systems für Blasen-Karzinome zur bisher gebräuchlichen Stadieneinteilung nach Jewett und Strong (1946) und Marshall (1952). In der Tabelle sind lediglich die Ergebnisse der Biopsie aufgeführt, der Befund der bimanuellen Untersuchung in Narkose wurde nicht berücksichtigt. Wesentlich erweitert wird das TNM-System noch durch die Kategorie G

<table>
<tr><th>UICC 1978</th><th>O</th><th>A</th><th>B 1</th><th>B 2</th><th>C</th><th>D 1</th><th>D 2</th></tr>
<tr><td>Tis</td><td>Ca in situ</td><td colspan="2"></td><td colspan="2"></td><td colspan="2"></td></tr>
<tr><td>T1</td><td colspan="3">Tumor innerhalb der Lamina propria</td><td colspan="2"></td><td colspan="2"></td></tr>
<tr><td>T2</td><td colspan="3">Tumor mit Infiltration der inneren Muskelschicht</td><td colspan="2"></td><td colspan="2"></td></tr>
<tr><td>T3</td><td colspan="5">Tumor mit Infiltration der äußeren Muskelschicht/Tumor überschreitet Blasenwand</td><td colspan="2"></td></tr>
<tr><td>T4</td><td colspan="7">Tumor fixiert oder Invasion in benachbarte Strukturen</td></tr>
<tr><td>N1</td><td colspan="7">Befall eines homolateralen regionalen Lymphknotens</td></tr>
<tr><td>N2</td><td colspan="7">Befall mehrerer regionaler Lymphknoten</td></tr>
<tr><td>N3</td><td colspan="7">Fixierte regionale Lymphknoten</td></tr>
<tr><td>N4</td><td colspan="7">Befall inguinaler,iliakaler (Iliaca communis) oder paraortaler Lymphknoten</td></tr>
<tr><td>M1</td><td colspan="7">Nachgewiesene Fernmetastasen</td></tr>
</table>

Eine Modifikation der TNM-Klassifizierung der UICC von 1974, die für einen Erprobungszeitraum von 1975-1979 gilt, wurde diskutiert und ist bereits im TNM Verzeichnis von 1978 aufgenommen.

Papilläre Tumoren werden danach unterschieden, ob sich das Karzinom im exophytischen Anteil (Ta) oder an der Basis (T1) befindet (Abb.36). Die Bedeutung dieses Änderungsvorschlags von Rübben u.Mitarb. (1977) zeigt sich an der unterschiedlichen Prognose der Patienten mit der ehemaligen Kategorie T1. Die 3-Jahresüberlebensrate für die Kategorie Ta beträgt 95%, für die Kategorie T1 nur noch 76%. Diese Zahlen gelten ohne Berücksichtigung des Grading. Bei Berücksichtigung des Grading beträgt die 3-Jahresüberlebenszeit für Ta G2 90%, für T1 G2 nur 75%.

Ein weiteres Hilfsmittel, um das Invasionsverhalten der Übergangsepithelzellkarzinome exakter zu kennzeichnen, ist das Grading, das im TNM-System der UICC von 1978 berücksichtigt ist. Nach der Definition der WHO (Mostofi u.Mitarb., 1973) ist ein Harnblasentumor festgelegt durch:

1. Tumorstammzelle
   (Übergangsepithelzelle, Plattenepithelzelle, Zylinderepithelzelle)

2. Wuchsform
   a) Papillär, nicht infiltrierend
   b) Infiltrierend
   c) Solide, nicht infiltrierend
   d) Solide infiltrierend
   e) Weder papillär noch infiltrierend (Carcinoma in situ)

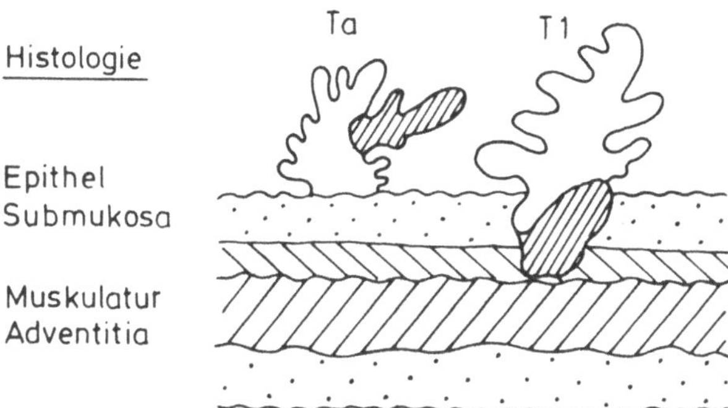

Abb. 36. Schematische Darstellung des neuen Klassifizierungsvorschlages für die Kategorie T1 von Blasenkarzinomen. Die papillären Tumoren werden danach unterschieden, ob sich das Karzinom im exophytischen Anteil (Ta) oder an der Basis (T1) befindet (aus Rübben u.Mitarb., 1977). Dieser Vorschlag wurde im TNM Verzeichnis der UICC von 1978 bereits berücksichtigt

3. Grad der Malignität (Grading)

Zytologisch wird das Ausmaß der Malignität abgeschätzt durch die Anaplasie der Tumorzelle. Die Anaplasie läßt sich charakterisieren durch Kerngröße, Kernplasmarelation, Kerngrößenvarianzen, Polymorphie, Verlust der Zellpolarität, Mitoserate und der Bildung von Tumorriesenzellen.

Auf der Grundlage dieser Festlegung zeigt ein gutartiges Papillom (G0) einen papillären Wuchs mit schlanken, wenig verzweigten Papillen, die von regelrechten, der normalen Harnblasenschleimhaut identischen Epithelzellen gedeckt sind. Kerngrößenvarianten, Hyperchromasie und mitotische Aktivität darf das Epithel nicht aufweisen. Ein gut differenziertes Übergangsepithelzellkarzinom (G1) wächst papillär mit mehrfachen Aufzweigungen ohne solide Areale. Das Epithel hat eine Dicke von nicht mehr als sechs Zellschichten. Mitosen sind nicht anzutreffen. Im Unterschied zu den gutartigen Papillomen sind Anisokaryozytose und Hyperchromasie nachzuweisen. Tumoren, die dieses morphologische Bild zeigen, hatten früher zahlreiche Bezeichnungen, wie z.B. malignes Papillom, Papillom mit Atypie ohne invasives Wachstum, Papillom mit zweifelhafter Prognose, proliferierendes Papillom (Abb.37).

Das mittelgradig entdifferenzierte Übergangszellkarzinom (G2) enthält neben papillären vereinzelt solide Areale. Anisokaryozytose und Hyperchromasie mit Polymorphie von Kernen und Zellen sind deutlich nachweisbar. Mitosen treten gehäuft auf, auch pathologische Mitosen sind erkennbar. Die Zellpolarität geht stellenweise verloren, wie auch die Epithelausreifung von der Basis zur Oberfläche. Man beobachtet das G2-Karzinom sowohl als nichtinvasives als auch als invasives Karzinom (Abb.38).

Weitgehend entdifferenzierte Karzinome (G3) wachsen solide, invasiv, mitosenreich mit Tumorriesenzellen und ausgesprochener Polymorphie (Abb.39).

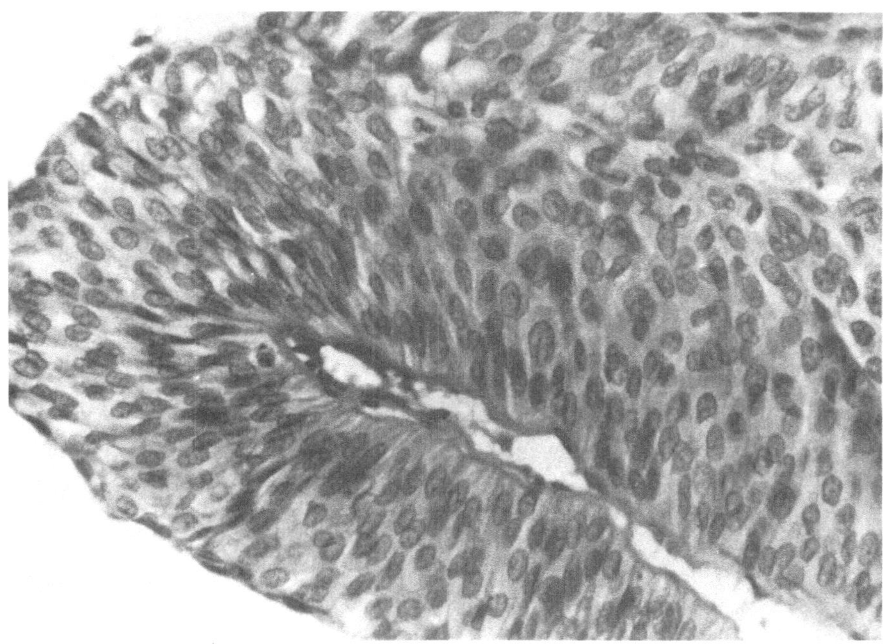

Abb. 37. Übergangszellkarzinom der Blase Grad I. Vergr. 128 x. (Die Abb. wurde uns freundlicherweise von Herrn Dr. Bubenzer, Abt. Pathologie, RWTH Aachen, zur Verfügung gestellt.)

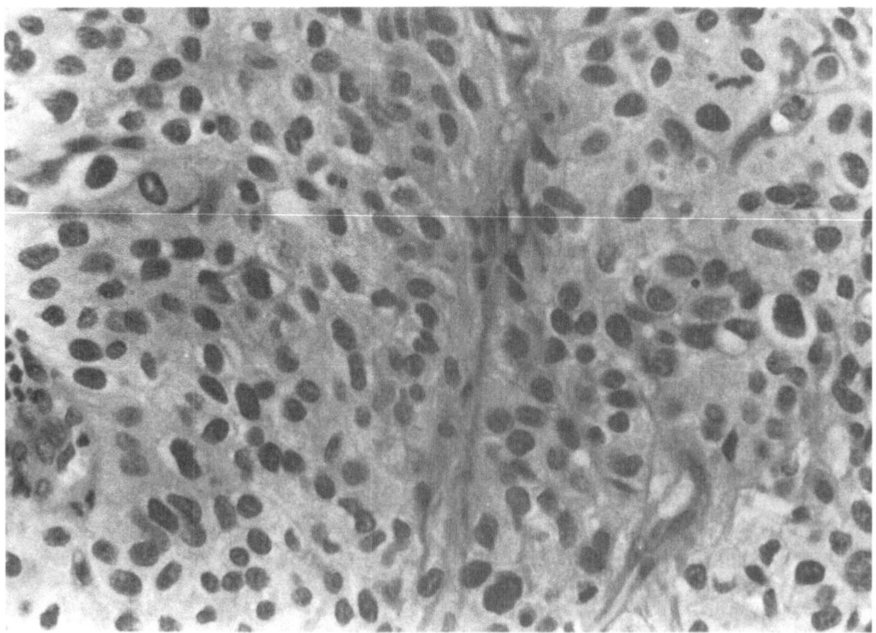

Abb. 38. Übergangszellkarzinom der Blase Grad II. Vergr. 300 x. (Die Abb. wurde uns freundlicherweise von Herrn Dr. Bubenzer, Abt. Pathologie RWTH Aachen, zur Verfügung gestellt.)

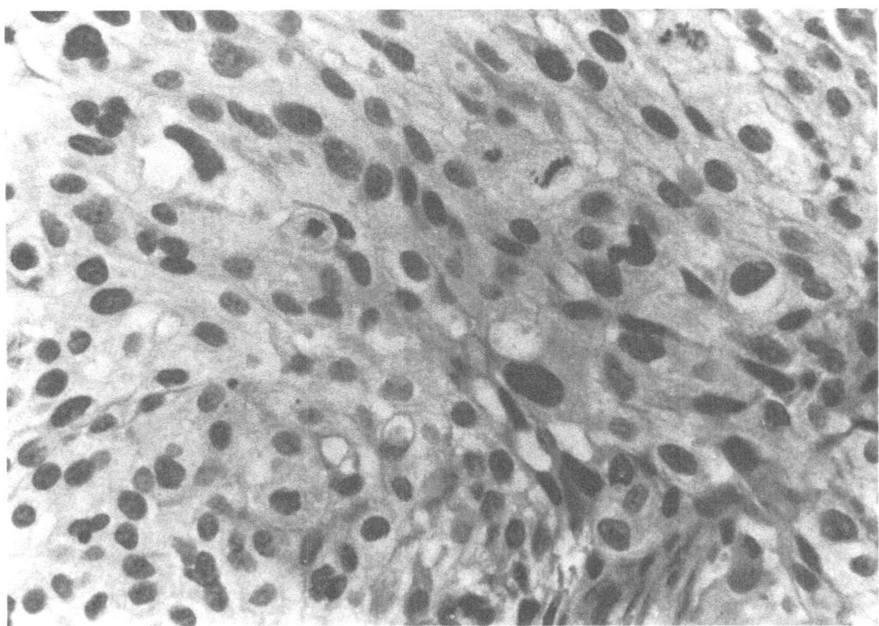

Abb. 39. Übergangszellkarzinom der Blase Grad III. Vergr. 480 x. (Die Abb. wurde uns freundlicherweise von Herrn Dr. Bubenzer, Abt.Pathologie, RWTH Aachen, zur Verfügung gestellt.)

Undifferenzierte Karzinome (ebenfalls G3) sollen so bezeichnet werden, wenn ihre Zellen so entdifferenziert sind, daß sie weder als Übergangsepithelien, noch als Plattenepithelien oder Zylinderepithelien zu erkennen sind. Auch wenn der Tumor abschnittsweise Differenzierung in Plattenepithelinseln oder drüsige Strukturen aufweist, soll das zwar erwähnt werden, aber nicht die Diagnose "undifferenziertes Karzinom" ändern, da Prognose und therapeutisches Ansprechen des Tumors von den undifferenzierten Arealen bestimmt werden. Nicht zu vergessen ist das Grading GX, hier kann der Malignitätsgrad nicht sicher ermittelt werden. Das Grading wird ausschließlich für Übergangsepithelzellkarzinome, jedoch nicht für Plattenepithelkarzinome oder Sarkome verwendet.

In Tabelle 25 ist die Häufigkeitsverteilung des Vorkommens für die T- und G-Kategorien zusammengestellt. Die Zahlen basieren auf einer retrospektiven Studie der Jahre 1960 bis 1977 an 1269 Harnwegstumoren, welche in der Urologischen Klinik der Med.Fak. der RWTH Aachen behandelt worden sind (Rübben u.Mitarb., 1977).

5.1.3 Onkologische Kennzeichen

Über die *Ätiologie* des Blasenkarzinoms gibt es im Unterschied zu den anderen Tumoren einige Hinweise. So konnte Clayson (1975) aufgrund einer Literaturstudie zeigen, daß männliche Raucher ein erhöhtes Risiko für Blasenkarzinome eingehen, dies gilt in geringerem Umfang auch für Frauen (Wynder u. Goldsmith, 1977). Es gibt eine Reihe von chemischen Substanzen, die zum Blasenkarzinom führen. Man hat diese Substanzen seit 1895 identifizieren können,

Tabelle 25. Prozentuale Häufigkeitsverteilung der Harnblasenpapillome und der Übergangszellkarzinome. aufgeschlüsselt in T- und G-Kategorien an insgesamt 625 Patienten, nach Rübben u.Mitarb. (1977); undifferenzierte Tumoren der Klassifizierung Ta und Tumoren der Kategorie T3 G1 wurden bisher nicht beobachtet

Papillom G - 0 : 11%

Übergangszellkarzinome

T \ G	1	2	3	Undifferenziert
a	34	8	0,5	-
1	4	11	3	0,5
2	1	5	5	0,5
3	-	2	6	0,5
4	-	0,5	6	1

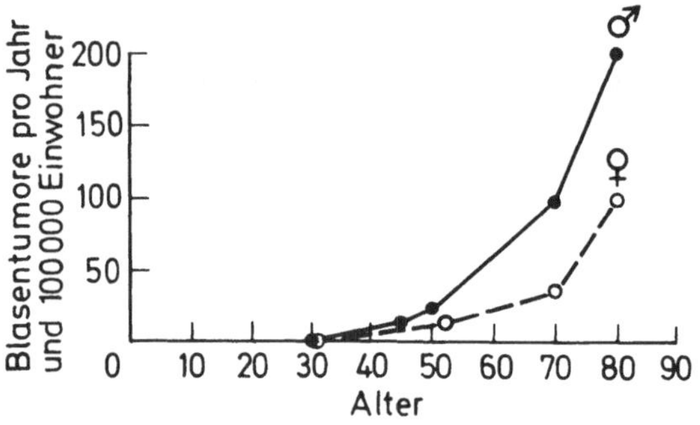

Abb. 40. Häufigkeit des Auftretens von Blasenkarzinom in Abhängigkeit vom Alter (aus Silverberg, 1973)

nachdem Rehn Fuchsin als auslösendes Agens eines Blasenkarzinoms erstmals herausstellen konnte. Auch einige Medikamente können ein Blasenkarzinom auslösen, hierzu rechnet das Phenacetin (Rathert u.Mitarb., 1975). Es gibt noch weitere Faktoren. So kann die Bilharziose in Ägypten zu Plattenepithelkarzinomen der Blase führen. Auffällig ist das um 10 bis 20 Jahre frühere Auftreten des Karzinoms beim Vergleich mit Patienten in Europa. Duncan u. Mitarb. (1977) fanden bei Patientinnen, die wegen eines Zervix-Karzinoms strahlentherapeutisch behandelt waren, vermehrt Blasenkarzinome. Wegen des teilweise kurzen zeitlichen Intervalls zwischen 6 Monaten und 20 Jahren ist die radiogene Genese des Blasenkarzinoms noch nicht bewiesen.

Epidemiologisch ist festzustellen, daß Männer dreimal häufiger als Frauen vom Blasenkarzinom befallen werden. Clayson (1975) stellt heraus, daß in den Industrieländern die Erkrankung gleichmäßig verteilt ist.Man findet sie jedoch in Ägypten wegen der eben genannten Bilharziose häufiger. Die Altersverteilung von Blasenkarzinomen ist aus Abb.40 zu entnehmen. Man erkennt, daß die Erkrankung bereits im Alter von 30 Jahren manifest werden kann, die Häufigkeit steigt mit zunehmendem Alter kontinuierlich an. Bei Kindern sind Blasenkarzinome extrem selten, möglich sind auch Blasensarkome, insbesondere das embryonale Rhabdomyosarkom. Mauermayer u.Mitarb. (1977) fanden in der Weltliteratur 82 kindliche und jugendliche Übergangszelltumoren der Harnblase.

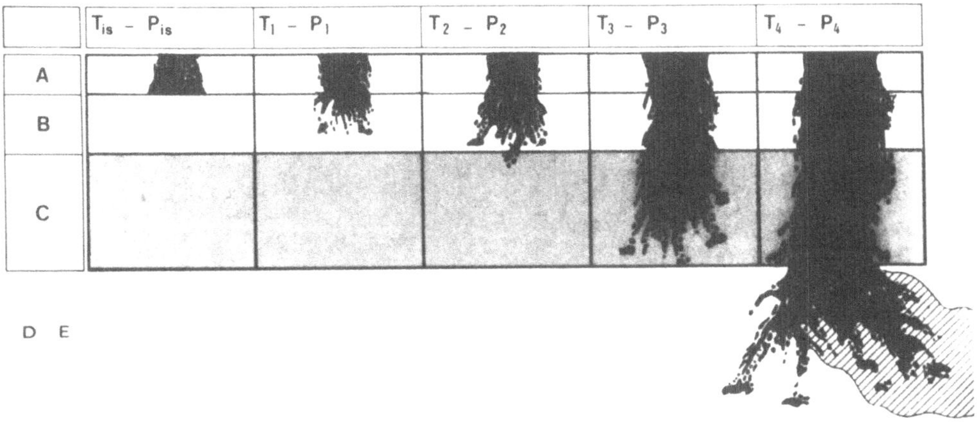

Abb. 41. Schematische Darstellung der Kategorie T und P bei Blasenkarzinomen. A - Urothel; B - Lamina propria; C - Muskelschicht; D - perivesikales Fettgewebe; E - Nachbarorgane (aus de Voogt u.Mitarb., 1977)

Die Blasenkarzinome haben, verglichen mit anderen Tumoren, einige Besonderheiten von therapeutischem Interesse. So ist zunächst die bereits erwähnte Tatsache wichtig, daß die Karzinome im gesamten Urothel auftreten können (s. auch das Symbol (m) der TNM-Klassifikation). Die Tumoren sind am häufigsten in der Blase, sie finden sich dort vielfach sogar zur gleichen Zeit *multifokal* (Skinner u.Mitarb., 1974; Althausen u.Mitarb., 1976; Koss u.Mitarb., 1977; Williams u.Mitarb., 1977). Von großer Bedeutung ist auch die Häufigkeit des simultanen oder sukzessiven Auftretens von Blasenkarzinomen in der Urethra. Koss (1975) stellt aufgrund einer Literaturanalyse heraus, daß bis zu 18% aller Blasenkarzinome auch in der Urethra auftreten können. Die Zahl von 12,5% wurde in Zystektomiepräparaten, d.h. zu Beginn der Behandlung beobachtet (Schellhammer u. Whitmore, 1976).

Neben dem multifokalen Auftreten von Blasentumoren besteht auch ein typisches *Invasionsverhalten*. Aus Abb.41 ist zu entnehmen, daß die Tumoren in die verschiedenen Schichten der Blase: Urothel, Lamina propria, Muskelschicht, in das perivesikale Gewebe und zuletzt in die benachbarten Organe nacheinander eindringen. Verglichen mit Tumoren in anderen Organen ist das besondere Invasionsverhalten dadurch zu erklären, daß die Blase ein Hohlraum ist, in deren Schleimhaut das Karzinom entsteht. Deshalb ist bei der prätherapeutischen Klassifizierung wegen des kleinen Tumorvolumens, aber der möglicherweise großen Invasionstiefe die Irrtumswahrscheinlichkeit bei der Festsetzung der T-Kategorie besonders groß (Tabelle 26). Wenn die Blasentumoren die Mukosa noch nicht überschritten haben, sind Fernmetastasen selten, wenn die Tumoren bereits in das perivesikale Fettgewebe eingedrungen sind, finden sie schnell Anschluß an die Lymph- bzw. Blutgefäße. Cooling (1959) konnte nachweisen, daß bei 83 von 98 Patienten der in das perivesikale Fettgewebe eingedrungene Tumor bereits in Lymph- oder Blutgefäße eingebrochen war (Tabelle 27). Wenn ein Einbruch in Lymphspalten erfolgt ist, werden zunächst die Lymphknoten der Iliaca interna befallen, als zweite Station kommen die Lymphknoten der Externa-Gruppe in Frage. Tabelle 28 zeigt, daß bei lympho-

Tabelle 26. Die Genauigkeit der klinischen Stadieneinteilung beim Blasenkarzinom, überprüft durch histologische Aufarbeitung des Operationspräparates (nach Whitmore u.Mitarb., 1977)

Klinisches Stadium	Zahl der Patienten	Stadium bei der histopathologischen Aufarbeitung des Zystektomiepräparates							Zahl der Fälle mit höherem Stadium als klinisch vermutet
		O	A	B 1	B 2	C	D 1	D 2	
O	7	7	-	-	-	-	-	-	0/ 7 = 0%
A	17	-	15	2	-	-	-	-	2/17 = 12%
B 1	42	-	-	28	9	1	3	1	14/42 = 33%
B 2	39	-	-	-	16	8	6	9	23/39 = 59%
C	26	-	-	-	6	11	4	5	9/26 = 35%
D 1	6	-	-	-	-	-	3	3	3/ 6 = 50%

Tabelle 27. Häufigkeit der lymphogenen bzw. hämatogenen Metastasierung in Abhängigkeit von der jeweiligen Tumorinvasion. Die Zahlenangaben beruhen auf Autopsiebefunden

Tumorinvasion begrenzt auf	Zahl der Patienten	Jeweiliger Befall in Zahl der Fälle, bezogen auf die Gesamtzahl, bzw. in %				Autor
		Lymphknotenbefall		Fernmetastasen		
Mukosa	3	0/ 3	0%	0/ 3	0%	Jewett u. Strong (1946)
Muskularis	15	1/15	7%	1/15	7%	
Perivesikales Fettgewebe	89	33/89	34%	19/89	21%	
		Einbruch in Lymph- bzw. Blutgefäße		Fernmetastasen		
Mukosa	23	1/23	4%	2/23	9%	Cooling (1959)
Muskularis	29	16/29	55%	8/29	27%	
oberflächlich	18	6/18	33%	3/18	17%	
tief	11	10/11	91%	5/11	45%	
Perivesikales Fettgewebe	98	83/98	85%	67/98	68%	

Tabelle 28. Zusammenhang zwischen Lymphographiebefund und der Häufigkeit von Fernmetastasen (nach Turner u.Mitarb., 1976)

Lymphographiebefund	Zahl der Patienten	Prozentuale Häufigkeit von Fernmetastasen	
		Klinisch nachgewiesen	Autoptisch nachgewiesen
Negativ	131	9%	21%
Positiv	91	33%	56%

graphisch nachgewiesener Metastasierung in über der Hälfte der Fälle bereits hämatogene Aussaat vorliegt. Häufigkeit und Verteilung hämatogener Metastasen sind in Tabelle 29 zusammengestellt. Die Zahlen über die Irrtumswahrscheinlichkeit beim Staging von

Tabelle 29. Prozentuale Häufigkeit von hämatogenen Metastasen beim Blasenkarzinom. Die Metastasierung wurde entweder autoptisch oder durch Skeletszintigraphie nachgewiesen

Nachweismethode	Zahl der Patienten	Lunge	Leber	Knochen	Autor
Autopsie	49	18	28	2	Spooner, 1934
Autopsie	72	15	9	47	Committee on Ca-Reg.1934
Autopsie	55	29	42	18	Colston u. Leadbetter,1936
Autopsie (nur T3/T4)	89	20	29	12	Jewett, 1946
Autopsie	22	27	14	55	Flocks, 1946
Autopsie	39	40	13	37	Fetter u.Mitarb., 1959
Autopsie	77	39	51	22	Cooling, 1959
Autopsie	22	12	5	12	Gregl u.Mitarb., 1969
Autopsie	106	21	20		Melicow, 1974
Skeletszintigraphie	35			43	Tofe u.Mitarb., 1975
Autopsie	58	47	48		Murphy, 1975

Blasenkarzinomen sind von der Größe des Primärtumors abhängig. So berichtet Skinner (1976) über 50% Irrtumswahrscheinlichkeit bei der Unterscheidung von Karzinomen im Stadium B1 und B2. Whitmore u.Mitarb. (1977) sind der Auffassung, daß die Unterscheidung zwischen B2 und C von therapeutischer Bedeutung ist, die Fehlerquote beträgt jedoch im Durchschnitt bis zu 30%.

Eine weitere Eigenschaft der Blasenkarzinome ist das Auftreten von Zellverbänden und einzelnen Tumorzellen im Urin. Deshalb ist die mikroskopische Untersuchung des Harnsediments eine wichtige diagnostische Maßnahme sowohl für die Erstdiagnose als auch zur Verlaufskontrolle. Für Vorsorgeuntersuchungen ist die *Harnzytologie* ebenfalls von Bedeutung. Es ist möglich, daß bei Risikogruppen die Harnzytologie ebenso wichtig ist wie die Untersuchung von angefärbten Abstrichen in der Gynäkologie zur Frühdiagnose des Zervixkarzinoms (de Voogt u.Mitarb., 1977).

Für den Verlauf der Behandlung und für die Nachsorge ist von entscheidender Bedeutung, daß Blasenkarzinome mit weitaus größerer Häufigkeit, verglichen mit anderen Malignomen, rezidivieren. So

Tabelle 30. Prozentuale Änderung des Grading bei Rezidivtumoren. Von Rübben u.Mitarb. wurden zusätzlich 3-Jahresüberlebensraten angegeben

Grading des Primärtumors		Niedriger	Gleich	Höher	Niedriger und höher	Verstorben innerhalb von 3 Jahren
G1	a)	-	41	35	24	-
	b)	6	72	19	-	3
G2	a)	22	44	17	24	-
	b)	26	31	15	-	27
G3	a)	18	61	11	11	-
	b)	9	26	3	-	62

a) Barnes u.Mitarb. (1977) an 103 Patienten
b) Rübben u.Mitarb. (1977) an 147 Patienten

hat Koss (1975) in einer Literaturstudie zeigen können, daß bis zu 60% aller Blasenkarzinome innerhalb von 5 Jahren rezidivieren. Die Rezidive können sowohl einen anderen Malignitätsgrad als auch eine andere Klassifizierung wie der Primärtumor aufweisen.

In Tabelle 30 sind Angaben von zwei Autorengruppen über den *Wechsel des Grading* bei Tumorrezidiven zusammengestellt. Barnes u.Mitarb. (1977) fanden, daß bei 103 Patienten mit Rezidiven von Blasentumoren ein Wechsel des Grading zwar möglich ist, aber nicht unbedingt sich als Zunahme des Grading bemerkbar machen muß. Eine entsprechende Untersuchung wurde von den genannten Autoren auch bezüglich des Staging angestellt. Die meisten Patienten zeigten im Falle eines Rezidives (durch TUR gesichert) keine Änderung der Klassifizierung. Eine Änderung war, wenn überhaupt, ebenso häufig in positiver wie in negativer Richtung. Rübben u. Mitarb. (1977) konnten an 147 Patienten vergleichbare Befunde erheben; zusätzlich konnten sie nachweisen, daß das Grading der Rezidive die Prognose entscheidend beeinflußt.

Für die seltenen Tumoren nichtepithelialen Ursprungs (Tabelle 23) gibt es keine einheitlichen onkologischen Kennzeichen, da es sich um sehr unterschiedlich aufgebaute histologische Formen handelt. Allgemein gilt, daß für die vom Mesoderm ausgehenden Sarkome die gleichen Regeln gelten wie für die entsprechenden Sarkome der primär retroperitonealen Tumoren. Hervorzuheben ist, daß die sehr seltenen Leiomyosarkome erst bei Patienten im Alter von über 40 Jahren auftreten. Sie haben eine sehr schlechte Prognose. Rhabdomyosarkome, besonders die embryonalen Rhabdomyosarkome, treten im Kindesalter und nur sehr selten im Erwachsenenalter auf (Frohmüller u. Ackermann, 1975). Die embryonalen Rhabdomyosarkome werden auch als Sarcoma botryoides bezeichnet. Sie sind manchmal von den zuweilen in der Blase auftretenden eosinophilen Granulomen histologisch schwer zu trennen (Koss, 1975). Auch die malignen Lymphome der Blase werden bezüglich ihres onkologischen Verhaltens zusammen mit den primär retroperitonealen Tumoren behandelt. Im Sektionsmaterial findet sich bei den malignen Lymphomen eine Blaseninvasion mit einer Häufigkeit von 13% (Sufrin u.Mitarb., 1977).

5.1.4 Systematisierte Diagnostik

Bei Patienten mit Blasentumoren sind minimalerforderliche Basisuntersuchungen von der UICC zur TNM-Klassifizierung vorgeschrieben (s. Anhang). Darüber hinaus halten wir in Verbindung mit dem Register und der Verbundstudie für Harnwegstumoren der RWTH Aachen folgende Basisuntersuchungen für notwendig:

- Klinische Untersuchung
- Laborchemische Untersuchung
- Harnzytologie
- Röntgen-Thorax, Ausscheidungsurogramm
- Urethrozystoskopie mit bimanueller Untersuchung in Narkose
- Multiple Biopsien, probatorische TUR

Zusätzlich zu den Minimalerfordernissen der UICC von 1978 werden also die Harnzytologie (de Voogt u.Mitarb., 1977) und multiple Biopsien für notwendig erachtet, um eine makroskopisch nicht erkennbare Karzinomausbreitung des Tumors oder multilokuläres Tumorwachstum zu erfassen.

Tabelle 31. Zusammenstellung der radiologischen Untersuchungstechniken, welche für die geplante Behandlung in Frage kommen

Vorgesehene Behandlung	Stufenzystogramm	Leberszintigramm	Knochenszintigramm	Röntgenskelet	Lymphographie/bzw. Staging-OP	Computertomographie zur Bestrahlungsplanung	Nierensequenzszintigramm
Alleinige TUR	-	-	-	-	-	-	(+)
TUR mit definitiver Radiatio	(+)	-	-	-	(+)	+	+
Zystektomie mit Vorbestrahlung	+	+	+	(+)	+	(+)	+
Palliative Behandlung	+	+	+	(+)	(+)	(+)	+

+ - Notwendige Untersuchung
(+) - Untersuchung kann bei Bedarf durchgeführt werden
\- - Als Routinemaßnahme nicht notwendige Untersuchung

Wenn die Kategorien T und G festgelegt sind, müssen in Abhängigkeit von der geplanten Therapie weitere diagnostische Verfahren zur Anwendung kommen. Ziel dieser Untersuchungen ist vor allem die Festlegung der N- und M-Kategorie. In der Regel orientiert sich der Umfang der in Frage kommenden diagnostischen Maßnahmen an der bereits ermittelten T- und G-Kategorie, zu berücksichtigen sind ferner Alter und Allgemeinzustand des Patienten. Da jeder Klassifizierungsgruppe ein festgelegtes Behandlungsschema zugeordnet wird, kann die in Tabelle 31 aufgeführte radiologische Zusatzdiagnostik zweckmäßigerweise den in Tabelle 33 aufgestellten Behandlungsvorschlägen zugeordnet werden.

Besonders hinzuweisen ist in diesem Zusammenhang auf die Ganzkörper-Computertomographie, die im Falle einer alleinigen TUR nicht unbedingt erforderlich ist (Karstens u.Mitarb., 1978). Demgegenüber ist die Computertomographie bei anderen Behandlungsplanungen aus folgenden Gründen sinnvoll:

- Unter Umständen Darstellung einer Tumorinvasion in das kleine Becken.

- Im Falle einer Bestrahlung als Grundlage der technischen Bestrahlungsplanung.

Die genannten Basisuntersuchungen sind in der Regel bereits erfolgt, bevor die N- und M-Kategorien festgelegt werden. Auf Laboruntersuchungen soll hier nicht weiter eingegangen werden;

zur Beurteilung des Therapieeffektes und als Verlaufskontrolle ist die Bestimmung des CEA sinnvoll (Hering u.Mitarb., 1976).

Die zur Verfügung stehenden radiologischen Techniken zur Behandlungsplanung können beim klinisch nachgewiesenen Blasenkarzinom in drei Gruppen eingeteilt werden:

1. Basisdiagnostik, die bei jedem Tumor einzuleiten ist.
2. Zusatzdiagnostik, welche nach histologischer Sicherung der Diagnose und der Klassifizierung von T zur Festlegung der N- und M-Kategorie erforderlich ist.
3. Untersuchungen zur Verlaufskontrolle.

Zu 1:

Die Basisdiagnostik wird bereits bei jedem Patienten mit Verdacht eines Blasenmalignoms durchgeführt. Innerhalb der radiologischen Techniken handelt es sich hier um die übliche Röntgenuntersuchung des Thorax, das Ausscheidungsurogramm und gegebenenfalls - zur Beurteilung der Motilität der Blasenwand - um das Stufenzystogramm. Ergänzend kann eine Ganzkörper- Computertomographie des kleinen Beckens durchgeführt werden, vielleicht kann die CT bei verschiedenen Füllungszuständen der Blase auch das Stufenzystogramm ersetzen. Aufgrund der Ergebnisse der Untersuchungen erfolgt dann zusammen mit den früher erhobenen Befunden: Zystoskopie, bimanuelle Untersuchung in Narkose, die Festlegung von T.

Mit dem Ganzkörper-Computertomographen können Querschnitte in Höhe der Blase angefertigt werden, die zum Zwecke der Bestrahlungsplanung in der Regel das Organ ohne Füllung mit Kontrastmittel bereits darstellen. Es ist jedoch durchaus möglich, einen besseren Kontrast zu erhalten, wenn man 20 ml Conray intravenös injiziert. In Sonderfällen, wenn die Aufnahmen mit dem Ganzkörper-Computertomographen über die Zwecke der Bestrahlungsplanung hinaus zur exakteren Klassifizierung beitragen sollen, ist es möglich, durch einen Katheter nach zusätzlicher Luftfüllung sozusagen im Doppelkontrastverfahren in das Lumen der Blase hineinragende Tumoren darzustellen (Seidelmann u.Mitarb., 1977).

Zu 2:

Zur Klassifizierung von N und M erfolgt eine radiologische Zusatzdiagnostik, deren Umfang sich an der geplanten Therapie orientiert (Tabelle 31). Es handelt sich um die Knochenszintigraphie, welche bei pathologischen Befunden durch gezielte Röntgenaufnahmen des Skeletsystems zu ergänzen ist, die Leberszintigraphie, die Lymphographie und die Angiographie. Die Computertomographie ist auch zur Zusatzdiagnostik zu rechnen, wenn sie nicht bereits im Rahmen der Basisdiagnostik eingesetzt worden ist.

In Tabelle 29 waren die prozentualen Häufigkeiten des Auftretens von hämatogenen Metastasen in verschiedenen Organen aus größtenteils Autopsiebefunden verschiedener Autoren zusammengestellt. Die durchschnittliche Häufigkeit von Knochenmetastasen beträgt 26%, die durchschnittliche Häufigkeit von Lebermetastasen ist ebenso groß, diejenige von Lungenmetastasen 21%. Die genannten drei Organe werden mit praktisch gleicher Häufigkeit befallen. Da bei allen Patienten Röntgenuntersuchungen des Thorax durchgeführt werden, ist es ebenso zu fordern, daß Leber und Skeletsystem bei Tumoren der Klassifizierung T3 untersucht werden. Deshalb erscheint es auch nicht gerechtfertigt, daß in neueren Arbeiten zum Teil auf Untersuchungen wie Leber- und Skeletszintigraphie zur Operationsplanung nicht hingewiesen wird.

Die Lymphographie rechnet zu den Zusatzuntersuchungen. Sie ist indiziert bei invasiven Blasenkarzinomen der Klassifizierung T3, unter Umständen auch bei T4. Da es sich um eine für den Patienten belastende Untersuchung handelt, sollte vorher durch Leber- und Knochenszintigraphie eine hämatogene Metastasierung ausgeschlossen werden. Hinsichtlich der Indikationsstellung bei Tumoren der Klassifizierung T1 und T2 ist zu beachten, daß die erste Lymphknotenstation durch die übliche Fußrückenlymphographie nicht erfaßt wird. Aus diesem Grund wird, wenn möglich, eine Staging-OP durchgeführt. Die Problematik ist durch die Lymphknotenanatomie zu begründen:

Nach Fuchs (1968) münden die Lymphgefäße der vorderen Blasenwand in die Lymphonodi vesicales anteriores und laterales. Diese stehen ihrerseits in Verbindung mit den Lymphknoten der Iliaca-externa-Gruppe, die ebenfalls direkt aus der Blasenwand einzelne Lymphgefäße aufnehmen können. Aus der hinteren Blasenwand gehen die Lymphgefäße zu den Lymphonodi vesicales posteriores und laterales und von dort in die Lymphknoten der Iliaca externa. Einzelne Lymphgefäße der Harnblase münden direkt in die Lymphonodi glutaei superiores und inferiores sowie in die Lymphknoten der Obturatoriusgruppe. Die efferenten Lymphgefäße der Lymphonodi glutaei sind mit den Lymphonodi iliaci communes verbunden. Zu den ersten regionären Lymphknotenstationen der Harnblase rechnen die Lymphonodi vesicales, anteriores, laterales und posteriores. Sie sind im perivesikalen Fettgewebe gelegen und lymphographisch nicht darstellbar. Die anderen primären Lymphknotenstationen, die Gruppen der Glutaei inferiores und superiores sowie die Lymphknoten der Obturatoriusgruppe werden durch die Lymphographie nur sehr inkonstant dargestellt, so daß ein Befall nicht zu diagnostizieren ist. Nur die Lymphknoten der Externa- und Communisgruppe, alles regionäre Lymphknotenstationen zweiter und dritter Ordnung, sind im Lymphogramm regelmäßig mit Kontrastmittel gefüllt und werden damit der röntgendiagnostischen Beurteilung zugänglich (vergl.Abb.10).

Die Häufigkeit des Befalls von Lymphknoten ist bereits aus Tabelle 27 zu entnehmen. Man erkennt, daß Tumoren, die bereits in das perivesikale Fettgewebe eingebrochen sind, fast immer im mikroskopischen Bild eine Invasion in Lymphknoten oder Lymphgefäße aufweisen. Auch aus Tabelle 32 geht hervor, daß die Häufigkeit des Lymphknotenbefalls mit der Größe des Primärtumors ansteigt. Man sollte jedoch zusätzlich das Grading berücksichtigen, wenn die Indikation einer Lymphographie festzulegen ist. So empfehlen Elke u.Mitarb. (1976) die Indikation der Lymphographie nicht nur an der Klassifizierung, sondern auch an der histologischen Differenzierung zu orientieren, da mit der Infiltrationstiefe und der Entdifferenzierung des Tumors die Metastasenhäufigkeit zunimmt.

Die diagnostische Treffsicherheit der Lymphographie beim Blasenkarzinom wurde von mehreren Autoren eingehend untersucht, es wurden folgende Zahlen erhalten:

Goffinet u.Mitarb. (1975): 80%,
Wajsman u.Mitarb. (1975): 94%,
Johnson u.Mitarb. (1976): 90%,

Tabelle 32. Prozentuale Häufigkeit des Lymphknotenbefalls beim Blasenkarzinom, nachgewiesen durch Lymphographie. Bei einem Teil der Autoren sind die Lymphographiebefunde nicht der jeweiligen T-Kategorie zugeordnet

Zahl der Patienten	Positiver Lymphographie-befund (insgesamt)	Positiver Lymphographie-befund (in Abhängigkeit vom Stadium) T1	T2	T3	T4	Autor
46	30	-	-	-	-	Ludvik u. Hohenfellner (1965)
31	29	-	-	-	-	MacDonald u. Wallace (1965)
68	25	-	-	-	-	Fuchs (1968)
155	41	-	-	-	-	Rummelhardt u. Fussek (1970)
742	29	-	-	-	-	Elke u.Mitarb. (1976)
66	39	0		44	71	Gregl u.Mitarb. (1969)
40	-	-	-		54	Novak u.Mitarb. (1971)
80	-	-	9	16	57	Johnson u.Mitarb. (1976)
119	24	13	8	22	-	Rost u.Mitarb. (1976)
196	40		31	36	59	Turner u.Mitarb. (1976)
161	-	-	7	29	55	Zy,in:Elke u.Mitarb. (1976)

Rost u.Mitarb. (1976): 82%,
Turner u.Mitarb. (1976): 90%.

Die angegebenen Zahlen über die Treffsicherheit der Lymphographie wurden von den meisten Autoren operativ, manchmal auch autoptisch überprüft. Sie liegt im Durchschnitt bei 90%. Die jetzt vorliegenden Zahlen erlauben jedoch noch nicht eine Aufschlüsselung in falsch positive und falsch negative Befunde, wie es bei der entsprechenden Analyse der Treffsicherheit der Lymphographie bei Hodentumoren und beim Prostatakarzinom möglich ist.

Die sorgfältige Indikationsstellung der Lymphographie wird dadurch unterstrichen, daß aufgrund einer Untersuchung von Turner (1976) an 131 Patienten mit negativem lymphographischem Befund 9% klinisch und 21% autoptisch hämatogene Metastasen aufwiesen. 91 Patienten mit positivem lymphographischem Befund zeigten klinisch zu 33% und autoptisch zu 56% hämatogene Metastasen (Tabelle 28). Aus diesem Grunde ist es wichtig, vor der beabsichtigen Lymphographie und nach histopathologischer Sicherung der Invasionstiefe des Primärtumors zunächst eine Leber- und Knochenszintigraphie anzufertigen, um hämatogene Metastasen auszuschließen.

Zusammenfassend kommt der Lymphographie beim Blasenkarzinom also folgende Bedeutung zu:

- Zum Zweck der Bestrahlungsplanung ist die Lymphographie in der Regel nicht notwendig, da die von uns vorgeschlagene Bestrahlungstechnik bei fortgeschrittenen Tumoren die Lymphknoten des kleinen Beckens in das Strahlenfeld einbezieht, ob sie lymphographisch befallen sind oder nicht. Die Feldbegrenzungen, welche die Lymphknoten des kleinen Beckens einschließen, sind in der Regel ohne Lymphographie mit Hilfe der Anatomie des Beckenskeletts zu bestimmen.

- Für den Fall einer definitiven Strahlentherapie bei fortgeschrittenen Blasenkarzinomen kommt der Lymphographie zur Bestrahlungsplanung eine gewisse Bedeutung zu. Denn eine Strahlentherapie mit definitiver Zielsetzung ist nur möglich, wenn die lumbalen Lymphknoten lymphographisch frei von Metastasen sind.

- Für den Fall einer Zystektomie ist die Lymphographie von Bedeutung, da die Zystektomie nur bei unauffälligem lymphographischem Befund mit kurativer Zielsetzung durchführbar erscheint

Abschließend soll darauf hingewiesen werden, daß es auch eine Methode gibt, um die Lymphknotengruppen der Iliaca interna lymphographisch darzustellen. Bei der von Böcker u.Mitarb. (1976) ausgearbeiteten Methode können die regionalen Lymphknoten der Harnblase dargestellt werden, wenn Lipiodol unter endoskopischer Sicht in die Submukosa infiltriert wird. Ergebnisse an größeren Patientenzahlen stehen jedoch noch aus, die Methode hat sich auch noch nicht in der klinischen Routine durchsetzen können.

Es gibt noch drei weitere mögliche radiologische Zusatzuntersuchungen, die zur Unterstützung der Festlegung der T-Kategorie von Nutzen sein können. Es handelt sich um das Stufenzystogramm, die Doppelkontrastfüllung der Blase und die Beckenangiographie.

Während das einfache Zystogramm keine diagnostische Hilfe zur Festlegung von T bringt (Lang, 1969), kann das Stufenzystogramm unter Umständen die Festlegung von T unterstützen. Ursprünglich wurde die Untersuchung eingeführt, um die Tiefe der Infiltration des Tumors in die Muscularis und das perivesikale Fettgewebe darzustellen. Es hat sich jedoch herausgestellt, daß durch entzündliche Vorgänge oder durch vorausgegangene TUR Artefakte vorgetäuscht werden, welche die Treffsicherheit des Stufenzystogramms auf 50% reduzieren (Lang, 1969).

Die Doppelkontrastzystographie kann in Ausnahmefällen angewendet werden, insbesondere bei Divertikeln, da 4% aller Divertikel Karzinome enthalten (Knappenberger u.Mitarb., 1960).

Durch die Beckenangiographie kann perivesikales Tumorwachstum nachgewiesen werden. Die Angiographie erlaubt jedoch keine Differentialdiagnose zwischen benignen und malignen Tumoren und gibt auch keine sicheren Zeichen zur Bestimmung des Differenzierungsgrades. Die Beckenangiographie kann jedoch zwischen Tumorwachstum, welches auf die Blasenwand beschränkt ist, und perivesikalem Tumorgeschehen unterscheiden und hat insofern zur Ermittlung der T-Kategorie eine Bedeutung (Nilsson, 1968).

Zu 3:

Zur Verlaufskontrolle kommen theoretisch alle unter Basisdiagnostik und Zusatzdiagnostik erwähnten Techniken in Frage. Da es sich teilweise um belastende Untersuchungen handelt, kann auf einfachere nuklearmedizinische Techniken wie Nierensequenzszintigraphie bei Bedarf ausgewichen werden. Für die Verlaufskontrolle ist die Harnzytologie von Bedeutung. Neben der bekannten

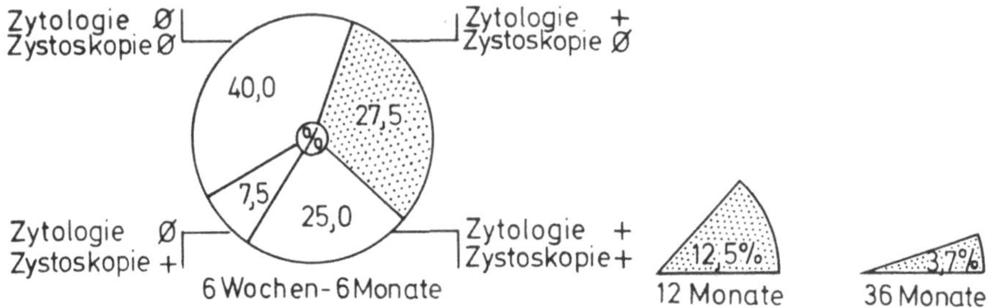

Abb. 42. Korrelation zwischen zytologischen und zystoskopischen Befunden bei Verlaufskontrollen (3 Jahre) von 109 Patienten mit operiertem Blasenkarzinom. In vielen Fällen wurde ein Rezidiv zytologisch früher gefunden (27,5%). Es wurden jedoch auch bei 7,5% der Patienten falsch negative zytologische Befunde erhalten. Die Diskrepanz zwischen zytologisch positivem und zystoskopisch negativem Befund wird mit der Zeit geringer (12,5% nach 12 Monaten und 3,7% nach 3 Jahren) (aus de Voogt u.Mitarb., 1977)

Tabelle 33. Vorschlag einer am TNM-System orientierten Behandlungsplanung von Übergangszellkarzinomen der Blase. In der Tabelle ist berücksichtigt, daß undifferenzierte Tumoren der Klassifizierung TA und Tumoren der Kategorie T3 G1 bisher nicht beobachtet wurden. Nach Lutzeyer u. Rübben (1977) und Karstens u.Mitarb. (1978)

T \ G	G 1	G 2	G 3	Undifferenziert
TA	TUR	TUR	TUR bei Rezidiv definitive Radiatio	-
T1	TUR	TUR bei Rezidiv definitive Radiatio	TUR mit definitiver Radiatio	Zystektomie mit Vorbestrahlung
T2	TUR	TUR mit definitiver Radiatio	Zystektomie mit Vorbestrahlung	Zystektomie mit Vorbestrahlung
T3	-	Zystektomie mit Vorbestrahlung	Zystektomie mit Vorbestrahlung	Zystektomie mit Vorbestrahlung
T4 N > 1 M ≠ 0	Palliative Behandlung			

Indikation bei der primären Diagnostik hat die Harnzytologie ihre feste Stellung als regelmäßige Kontrolluntersuchung zur Früherfassung von Rezidiven, da bei 27% der Patienten mit negativer Zystoskopie, aber positiver Zytologie, ein rezidivierendes Blasenkarzinom nachzuweisen ist (vergl.Abb.42).

Die Zusatzdiagnostik beinhaltet somit für den Patienten zum Teil sehr belastende Untersuchungen, dies gilt insbesondere für die "Staging-Laparotomie". Die Indikation solcher diagnostischer

Tabelle 34. Zusammenstellung einiger bekannter Verfahren zur Behandlung des Blasenkarzinoms

Jahreszahl	Therapeutische Maßnahme	Autor	Aktualität
1875	Suprapubische Blasentumor-Exzision	Billroth	(+)
1879	Zystoskopie(1877),Transurethrale Koagulation,Resektion (Galvanokaustik)	Nitze	+
1885	Blasenteilresektion	Sonnenburg	+
1887	Totale Zystektomie	Bardenheuer	+
1903	Intrakavitäre Radiumtherapie	Cleaves	-
1935	Ileum-Conduit	Seiffert	+
1936	Perkutane konventionelle Strahlentherapie	Fergusson	-
1943	Perkutane Strahlentherapie mit Megavoltgeräten	Colby u. Schulz	+
1948	Podophyllin zur Behandlung der Blasenpapillomatose	Semple	-
1956	Radikale Zystektomie mit Lymphonodulektomie	Whitmore u. Marshall	(+)
1974	Endolymphatische Therapie	zum Winkel u.Mitarb.	(+)

\- Nicht mehr übliche Methode
(+) Therapeutische Maßnahme kann eingesetzt werden
\+ Zur Zeit übliche therapeutische Maßnahme

Maßnahmen ist deshalb individuell exakt zu stellen. Unterstützt werden solche Überlegungen durch Berichte anderer Autoren über die Häufigkeit des Auftretens von Metastasen in Abhängigkeit vom Ausmaß der Invasion des Primärtumors. Durch die Frequenz des Auftretens von Metastasen sind die Indikationen von Behandlungsverfahren mit kurativer Zielsetzung eingeschränkt. Aus Tabelle 31 sind somit für den Einzelfall die Indikationen von Zusatzuntersuchungen ersichtlich, die in gleicher Weise von T und G sowie dem geplanten Therapieverfahren (Tabelle 33) abhängen.

5.1.5 Therapeutische Verfahren

Zur Behandlung von Blasenkarzinomen gibt es eine Vielzahl von therapeutischen Verfahren, die in Tabelle 34 zusammengestellt sind. Im Rahmen einer systematisierten Behandlungsplanung wird versucht werden, in Abhängigkeit von der Größe der Tumorinvasion und vom Grading die günstigste Behandlungsmöglichkeit herauszustellen.

Im Anschluß an die ausnahmslos durchgeführte TUR mit histopathologischer Sicherung der Diagnose gibt es eine Reihe operativer Techniken, die von der Blasenteilresektion bis zur radikalen Zystektomie reichen. Seit den ersten, in der Literatur mitgeteilten operativen Eingriffen beim Blasenkarzinom (Tabelle 34) sind folgende operative Techniken entwickelt worden:

TUR, Blasenteilresektion und die große Gruppe der Zystektomien mit supravesikaler Harnableitung; die Exstirpation der Blase kann von der einfachen Zystektomie bis zur sogenannten radikalen Zystektomie reichen. Hierunter versteht man die Entfernung der Harnblase mit dem umgebenden Gewebe und dem anliegenden Peritoneum, beim Mann auch der Prostata und der Samenblasen, bei der Frau werden Uterus, Adnexen und oberes Drittel der Vagina einbezogen. Außerdem ist die Lymphonodulektomie des kleinen Beckens bis zur Bifurkation der Aorta Bestandteil der Operation (Whitmore u. Marshall, 1962). Die Indikation zur radikalen Zystektomie wäre kaum Gegenstand häufiger Diskussionen, gäbe es nicht das Problem der Harnableitung (Melchior, 1976). So muß die beste Lösung, die äußere Harnableitung durch Ileum- oder Kolonkonduit, um den Preis der Harninkontinenz erkauft werden.

Blasenkarzinome gelten als wenig strahlensensible Tumorformen. Als tumorwirksame Dosen werden bis zu 75 Gy empfohlen (Bloedorn, 1973). Derartig hohe Dosen können nur im begrenzten Tumorvolumen erreicht werden, da die Nachbargewebe der Blase, insbesondere die Darmschleimhäute, so hohe Dosen nicht ohne erhebliche Schäden überstehen können. Somit bedarf die definitive Strahlentherapie einer äußerst sorgfältigen Indikationsstellung und Bestrahlungsplanung. Dabei wird unter *definitiver Strahlentherapie* die alleinige Beherrschung des Tumorgeschehens durch Strahlentherapie verstanden. Aufgrund der Ergebnisse von Goffinet u.Mitarb. (1975) ist die Strahlenreaktion der Blase gering und wenig häufig, wenn das Strahlenfeld nur die Blase einschließt. Wenn die Bestrahlungsfelder die Lymphknoten des kleinen Beckens einbeziehen, sind die Schäden der Darmschleimhaut häufiger. Im ersten Fall zeigten aufgrund einer Analyse der genannten Autoren nur 9 von 191 Patienten Schäden der Darmschleimhaut, im zweiten Fall fanden sich bei 22 von 193 Patienten entsprechende Schäden. Die Fraktionierung und technische Durchführung der definitiven Strahlentherapie muß deshalb mit größter Sorgfalt erfolgen.

Zur Durchführung der perkutanen Strahlentherapie kommen ausschließlich Megavoltgeräte in Frage. Einstelltechnik und Fraktionierung richten sich nach Lage und Größe des Zielvolumens. Die interstitielle und die intrakavitäre Strahlentherapie mit Radiumpräparaten (Friedman, 1968) hat sich bisher in der klinischen Routine nicht durchsetzen können. Die Kombination von interstitieller Behandlung mit Radiumnadeln und perkutaner Strahlentherapie wurde von van der Werf-Messing (1973) bezüglich ihrer Effektivität untersucht, die Methode ist ebenfalls noch nicht Bestandteil der klinischen Routine. Goffinet u.Mitarb. (1975) haben die Möglichkeit der Implantation von Jod-125-Seeds untersucht, diese Technik ist ebenfalls noch nicht in die klinische Routine eingeführt.

Die häufigste Indikation der Strahlentherapie von Blasenmalignomen wird in Verbindung mit operativen Techniken gesehen. Man hat hierfür an Stelle des bisherigen Begriffs der Behandlungsplanung mit kurativer Zielsetzung den Ausdruck "integrierte Behandlung" eingeführt (Rush u. Greenlaw, 1968; Caldwell, 1975). Unter dem Begriff der *integrierten Behandlung* versteht man die Kombination von Bestrahlung und operativen Techniken im Rahmen einer Behandlungsplanung mit kurativer Zielsetzung. Die integrierte Behandlung gilt sowohl für die prä- als auch für die

Tabelle 35. 5-Jahresüberlebensraten beim Blasenkarzinom in Abhängigkeit vom Therapieverfahren

Therapieverfahren	Zahl der Patienten	5-Jahresüberlebensraten (%)									Autor
		T1		T2		T3			T4		
		A		B 1	B 2		C	D 1		D 2	
Intrakavitäre Radiumtherapie	50		85			47			0		Friedman (1958)
Definitive externe Radiatio	90	80§		57		31			10		Frank (1970)
Definitive externe Radiatio	348	-		26	21		19	9		0	Miller u. Johnson (1973)
Definitive externe Radiatio	384	35		42	35		20		8		Goffinet u.Mitarb. (1975)
Definitive externe Radiatio	25		73§			36§					Cummings u.Mitarb. (1976)
Vergleiche a) 60 Gy	32	-		-		16 &			-		Miller u. Johnson (1973)
über den b) 40 Gy + OP	35	-		-		46 &			-		
Wert der a) 60 Gy	91	-		-		21 &&			-		Wallace u. Bloom (1976)
Vorbestrah- b) 40 Gy + OP	98	-		-		33 &&			-		
lung bei T3 40 Gy + OP	89	-		-		50			-		Van der Werf-Messing (1975)
Radikale Zystektomie	230		47		17		13	4		0	Whitmore (1962)
Radikale Zystektomie	97	-		-		-		7		0	Laplante u. Brice (1973)

§ - Nur geringe Fallzahlen
& - Statistisch signifikante Zahlenpaare
&& - Statistisch nicht signifikante Zahlenpaare

Tabelle 36. 5-Jahresüberlebensziffern beim Blasenkarzinom in Abhängigkeit vom klinischen Stadium und vom Therapieverfahren (nach Whitmore u.Mitarb., 1977)

	5-Jahresüberlebensziffern							
Klinisches Stadium	1949-1958:Radikale Zystektomie ohne Radiatio		1949-1970:Definitive Radiatio, bei "Versagern". Radikale Zystektomie		1959-1965:Radikale Zystektomie nach 40 Gy Vorbestrahlung		1966-1970:Radikale Zystektomie nach 20 Gy Vorbestrahlung	
O	5/ 7		1/ 1		8/ 9		1/ 1	
A	11/17	53%	7/ 9	55%	8/13	59%	4/ 6	54%
B 1	19/42		18/37		18/36		10/22	
B 2	6/38	16%	12/38	30%	12/35	34%	18/43	40%
C	4/26		4/15		5/15		3/ 9	
D 1	0/ 6		0/4		0/11		0/ 5	

postoperative Bestrahlung. Die Ergebnisse zahlreicher Arbeitsgruppen liegen vor, die wohl aussagekräftigsten stammen von Miller u. Johnson (1973), van der Werf-Messing (1975), Wallace u. Bloom (1976) (Tabelle 35), ferner von Whitmore u.Mitarb. (1977) (Tabelle 36). Nicht erwähnt wurden in Tabelle 35 die Zahlen von Powel-Smith u. Reid (1970), Blackard u. Byar (1972), Veenema u.Mitarb. (1972), Deweerd u. Colby (1973), Prout u.Mitarb. (1973), Prout (1976,1977); die den einzelnen Untersuchungen zugrundeliegenden Zahlen sind zum Teil klein, einige Untersuchungen sind noch nicht abgeschlossen.

Während die Indikation der integrierten Strahlentherapie als präoperative Maßnahme bei Tumoren der Klassifizierung T3 feststeht, ist die Situation bei Tumoren der Klassifizierung T4 kein Gegenstand von Diskussionen, da die Prognose schlecht ist. Hierbei sollte der Versuch der Strahlentherapie im Vordergrund stehen, radikale operative Maßnahmen haben ebenfalls eine palliative Zielsetzung, insbesondere bei massiven Blutungen.

Mit der Effektivität der Strahlentherapie bei Tumoren der Klassifizierung T1 und T2 ohne Berücksichtigung des Grading haben sich Whitmore u.Mitarb. (1977) befaßt. Wie aus Tabelle 36 ersichtlich ist, haben die Autoren vier Gruppen von Patienten unterschieden. Bei den Patienten der ersten Gruppe wurde nur eine radikale Zystektomie durchgeführt, bei der zweiten Gruppe wurde etwa ein Jahr nach Ende der Strahlentherapie zystektomiert, wenn sich ein Rezidiv gezeigt hatte. Die Patienten der Gruppe drei erhielten 40 Gy. 6 Wochen nach Abschluß der Bestrahlung erfolgte die radikale Zystektomie. Die vierte Gruppe erhielt 20 Gy, eine Woche nach Ende der Bestrahlung erfolgte wieder die radikale Zystektomie. Die in Tabelle 36 zusammengestellten Zahlen zeigen eindeutig, daß die Blasenkarzinome der Klassifizierung T1 und T2 oder O, A, B1 für alle aufgezählten Behandlungstechniken die gleichen Überlebensraten, bezogen auf 5 Jahre, aufweisen. Man könnte deshalb bei Tumoren der Klassifizierung T1 und T2 eine definitive Strahlentherapie vorschlagen, Begründung hierfür ist die Tatsache, daß die im Falle eines Rezidivs vorgenommene Zystektomie die Überlebensrate nicht reduziert. Man nennt eine solche Zystektomie nach vorausgegangener definitiver Strahlen-

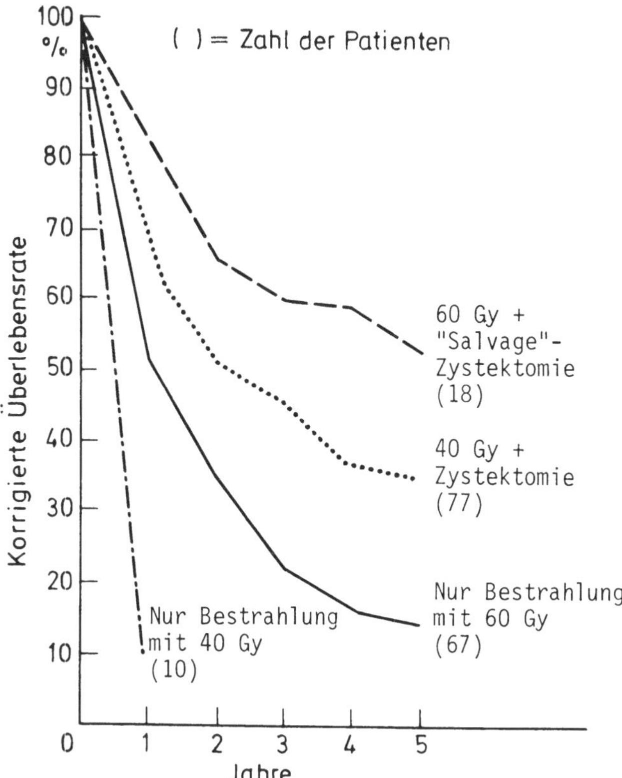

Abb. 43. Überlebensraten bei Patienten mit Blasenkarzinomen der Kategorie T3, die mit verschiedenen Techniken behandelt worden sind. Man erkennt, daß nach alleiniger Bestrahlung die ungünstigsten Ergebnisse erhalten wurden. Weitaus bessere Resultate wurden nach Vorbestrahlung und Zystektomie beobachtet. Die Zystektomie nach definitiver Strahlentherapie mit 60 Gy liefert scheinbar die günstigsten Ergebnisse, verglichen mit den übrigen Studien ist jedoch die Fallzahl gering. Es wird aber bewiesen, daß in einzelnen Fällen selbst nach Bestrahlung mit 60 Gy eine Zystektomie möglich ist (aus Wallace u. Bloom, 1976)

therapie "Rescue- oder Salvage-Zystektomie". Im Rahmen einer definitiven Strahlentherapie ist eine Zystektomie nicht vorgesehen. Bei Rezidiven ist jedoch eine Zystektomie möglich. Edsmyr (1975) ist der Auffassung, daß die Zystektomie im Falle eines Rezidivs nach definitiver Strahlentherapie eine relativ hohe Mortalität beinhaltet. Demgegenüber konnten Wallace u. Bloom (1976), sowie Galleher u.Mitarb. (1977), Whitmore u.Mitarb. (1977) und Johnson u.Mitarb. (1977) demonstrieren, daß die Mortalität einer Zystektomie nach definitiver Strahlentherapie nicht wesentlich höher ist als bei kombiniert-radiologischem Vorgehen. Grundvoraussetzung hierfür ist allerdings, daß die Zystektomie sofort im Rezidivfalle erfolgt. Eine definitive Strahlentherapie darf also nur dann durchgeführt werden, wenn die Voraussetzungen für engmaschige Kontrollen gewährleistet sind. Nur unter diesem Gesichtspunkt sind die günstigen Ergebnisse von Wallace u. Bloom (1976) zu bewerten, die an 18 Patienten mit "Salvage-Zystektomie" nach definitiver Strahlentherapie erhalten wurden (Abb.43).

Die integrierte Behandlung von Blasenkarzinomen beinhaltet auch die Möglichkeit der postoperativen Strahlentherapie nach Blasenteilresektion oder radikaler Zystektomie. In den letzten Jahren ist jedoch die postoperative Strahlentherapie in zunehmendem Maße zugunsten der präoperativen Strahlentherapie, soweit es Tumoren der Klassifizierung T3 betrifft, verlassen worden. Zu diskutieren ist auch im Rahmen der integrierten Strahlentherapie die Möglichkeit der präoperativen Strahlentherapie in Kombination mit postoperativer Strahlentherapie.

Mit der Höhe der einzustrahlenden Dosen haben sich zahlreiche Autoren befaßt, zuletzt Whitmore u.Mitarb. (1977). Whitmore u. Mitarb. empfehlen für die integrierte Behandlung des Blasenkarzinoms Herddosen von maximal 40 Gy, jedoch weisen die Autoren darauf hin, daß Herddosen von 20 Gy und von 40 Gy keine statistisch signifikanten Verbesserungen der Überlebensraten aufweisen (Tabelle 36). Wir sind jedoch der Auffassung, daß 40 Gy im Rahmen der integrierten Behandlung des Blasenkarzinoms aus strahlenbiologischen Gründen erforderlich sind, zumal diese Dosis von anderen Autoren für die Vorbestrahlung für notwendig erachtet wird (van der Werf-Messing, 1975). Schließlich ist auch die Frage der Fraktionierung von Bedeutung. Wenn bei der Vorbestrahlung in kurzer Zeit hohe Dosen appliziert werden, besteht das Risiko von Epitheliolysen der Dünndarmschleimhaut (Quastler, 1956). Die kritischen Dosen liegen bereits bei 30 Gy (Tabelle 6). Somit erfordert die integrierte Strahlentherapie eine sorgfältige Fraktionierung, für Herddosen von 40 Gy werden in der Regel mindestens 5 Wochen benötigt.

Bei Patienten mit radikaler Zystektomie ist eine postoperative Strahlentherapie zu erwägen, wenn Tumorreste zurückgeblieben sind.

Bei Tumorrezidiven mit fortgeschrittener Invasion und bei Metastasen kommt die palliative Strahlentherapie in Frage. Trotz der wenig strahlensensiblen Tumorformen kann durch die palliative Strahlentherapie eine Rückbildung des Tumorvolumens und ein gewisser analgetischer Effekt, besonders bei Knochenmetastasen, erreicht werden. Die perkutane Strahlentherapie mit palliativer Zielsetzung kann auch bei tumorbedingten Blasenblutungen diskutiert werden. Im allgemeinen genügen 40 bis 50 Gy Herddosis, um festzustellen, ob die klinische Symptomatik durch die palliative Strahlentherapie zu beeinflussen ist.

Zusammenfassend ist zur Strahlentherapie des Blasenkarzinoms zu bemerken, daß es zwar größere Statistiken gibt, welche die Ergebnisse der Strahlentherapie und Operation vergleichen. Die größten Zahlen sind in Tabelle 35 zusammengestellt. Vergleiche sind nur schwer anzustellen, weil die in den großen Zentren erhaltenen Resultate von Patienten stammen, die zum Teil auswärts sehr unterschiedlich vorbehandelt worden waren.

Die Möglichkeiten der Strahlentherapie sind also sehr unterschiedlich, sie reichen von der präoperativen Strahlentherapie über die definitive bis zur palliativen Bestrahlung. Wegen unterschiedlicher Verfahren sind die Auffassungen der Indikationsstellung auch sehr verschieden. Diese Gegebenheiten kommen besonders im Urologen Heft A 16 (1977) heraus, wo mehrere Autoren (Altwein u.Mitarb.; Mauermayer u. Tauber; Mayor; Rummelhardt; Zoedler u.Mitarb.) ihre Behandlungsvorstellungen gegenüberstellen. So unterschiedlich die einzelnen Behandlungsindikationen gestellt werden, so besteht doch Einigkeit darin, daß Grading und Staging in gleicher Weise berücksichtigt werden sollten.

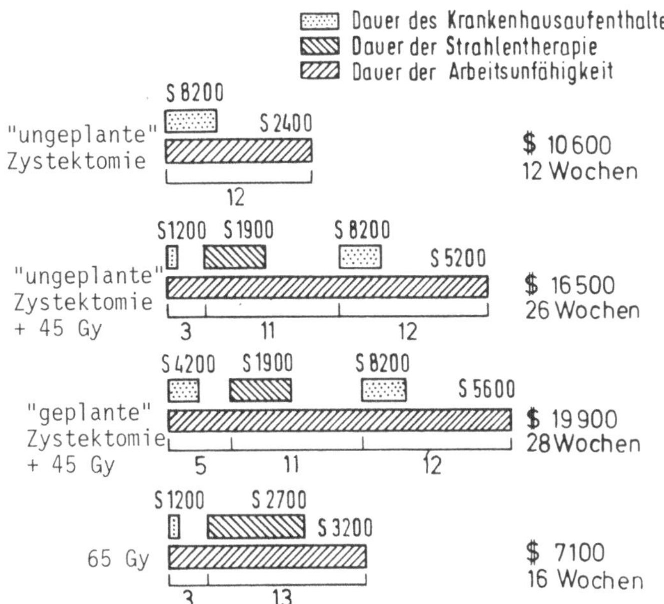

Abb. 44. Zusammenstellung der Kosten, der Dauer des Krankenhausaufenthaltes und der Dauer der Arbeitsunfähigkeit für unterschiedliche Behandlungsverfahren von Blasenkarzinomen. Man erkennt, daß die geringsten Kosten bei einer "ungeplanten" Zystektomie oder bei einer alleinigen Bestrahlung entstehen. Eine Zystektomie und Bestrahlung nach sorgfältiger Klassifizierung ist mit den höchsten Kosten verbunden. Wie aus Abb.43 hervorgeht, bietet dieses Verfahren jedoch die günstigsten Ergebnisse (aus Bredin u. Prout, 1977)

Bei den zahlreichen Versuchen, effektivere Behandlungsmöglichkeiten zu erproben, wird heute auch der Aufwand und insbesondere die Behandlungsdauer mit in die Behandlungsplanung einbezogen (Bredin u. Prout, 1977) (Abb.44).

Nach den bisher vorliegenden Ergebnissen sprechen die Blasenkarzinome nur in geringerem Umfang auf eine zytostatische Behandlung an. Es gibt mehrere Modifikationen der *Chemotherapie*, die sich in drei Gruppen zusammenfassen lassen:

Einmal die intravenöse zytostatische Behandlung und außerdem die endovesikale Applikation einzelner Zytostatika. Ferner besteht die Möglichkeit der intraarteriellen Chemotherapie. Hierbei handelt es sich jedoch nicht um eine allgemein anerkannte Methode. Sie verdient Erwähnung, da Resultate, die der systemischen Chemotherapie überlegen zu sein scheinen, mitgeteilt wurden (Brunner u. Nagel, 1976). Die Chemotherapie des Blasenkarzinoms ist palliativ. Remissionen dauern in der Regel nur wenige Monate, das Therapierisiko ist, da es sich oft um ältere Patienten handelt, überdurchschnittlich groß.

Die Indikation der systemischen intravenösen Chemotherapie ist nur bei fortgeschrittenen Blasenkarzinomen gegeben. Am aussichtsreichsten ist zur Zeit der Einsatz von Adriamycin und 5-Fluorouracil. Von Cross u.Mitarb. (1976) wurde folgendes Schema bei 24 Patienten mit fortgeschrittenen Blasenkarzinomen angewendet: Die Patienten erhielten in dreiwöchigen Intervallen Adriamycin und 5-Fluorouracil in Form einer Infusion. Adriamycin wurde in einer Dosis von 50 mg pro m^2 und 5-Fluorouracil in einer Dosis von 500 mg pro m^2 jeweils gegeben. Nach vier Infusionen konnte das Ergebnis der Behandlung bewertet werden. Die Autoren fanden bei 35% der Patienten eine objektive Remission. 1977 wurde eine EORTC-Studie, die sich mit den Ergebnissen nach Applikation des gleichen Schemas beschäftigte, veröffentlicht. Es wurde eine vergleichbare objektive Remissionsrate von 40% beobachtet.

Neuerdings wird auch Methotrexat als hochdosierte Monotherapie empfohlen. Als objektive Ansprechrate wird eine Zahl von 56% angegeben (Turner u.Mitarb., 1977). Zur Zeit bestehen Überlegungen der Kombination von definitiver Strahlentherapie und zytostatischer Behandlung mit kurativer Zielsetzung. So haben Glashan u. Mitarb. (1977) an 18 Patienten mit Blasenkarzinomen der Klassifizierung T3 nach definitiver Strahlentherapie eine zytostatische Behandlung mit 5-Fluorouracil und Adriamycin durchgeführt. Die bisherigen Ergebnisse haben gezeigt, daß eine kontrollierte Studie gerechtfertigt ist.

Von mehreren Autoren wird die intravesikale Anwendung von Zytostatika mit kurativer Absicht eingesetzt. Dies ist dadurch zu begründen, daß die Blasenkarzinome multilokulär auftreten können. Die endovesikale Behandlung ist somit als adjuvante Maßnahme bei oberflächlichen Malignomen zu verstehen (Soloway u. Martino, 1976). So berichten Riedel u.Mitarb. (1975) über 92 Patienten mit Blasenpapillomen, bei denen nach TUR zur Rezidivprophylaxe Thiotepa instilliert wurde. Es gelang, die Rezidivrate der Blasenpapillome zu senken, eine maligne Transformation wurde nur bei einem von 92 Patienten nach 1,5 Jahren beobachtet. Thiotepa wird nahezu vollständig resorbiert, deshalb ist wegen der mit der Resorption verbundenen Komplikationen die Instillation von Thiotepa weitgehend verlassen. Neuerdings wird zur intravesikalen Behandlung Bleomycin eingesetzt. Bracken u.Mitarb. (1977) haben 26 Patienten mit Blasentumoren der Klassifizierung 0 oder A mit Bleomycin behandelt. Bleomycin wurde achtmal in einwöchigen Abständen intravesikal appliziert. Die genannten Autoren sind der Ansicht, daß Bleomycin bei Übergangszellkarzinomen wirksam ist. Die Technik sollte jedoch nur dann zur Anwendung kommen, wenn andere Behandlungsverfahren nicht möglich sind. Zur Zeit wird auch eine randomisierte Studie mit Adriamycin von Altwein u.Mitarb. (1977) durchgeführt. Die Autoren applizieren in kurativer Absicht bei Tumoren der Klassifizierung T2, G1 bis G2 lokal Adriamycin und vergleichen ihre Ergebnisse mit denjenigen der externen Megavolttherapie.

Zusammenfassend ist zur Chemotherapie zu bemerken, daß die endovesikale Anwendung zytostatischer Substanzen zur Zeit eingehend geprüft wird. Es besteht unter Umständen Aussicht, in Kombination mit anderen Behandlungsverfahren eine kurative Zielsetzung anzustreben.

Es gibt noch eine Reihe weiterer Behandlungsmöglichkeiten, die kurz anzuführen sind. Es handelt sich um Techniken, die in besonderen Situationen zur Anwendung kommen.

Zunächst ist in diesem Zusammenhang die arterielle *Embolisation* der Arteria hypogastrica bei Blasenblutungen zu erwähnen (Schuhrke, Barr, 1976). Die Ligatur der Arteria hypogastrica bei unstillbaren Blutungen ist verlassen worden, da sich sehr rasch Kollateralen bilden (Lindenberg u.Mitarb., 1977).

Bei Tumoren mit einem Durchmesser von 5 bis 10 mm wird zur Zeit die endovesikale *Laser-Bestrahlung* entwickelt. Die Behandlung wurde von Staehler u.Mitarb. (1977) unter endoskopischer Sicht bei 15 Patienten mit Blasentumoren durchgeführt. Komplikationen haben sich noch nicht ergeben. Weitere Ergebnisse sind noch abzuwarten.

Helmstein hat 1972 über eine neue Behandlungsmethode von Blasenkarzinomen, die *hydrostatische Drucktherapie*, berichtet, und zwar basiert die Methode darauf, daß in die Blase ein mit Wasser gefüllte Ballon für 5 bis 7 Stunden eingeführt wird, der Ballon steht unter Druck. Dadurch wird eine Nekrose des Tumors erreicht. Untersuchungen an 35 Patienten zeigten, daß der gewünschte Effekt, d.h. eine totale Tumornekrose, bei 27 Patienten eintrat. Der Autor berichtet, daß hochmaligne Tumoren empfindlicher reagieren als solche mit niedrigerem Malignitätsgrad. Diese Methode hat nicht Eingang in die Klinik gefunden. Sie ist jedoch schon jetzt bei unstillbaren Blutungen zu diskutieren.

Von Hall u.Mitarb. (1974) wurde die *Hyperthermie*-Behandlung von Blasentumoren untersucht. Zur Durchführung wird die Blase 10 bis 15 Minuten mit einer Lösung einer Temperatur von 80 Grad Celsius durchströmt. Untersuchungen an vier Patienten mit Übergangszellkarzinomen zeigten, daß eine partielle Tumornekrose durch die Behandlung zu erreichen ist. Die Autoren empfehlen jedoch nicht, die Technik als Alternative einer anerkannten Therapie anzusehen.

Insgesamt stehen also eine Vielzahl von Behandlungsmöglichkeiten zur Verfügung. In Zukunft werden noch zwei neuartige Behandlungsverfahren von Interesse sein:

- Die adjuvante Chemotherapie (Yogada u.Mitarb., 1976),
- Die Immuntherapie (Morales u.Mitarb., 1976).

5.1.6 Planung und Durchführung der Behandlung

Im folgenden wird versucht, die einzelnen möglichen Behandlungsverfahren zu beschreiben und so zu ordnen, daß Größe der Tumorinvasion und das Grading berücksichtigt werden. Es handelt sich im wesentlichen um die kleinfeldrige definitive Strahlentherapie, die großfeldrige definitive Strahlentherapie, die integrierte Strahlentherapie und die palliative Strahlentherapie.

Kleinfeldrige definitive Strahlentherapie

Die kleinfeldrige definitive Strahlentherapie hat das Ziel, die Blase und das perivesikale Fettgewebe ohne Einschluß der Lymphknoten zu erfassen. Zur technischen Durchführung werden ausschließlich Megavoltgeräte berücksichtigt. Es gibt verschiedene Vorschläge zur technischen Durchführung. Man unterscheidet Mehrfelder-Techniken und Bewegungsbestrahlung, am günstigten erscheint jedoch nur die Bewegungsbestrahlung. Zur Durchführung der definitiven kleinfeldrigen Strahlentherapie wird zunächst die Blase mit einem Therapiesimulator lokalisiert (Abb.45). In die leere Blase werden 20 ml Conray instilliert. Durch Aufnahmen von vorne und von der Seite können Lage und Tiefe des Organs dokumentiert werden. Die Lage der Blase in Beziehung zu den Nachbarorganen kommt am günstigsten bei der Ganzkörper-Computertomographie (Abb.46) zur Darstellung. Auch hier ist es günstig, vor der Untersuchung an der leeren Blase 20 ml Conray intravenös zu

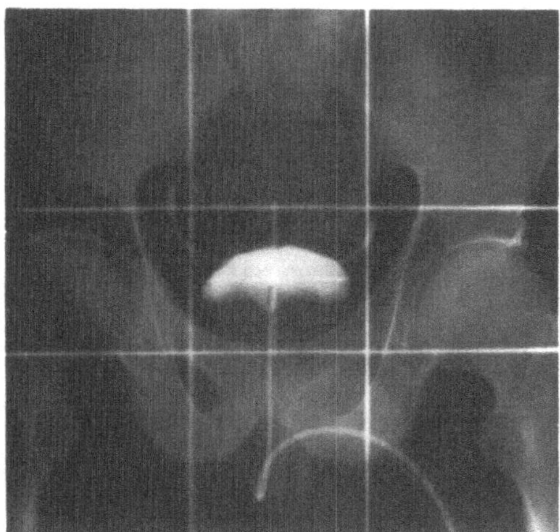

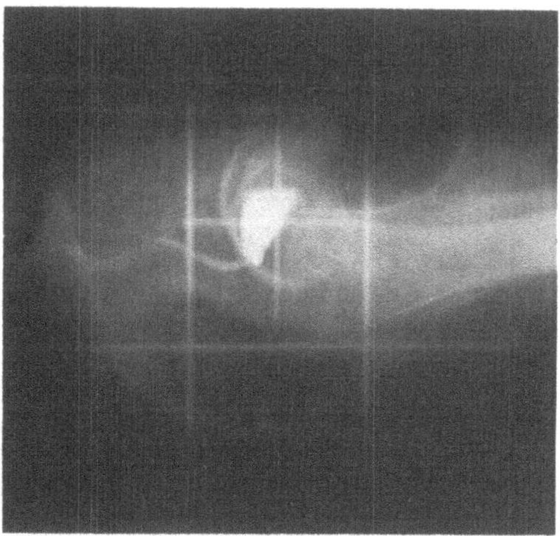

Abb. 45. Die Abbildungen zeigen die Einstellung der Blase zur Bestrahlung. Mit Hilfe eines Katheters werden 20 ml Conray 60 ((R), Byk-Gulden, Konstanz) in die Blase instilliert. Die linke Aufnahme zeigt die mit Kontrastmittel gefüllte Blase von vorn, die rechte Aufnahme zeigt die Einstellung von der Seite. Das rechteckige Feld umschließt, wie aus den Aufnahmen mit dem Therapiesimulator ersichtlich ist, sicher die Blase unter der Voraussetzung, daß jeweils das leere Organ bestrahlt wird

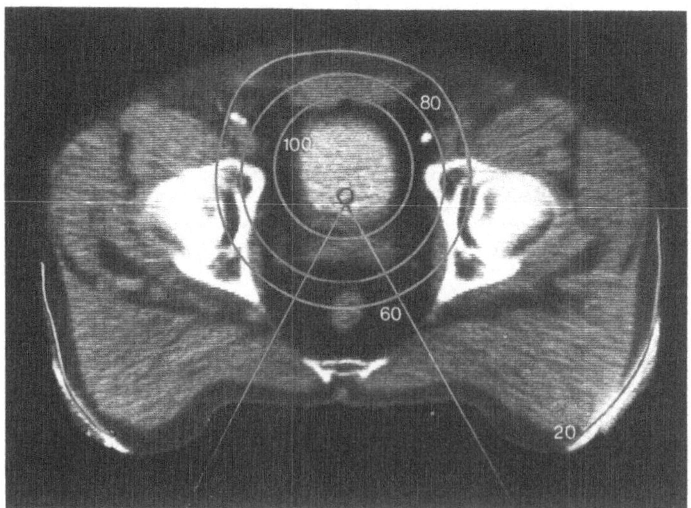

Abb. 46a. Computer-Tomographie in Höhe der Blase bei einem Patienten mit einem Blasenkarzinom der Klassifizierung T1 G3. In den Querschnitt ist die mit einem Prozeßrechner ermittelte prozentuale Dosisverteilung für eine Bewegungsbestrahlung mit dem Telekobaltgerät hineinprojiziert. Es gelten folgende Bedingungen: Pendelwinkel 300°, Pendelradius 80 cm, Feldbreite 10 cm, Feldlänge 8 cm. Man erkennt, daß die Blase mit dem perivesikalen Fettgewebe von der 80%-Isodose großzügig umschlossen ist

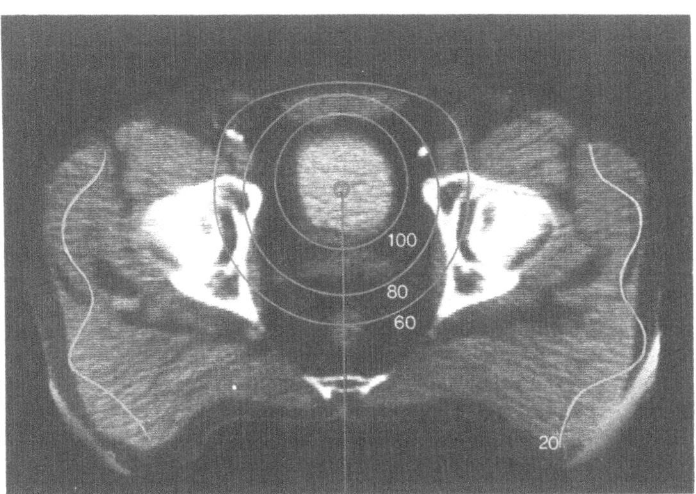

Abb. 46b. In den gleichen Querschnitt der Abb.46a wurde die mit einem Prozeßrechner ermittelte prozentuale Dosisverteilung für eine Bewegungsbestrahlung mit einem Linearbeschleuniger (16 MV Photonen) hineinprojiziert. Es gelten folgende Bedingungen: Pendelwinkel 360°, Pendelradius 100 cm, Feldbreite 10 cm, Feldlänge 8 cm. Man erkennt, daß die Blase mit dem perivesikalen Fettgewebe von der 80%-Isodose großzügig umschlossen ist

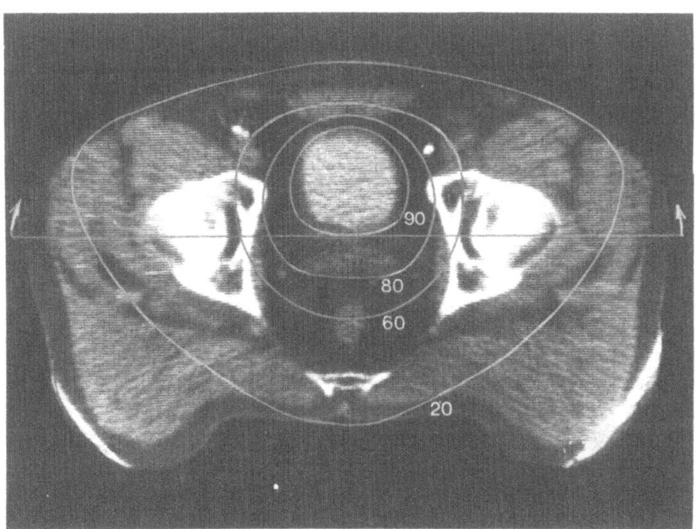

Abb. 46c. In den Querschnitt der Abb.46a und b wurde die mit einem Prozeßrechner ermittelte prozentuale Dosisverteilung für eine Bewegungsbestrahlung mit 42 MV Photonen hineinprojiziert. Es gelten folgende Bedingungen: Pendelwinkel 180°, Feldbreite 10 cm, Feldlänge 8 cm, Pendelradius 120 cm

injizieren, um einen ausreichenden Kontrast in der Blase zu erhalten. In Abb.46a-c sind die für die einzelnen Gerätetypen in Frage kommenden Techniken und prozentualen Dosisverteilungen dargestellt. Man erkennt, daß sowohl für das Telekobaltgerät als auch für den Linearbeschleuniger und das Betatron ohne Schwierigkeiten die Blase mit dem perivesikalen Fettgewebe in die 80% Isodose einzubeziehen ist. Zu beachten ist bei der technischen Durchführung, daß die Blase immer in leerem Zustand bestrahlt wird, trotzdem sollte die 80% Isodose das Organ großzügig einschließen, um etwaige Lageänderungen berücksichtigen zu können (Karstens u.Mitarb., 1977).

Bezogen auf die 100% Isodose können Herddosen bis 75 Gy angestrebt werden, die 80% Isodose erhält dann immer noch 60 Gy. Voraussetzung ist eine sehr sorgfältige Fraktionierung der Dosis, die Einzeldosen sollten im Herd zwischen 1,5 Gy und 2 Gy liegen, die Wochendosen sollten 8 bis 10 Gy nicht überschreiten. Die Strahlentherapie erfordert also bei definitiver Zielsetzung einen Zeitraum von ca. zwei Monaten.

Großfeldrige definitive Strahlentherapie

Die großfeldrige definitive Strahlentherapie umschließt mit ihrem Zielvolumen die Blase und die Lymphknoten des kleinen Beckens. Zusätzlich liegt der proximale Anteil der Urethra im Strahlenfeld. Die anatomischen Grenzen des Strahlenfeldes lassen sich nach Miller (1977) folgendermaßen auf das knöcherne Beckenskelet für den Regelfall projizieren:

Als untere Begrenzung gilt die kaudale Begrenzung des Foramen obturatorium. Somit ist auch der proximale Anteil der Urethra in das Strahlenfeld einbezogen, worauf wegen des häufigen Befalls der Urethra in Zystektomiepräparaten (12,5%) unbedingt zu achten ist (Schellhammer u. Whitmore, 1976). Als seitliche Begrenzung gilt die Mitte des Hüftgelenkes, durch diese Begrenzung ist die Gruppe der Iliaca-Externa-Lymphknoten in das Zielvolumen sicher einbezogen. Die kraniale Begrenzung reicht bis zu den unteren Polen der Iliosakralgelenke.

Das Strahlenfeld kann bei Bedarf nach kranial oder nach kaudal vergrößert werden. So sollte bei pathologischem Lymphographiebefund die kraniale Begrenzung des Strahlenfeldes auch die Gruppe der Iliaca-Communis-Lymphknoten erfassen, das Feld reicht also bis zur Bifurkation. Rider und Evans (1976) empfehlen sogar die obere Feldbegrenzung bei solchen Patienten bis zum 3. LWK zu verlängern.

Die kaudale Begrenzung muß bis zur Unterkante des Sitzbeins verlängert werden, wenn im Zystektomiepräparat eine Tumorinvasion in der Urethra nachgewiesen ist.

Zur technischen Durchführung der Bestrahlung ist zunächt eine Zielaufnahme mit dem Therapiesimulator erforderlich (Abb.47). Die Lymphographie erleichtert die Einstellung des Zielvolumens. Da die anatomischen Grenzen des Beckenskelets jedoch bekannt sind, ist die Lymphographie nicht unbedingt erforderlich. Die Computertomographie (Abb.48) erleichtert die Darstellung des Zielvolumens in Beziehung zu den Nachbarorganen.

Um das große Zielvolumen homogen zu bestrahlen, sind verschiedene Techniken möglich. Es kommen hier Bestrahlungen mit mehreren Stehfeldern und Bewegungsbestrahlungen in Frage. Für Telekobaltgeräte und Linearbeschleuniger empfiehlt sich eine Bewegungsbe-

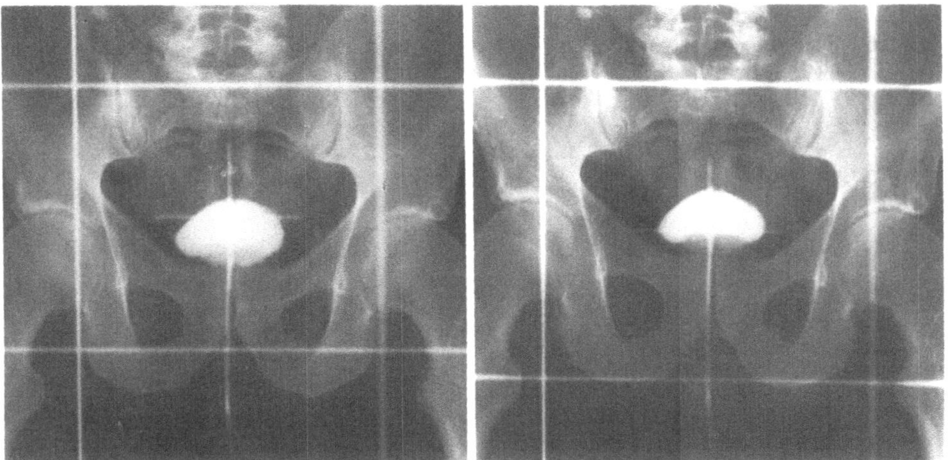

Abb. 47. Zielaufnahme mit dem Therapiesimulator für die großfeldrige Bestrahlung von Blasenkarzinomen. Die Aufnahme links schließt die Blase und die Lymphknoten des kleinen Beckens ein, rechts ist ein größeres Feld dargestellt für den Fall, daß eine intraurethrale Tumorinvasion nachgewiesen ist

strahlung, während mit energiereichen Photonen vom Betatron Stehfelder appliziert werden (vergl.Abb.48a-c).

In die großen Felder können nicht mehr so hohe Dosen eingestrahlt werden wie bei den kleinfeldrigen Techniken. Erreichbar sind Herddosen von 60 Gy, bezogen auf die 100% Isodose, die 80% Isodose liegt dann immer noch im Bereich von fast 50 Gy. Um ein solches Ziel zu erreichen, ist eine sehr sorgfältige Fraktionierung der Dosis erforderlich, die Einzeldosen liegen bei 150 rd im Herd, die Wochendosen sollten 7,5 Gy nicht überschreiten. Somit beträgt die Dauer der Strahlentherapie mindestens zwei Monate. Das Risiko von Nebenwirkungen der Strahlentherapie ist bei der großfeldrigen Bestrahlung erhöht, die Nebenwirkungen können zu ein- bis zweiwöchigen Pausen zwingen.

Integrierte Strahlentherapie

Die integrierte Strahlentherapie kommt überwiegend bei Tumoren der Klassifizierung T3 in Frage, deshalb entspricht die Technik derjenigen der großfeldrigen definitiven Strahlentherapie. Die einzustrahlenden Herddosen sind jedoch niedriger, die 100% Isodose sollte bei der integrierten Strahlentherapie 50 Gy erhalten. In den Bereich der 80% Isodose kommen dann noch 40 Gy. Für die Fraktionierung gelten die gleichen Verhaltensmaßnahmen wie bei der großfeldrigen definitiven Strahlentherapie. Die sorgfältige Fraktionierung ist unbedingt erforderlich, um einen operativen Eingriff zu ermöglichen.

Der Begriff der integrierten Strahlentherapie umfaßt sowohl die postoperative als auch die präoperative Strahlentherapie. Bei der postoperativen Strahlentherapie können die gleichen Herddosen erreicht werden wie bei der großfeldrigen definitiven Strahlentherapie, bei der präoperativen Strahlentherapie sollten in den Bereich der 80% Isodose nicht mehr als 40 Gy erreicht

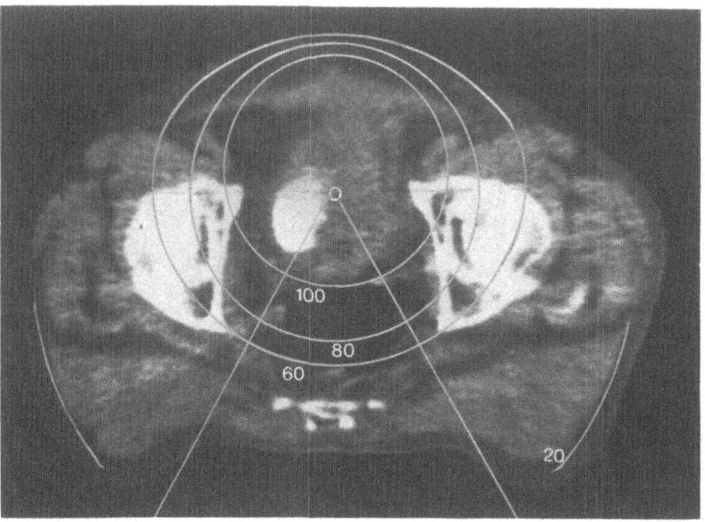

Abb. 48a. Computer-Tomographie in Höhe der Blase bei einem fortgeschrittenen Blasenkarzinom, wo eine großfeldrige Bestrahlung indiziert ist. In der Abbildung ist der große Blasentumor zu erkennen, der fast das ganze Lumen der Blase ausfüllt, die Beckenwand erreicht und sogar in die Bauchmuskulatur infiltriert. In den Querschnitt ist die mit einem Prozeßrechner ermittelte prozentuale Dosisverteilung für eine Bewegungsbestrahlung mit dem Telekobaltgerät hineinprojiziert. Es gelten folgende Bedingungen: Pendelwinkel 300°, Pendelradius 80 cm, Feldbreite 14 cm, Feldlänge 12 cm. Die 80%-Isodose umschließt großzügig den Tumor und die Lymphknoten des kleinen Beckens

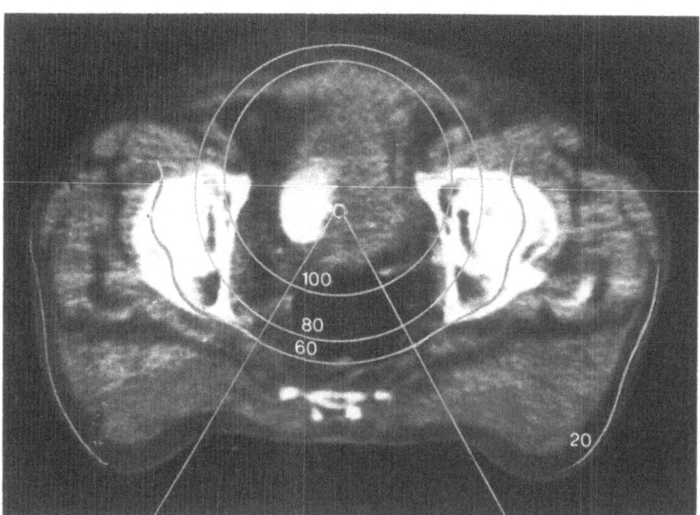

Abb. 48b. In den Querschnitt, der auch in Abb.48a dargestellt ist, wurde die mit einem Prozeßrechner ermittelte prozentuale Dosisverteilung für eine Bewegungsbestrahlung mit dem Linearbeschleuniger (16 MV-Photonen) hineinprojiziert. Es gelten folgende Bedingungen: Pendelwinkel 300°, Pendelradius 100 cm, Feldbreite 14 cm, Feldlänge 12 cm. Auch mit dieser Technik kann die 80%-Isodose den Tumor und die Lymphknoten des kleinen Beckens großzügig einschließen

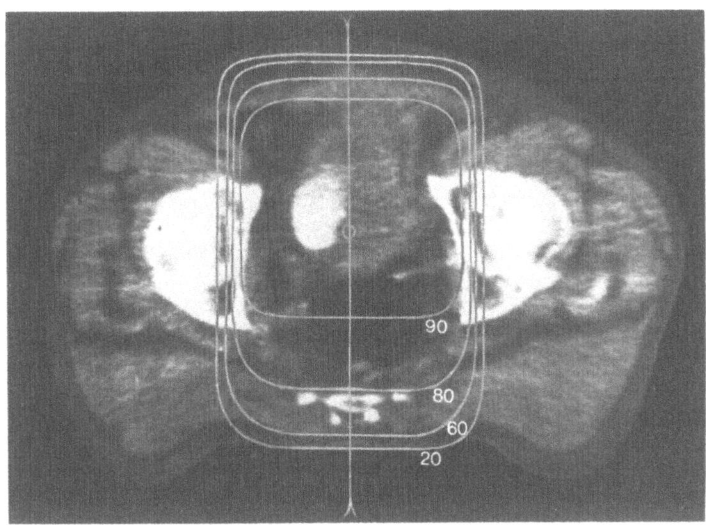

Abb. 48c. In den gleichen Querschnitt der Abb.48a und b wurden die mit einem Prozeßrechner ermittelten Isodosen für die Bestrahlung mit 42 MV-Photonen hineinprojiziert. Es gelten folgende Bedingungen: Feldlänge und Feldbreite 12 cm. Das Verhältnis der in das ventrale Feld eingestrahlten Dosis zu derjenigen, welche dorsal appliziert wurde, beträgt 2:1. Durch die Bestrahlungstechnik mit Stehfeldern wird die Blase mit den Lymphknoten des kleinen Beckens großzügig von der 80%-Isodose umschlossen

werden, um durch strahlenbedingte Schleimhautreaktionen das Operationsrisiko nicht zu erhöhen.

Palliative Strahlentherapie

Die palliative Strahlentherapie befaßt sich nur mit dem begrenzten Tumorvolumen, eine mögliche Tumorinvasion wird nicht berücksichtigt. Die palliative Strahlentherapie kann somit den Primärtumor, einzelne Lymphknotengruppen oder hämatogene Metastasen erfassen. Die Bestrahlung von Lymphknotengruppen ist z.B. hilfreich, wenn Lymphödeme oder starke Schmerzen vorhanden sind. Bei den Lymphödemen, die durch vergrößerte Lymphknotengruppen im kleinen Becken bedingt sind, können sogar großfeldrige Bestrahlungen erfolgen, die Herddosen und die Fraktionierung können nur individuell festgelegt werden. Hämatogene Metastasen, insbesondere Knochenmetastasen, können sehr starke Schmerzen verursachen, die Strahlenfelder beschränken sich in der Regel auf den im Röntgenbild darstellbaren Befund, auch hier richtet sich die Herddosis individuell nach dem Ansprechen des Tumors.

5.1.7 Indikationen der strahlentherapeutischen Verfahren

Beim Blasenkarzinom ist die Indikation radiologischer Verfahren nicht nur von der T-Kategorie, sondern auch vom Grading abhängig. Diese Abhängigkeit kommt besonders bei den Klassifizierungen T1 und T2 zum Ausdruck. Es wurde bereits erwähnt, daß die Klassifizierung T1 nach dem Vorschlag von Rübben u.Mitarb. (1977) in die Unterklassifizierungen TA und T1 aufgeteilt werden sollte (Abb.36) Tumoren der Klassifizierung TA G1 zeigen, bezogen auf drei Jahre, eine Überlebensrate von 95%, Tumoren der Klassifizierung TA G2 eine entsprechende Überlebensrate von 90%. Aus radiologischer Sicht erübrigt sich bei solchen Tumoren eine Strahlentherapie. Die neue Klassifizierung T1 hat etwas ungünstigere Überlebensraten. Bezogen auf drei Jahre wurden ohne Berücksichtigung des Grading 76% beobachtet, für T1 G2 75%. Die Tumoren der Klassifizierung T1 G2 zeigen also noch so günstige Überlebensraten nach drei Jahren, daß eine Strahlentherapie bezüglich ihrer Effektivität fraglich wird. Deshalb sollten erst Rezidive einer Strahlentherapie zugeführt werden. Zur Anwendung kommt, wenn überhaupt, die kleinfeldrige, definitive Strahlentherapie. Als Alternative zur kleinfeldrigen definitiven Strahlentherapie ist die endovesikale Chemotherapie zu diskutieren, diese hat sich jedoch noch nicht gegenüber der Strahlentherapie als klinische Routinemaßnahme durchsetzen können.

Blasenkarzinome der Klassifizierung T2 sollten einer Strahlentherapie, unabhängig vom Malignitätsgrad, zugeführt werden, wenn eine TUR oder eine Blasenteilresektion vorausgegangen ist. Ähnlich wie bei der Prostata scheint sich abzuzeichnen, daß Tumoren der Klassifizierung T2 bzw. B1 überwiegend einen Malignitätsgrad 2 oder 3 aufweisen. Bei der technischen Planung der Strahlentherapie ist das Grading unbedingt zu berücksichtigen. Tumoren der Klassifizierung T2 G2 können mit einer kleinfeldrigen definitiven Strahlentherapie behandelt werden, dagegen muß die Klassifizierungen T2 G3 unbedingt mit einer großfeldrigen, integrierten Strahlentherapie, Abb.47 und 48 entsprechend, behandelt werden. Nur bei erhöhtem Operationsrisiko ist die großfeldrige definitive Strahlentherapie zu diskutieren.

Die Tumoren der Klassifizierung T3 zeigen ebenfalls überwiegend die Malignitätsstufe G2 und G3. Unabhängig vom Grading müssen alle Blasenkarzinome der Klassifizierung T3 mit der großfeldrigen Technik behandelt werden, es ist aber darauf zu achten, daß hier die integrierte Strahlentherapie in Frage kommt, so daß in Absprache mit dem Urologen die entsprechende Zeitplanung, Fraktionierung und Gesamtdosis abzusprechen ist (Tabelle 33).

In jedem Fall werden nach Abschluß der integrierten Strahlentherapie die üblichen urologischen Kontrolluntersuchungen mit TUR und bimanueller Untersuchung in Narkose durchgeführt. In Tabelle 37 sind die Ergebnisse zweier Autoren über die durch eine

Tabelle 37. Zusammenstellung zweier Untersuchungen, die den Effekt einer Strahlentherapie mit 40 Gy vor einer geplanten radikalen Zystektomie zeigen. Es wird die pT-Reduktion im Vergleich zur prätherapeutisch ermittelten T-Kategorie angegeben. Man erkannt die schlechte Prognose und den häufigen Lymphknotenbefall bei fehlender pT-Reduktion

Zahl der Patienten	pT-Reduktion im Zystektomiepräparat	5-Jahresüberlebensziffer		Lymphknotenbefall		Autor
		Wenn pT-Reduktion	Wenn keine pT-Reduktion	Wenn pT-Reduktion	Wenn keine pT-Reduktion	
89	69%	70%	18%	5%	41%	Van der Werf-Messing (1975)
77	47%	51%	22%	8%	37%	Wallace u. Bloom (1976)

Vorbestrahlung bewirkte pT-Reduktion dargestellt. Die in dieser Tabelle aufgeführten Zahlen zeigen, daß bisherige, teilweise eher mehr theoretische Überlegungen von radiologischer Seite nicht realisierbar sind. So sind Goffinet u.Mitarb. (1975) der Ansicht, man könne den Patienten die Zystektomie ersparen, die nach Einstrahlung einer Dosis von 50 Gy eine Reduktion der pT-Kategorie im Vergleich zur prätherapeutisch ermittelten T-Klassifizierung zeigen; in diesen Fällen könne man die Strahlentherapie als definitive alleinige radiologische Behandlung fortführen.

Demgegenüber fordert van der Werf-Messing (1975) eine Zystektomie gerade bei den Patienten, die nach Vorbestrahlung ansprechen und eine pT-Reduktion zeigen. Dieser Ansicht haben sich heute die meisten Autoren angeschlossen. Konsequenz dieser Auffassung ist auch der Standpunkt, man könne Patienten mit fehlender pT-Reduktion nach Vorbestrahlung wegen der schlechten Prognose und des häufigen Lymphknotenbefalls eine Zystektomie ersparen. Diese Ansicht ist deshalb nicht praktizierbar, weil es zur Zeit noch keine sichere Untersuchungsmethode gibt, mit deren Hilfe man eine Tumorrückbildung im Verlaufe einer Strahlentherapie nachweisen kann. Sowohl die TUR als auch die bimanuelle Untersuchung in Narkose kann nicht mit ausreichender Treffsicherheit eine T-Reduktion nachweisen (van der Werf-Messing, 1975; Deweerd u.Mitarb., 1977).

Bei Tumoren der Klassifizierung T4 ist für jedes Grading eine Behandlung mit kurativer Zielsetzung kaum möglich. Die Bestrahlungsplanung sollte als definitive Strahlentherapie die Lymphknoten des kleinen Beckens in das Zielvolumen einbeziehen. Das Vorgehen der systematisierten Bestrahlungsplanung bei Blasenkarzinomen in Abhängigkeit von der T-Kategorie und dem Grading ist in Tabelle 33 dargestellt.

5.1.8 Ergebnisse

Die Ergebnisse bei der Behandlung von Blasenkarzinomen sind, wie bei anderen Tumorformen, abhängig von der Größe der Tumorinvasion T, vom Malignitätsgrad G und selbstverständlich auch von dem gewählten Behandlungsverfahren. Verglichen mit anderen Tumoren sind die Ergebnisse jedoch weitaus ungünstiger. In Tabelle 35 sind die von mehreren Autoren erhaltenen Resultate in Abhängigkeit von der Klassifizierung und dem gewählten Behandlungsverfahren aufgeführt. Die in Tabelle 35 zusammengestellten Zahlen zeigen sehr heterogen zusammengesetzte Ergebnisse bezüglich der Überlebensraten. Zunächst imponieren die von Friedman mitgeteilten Resultate, welche allen anderen Techniken überlegen sind. Friedman plazierte in das Zentrum der Blase Radiumpräparate und konnte die gesamte Blasenwand mit Dosen bis 100 Gy bestrahlen. Diese Methode ist nicht in die Routine eingeführt worden, weil eine geringe Verschiebung der radioaktiven Präparate auch zu erheblichen Änderungen der Dosisverteilung führt, so daß der Tumor zuwenig und das gesunde Gewebe zu hohe Dosen erhalten können. Wegen dieser Schwierigkeiten ist die so erfolgversprechende Technik von den meisten radiologischen Zentren verlassen worden. Andere Autoren geben für die Bestrahlung von Blasenkarzinomen der Klassifizierung T1 schlechtere Überlebensraten an als für fortgeschrittenere Tumorformen. Dies ist dadurch zu begründen, daß die Karzinome der Klassifizierung T1 in der Regel erst dann

Tabelle 38. 5-Jahresüberlebensraten beim Blasenkarzinom in Abhängigkeit vom Grading und vom Therapieverfahren (in Anlehnung an Whitmore u.Mitarb., 1977)

Histologisches Grading	5-Jahresüberlebensraten							
	1949-1958:Radikale Zystektomie ohne Radiatio		1949-1970:Definitive Radiatio, bei "Versagern" radikale Zystektomie		1959-1965:Radikale Zystektomie nach 40 Gy Vorbestrahlung		1966-1970:Radikale Zystektomie nach 20 Gy Vorbestrahlung	
niedrig								
G 0	5/ 7		1/ 1		6/ 7		1/ 1	
G 1	6/ 7	46%	5/ 5	51%	3/ 4	56%	6/ 6	49%
G 2	20/53		25/55		21/43		17/42	
hoch								
G 3	14/69	20%	11/43	26%	21/65	32%	12/37	32%

zur Bestrahlung kommen, wenn nach mehrfachen transurethralen Resektionen das Tumorgeschehen nicht beherrscht werden konnte. Eine Erklärung hierfür ist sicher das bisher vernachlässigte Grading, die rezidivierenden Blasenkarzinome der Klassifizierung T1 haben einen höheren Malignitätsgrad, meist sogar G3, wodurch die mitgeteilten ungünstigen Behandlungsergebnisse erklärbar sind (Rübben u.Mitarb., 1977). Die Bedeutung des Grading für die Prognose ist Tabelle 38 zu entnehmen.

Ein weiterer Grund der unterschiedlichen Ergebnisse sind die verschiedenen Fallzahlen der einzelnen Autoren. Nur so ist es zu erklären, daß Autoren, wie Frank (1970) über die Ergebnisse der Bestrahlung von Blasenkarzinomen unterschiedlicher Klassifizierung berichten und bei Tumoren der Größe T1 5-Jahresüberlebensraten von 80% beobachten, dies gilt für 10 Patienten. Ein solches Ergebnis berechtigt nicht, die alleinige Strahlentherapie von Blasenkarzinomen zu fordern, da einmal die Zahl der Patienten gering war und weiterhin zum Teil noch konventionelle Bestrahlungstechniken zur Anwendung kamen. Möglicherweise sind die Überlebensziffern von Frank (1970) dadurch zu erklären, daß nur Tumoren der Klassifizierung T1 G1 nach TUR bestrahlt wurden. Grundsätzlich läßt sich jedoch bereits jetzt eine gewisse Tendenz der Behandlungsvorstellungen von Blasenkarzinomen erkennen, die in Tabelle 37 zum Ausdruck kommt, denn die histopathologische Untersuchung von Zystektomiepräparaten hat gezeigt, daß die präoperative Bestrahlung in der Lage ist, eine Tumorreduktion herbeizuführen. An dieser Tatsache besteht kein Zweifel, der Beweis wird von einer Reihe von Autoren mit großen Fallzahlen geführt. Hervorzuheben ist, daß derartige Studien, also Bestrahlung mit Dosen bis 40 Gy und anschließender Zystektomie, überwiegend an Tumoren der Klassifizierung T3 durchgeführt worden sind. Diese Karzinome zeigen Malignitätsgrade G2 oder G3, so daß es sich um eine wesentlich homogenere Gruppe handelt als bei den Tumoren der Klassifizierung T1 und T2, wo das Grading eine wesentlich bedeutendere Rolle spielt.

Das zahlenmäßige Ausmaß der Tumorreduktion ist von mehreren Autoren beschrieben worden. So fand van der Werf-Messing (1975) eine Tumorreduktion von 65% als Folge der präoperativen Strah-

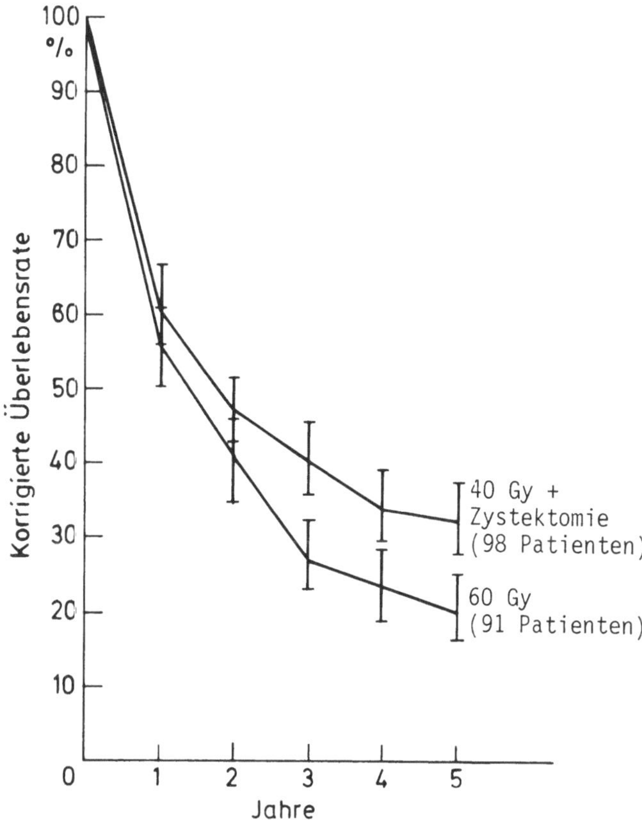

Abb. 49. Vergleich der Überlebensraten für Patienten mit Blasenkarzinomen der Kategorie T3, die mit zwei verschiedenen Verfahren behandelt worden sind. Die Patienten, bei denen nach 40 Gy eine Zystektomie erfolgte, weisen scheinbar eine günstigere Überlebensrate auf als diejenigen, die nur bestrahlt worden sind. Die Unterschiede sind jedoch statistisch nicht zu sichern (aus Wallace u. Bloom, 1976)

lentherapie. Whitmore u.Mitarb. (1977) fanden bei 22-30% aller Patienten keinen Tumor im Zystektomiepräparat, nachdem eine präoperative Strahlentherapie durchgeführt worden war. So ist es verständlich, daß Autoren, wie Cummings u.Mitarb. (1976) die Strahlentherapie in Überlegungen einer kurativen Behandlung von Blasenkarzinomen einbeziehen. Die Autoren sind der Auffassung, daß wegen der bereits bei Herddosen von 40 Gy nachweisbaren Tumorreduktion eine Erhöhung der Dosis auf 60 Gy zu einer noch effektiveren Behandlung führen muß, u.U. sogar zu einem kurativen Effekt. Auch andere Autoren haben sich mit dieser Frage befaßt, insbesondere, wie bereits erwähnt, Wallace u. Bloom (1976), die in den Jahren 1966 bis 1975 eine große Studie durchgeführt hatten. Die statistische Auswertung der Ergebnisse zeigte, daß die alleinige definitive Strahlentherapie mit Dosen von 60 Gy verglichen mit Vorbestrahlung und Zystektomie, keine statistisch signifikanten Unterschiede der Überlebensrate zur Folge hat (Abb.49). Die berechtigten Hoffnungen, durch Strahlentherapie eine der Zystektomie gleichwertige Behandlung von Karzinomen der Kategorie T3 gegenüberzustellen, haben sich in anderen Untersuchungsreihen nicht gezeigt. Miller u. Johnson (1973) fanden Überlebensraten von 16% nach alleiniger Bestrahlung, verglichen mit Überlebensraten von 46% nach Bestrahlung und anschließender Zystektomie (Tabelle 35). Die Untersuchungsreihe bis 1970 betrifft Patienten mit Tumoren der Stadien B2 und C, d.h. T3, es handelt sich sowohl um Erstbehandlungen als auch um Tumorrezidive. Die alleinige definitive Strahlentherapie wird um so problematischer, wenn die Nebenwirkungen, die nach Einstrahlung von Dosen bis 60 Gy festgestellt worden sind, in Überlegungen der Auswahl der Behandlungsverfahren einbezogen werden. Der Umfang der Nebenerscheinungen ist, verglichen mit früheren Studien, um so größer, da jetzt für Tumoren der Klassifizierung T3 großfeldrigere Bestrahlungstechniken zur Anwendung kommen (Abb.48), die entsprechend größere Nebenwirkungen beinhalten.

Für Tumoren der Klassifizierung T4 ergeben sich keine der erwähnten Probleme, da nach Tabelle 27 praktisch immer mit bereits manifestem Lymphknotenbefall zu rechnen ist, eine Operation mit kurativer Zielsetzung ist nicht mehr möglich. Aus radiologischer Sicht sind die Verhältnisse jedoch problematisch, da die wenig strahlensensiblen Tumorformen nicht mit ausreichend hohen Dosen zu bestrahlen sind. Dementsprechend sind in Tabelle 35 die Ergebnisse der 5-Jahresüberlebensraten bei allen Autoren enttäuschend gering.

5.1.9 Begleitende Behandlung während der Strahlentherapie, Nebenerscheinungen und Nachsorge

Wie bei anderen Tumoren werden neben dem begrenzten Tumorvolumen benachbarte gesunde Gewebe und Organe in das Zielvolumen einbezogen und mitbestrahlt. Deshalb ist mit Nebenwirkungen zu rechnen, die mit der Größe des Zielvolumens und der Dosis zunehmen. Besonders erschwerend erscheinen zwei Gegebenheiten, die geringe Strahlensensibilität der Blasenkarzinome, die hohe Dosen erfordert, und die Tatsache, daß in der unmittelbaren Umgebung des Primärtumors die sehr strahlenempfindlichen Dünndarmschlingen gelegen sind. Darüber hinaus wird von vielen Autoren die Feststellung gemacht, daß Zustände nach TUR oder Blasenteilresektion eine weitaus höhere Strahlensensibilität der Blasenschleimhaut zur Folge haben, als wenn die Blase intakt ist. Demgegenüber beobachtet man bei der Bestrahlung von Prostatakarzinomen, wo die gesamte Blase in das Zielvolumen einbezogen ist, selten Komplikationen von seiten der Blase, während es nach TUR oder Blasenteilresektion schwierig ist, Herddosen von 75 Gy auch nur auf ein kleines Zielvolumen einzustrahlen.

Zahlenangaben über Nebenwirkungen der Strahlentherapie von Blasenkarzinomen sind insbesondere aus der Arbeit von Goffinet u.Mitarb. (1975) ersichtlich; bei alleiniger Bestrahlung der Blase traten Komplikationen bei 9 von 191 Patienten auf, während bei größeren Zielvolumina 22 von 193 Patienten Komplikationen aufwiesen. Die Komplikationen bestanden in schweren Proktitiden, in Dünn- und Dickdarmschäden, sie waren teilweise so ausgeprägt, daß eine Laparotomie notwendig war.

Deshalb ist während der Strahlentherapie eine sorgfältige Überwachung der Patienten erforderlich. Sobald über Durchfälle geklagt wird, muß die Einzeldosis reduziert werden, unter Umständen müssen die Bestrahlungen für ein bis zwei Wochen unterbrochen werden. Es besteht jetzt auch die Aussicht, durch ein lösliches Cu-Zn-Metallprotein* die zystitischen und proktitischen Begleitreaktionen zu vermeiden oder zumindestens zu reduzieren (Edsmyr u.Mitarb., 1976).

Grundsätzlich unterscheidet man zwei Formen der Nebenwirkungen bei Strahlentherapie der Blase, einmal die Frühreaktion und nach Abschluß der Strahlentherapie die Spätkomplikationen. Zu den frühen Reaktionen gehört in erster Linie die bereits erwähnte Strahlenzystitis, die eine häufige Komplikation ist und praktisch bei allen Patienten in Kauf genommen werden muß (Lindenberg u. Mitarb., 1977). Von den genannten Autoren werden die häufigen Frühreaktionen in drei Stadien eingeteilt:

- Stadium I: Symptome der leichten Zystitis, Dysurie, etwas reduzierte Blasenkapazität, normaler Urinbefund, zystoskopisch besteht eine diffuse Hyperämie.

- Stadium II: Symptome der schweren Zystitis mit ausgeprägter reduzierter Blasenkapazität, im Sediment sind vermehrt Leukozyten, vereinzelt Erythrozyten, ein bakterieller Harnwegsinfekt liegt vor. Endoskopisch besteht eine diffuse Mukosarötung, im Gegensatz zum Stadium I können einzelne Gefäße nicht mehr unterschieden werden.

- Stadium III: Schwerste Zystitis, oft mit Inkontinenzerscheinungen wegen der hohen Empfindlichkeit der Blase. Zystoskopisch sind Epithelschäden mit teilweisen Ulzerationen zu erkennen.

Die Spätreaktionen können nach einer symptomlosen Latenzzeit von mindestens drei Monaten auftreten. Lindenberg u.Mitarb. (1977) haben vier verschiedene Formen der Spätreaktionen unterschieden:

- Die inkrustierende Zystitis, dabei werden durch alkalische Urinreaktionen, wie sie beim chronischen Harnwegsinfekt vorliegen können, Blasenkonkremente und Blasenwandinkrustationen gebildet.

- Die pseudotumoröse Form der Radiozystitis. Der endoskopische Befund entspricht nahezu dem Aspekt eines Tumors, die Unterscheidung zum Karzinom bzw. Rezidiv kann selbst durch Biopsie kaum vorgenommen werden.

- Ulzeröse Formen der Radiozystitis. Durch Penetration führen die Ulzerationen u.U. zu Fistelbildungen zur Haut, Uterus, Vagina, Dünndarm oder Rektum.

- Blasentamponade. Die spontane Hämostase ist durch die Wandstarre der bestrahlten Gefäße nicht mehr gewährleistet, durch massive Blutung aus einzelnen Teleangiektasien kann in kurzer Zeit eine Blasentamponade u.U. mit hämorrhagischem Schock beim Patienten entstehen.

Die Strahlenspätreaktionen werden ausschließlich vom Urologen behandelt. Frühreaktionen müssen im Fall einer Strahlentherapie

---

* Orgotein. Hersteller: Chemie Grünenthal, Stolberg.

vom Radiologen berücksichtigt werden, die Behandlung besteht in einer Unterbrechung der Bestrahlung oder in einer Reduzierung der Einzeldosen. Die Gabe von Orgotein (R) reduziert die Strahlenzystitis (Edsmyr u. Mitarb., 1976).

Bei großfeldriger Bestrahlung sind auch Dünndarmschlingen in das Strahlenfeld einbezogen, bei zu hohen Einzeldosen klagen die Patienten über zunehmende Durchfälle. Sobald solche Beschwerden auftreten, müssen sofort die Einzeldosen reduziert werden oder die Bestrahlung muß für 14 Tage unterbrochen werden. Zystitische und proktitische Beschwerden während einer Bestrahlung des kleinen Beckens können auch durch Actihaemyl-Infusionen (R) (Byk Gulden, Konstanz) reduziert werden.

5.2 Nierenbecken und Ureter

5.2.1 Histologische Einteilung

Tumoren des Nierenbeckens und Ureters zeigen im Prinzip den gleichen histologischen Aufbau wie Blasentumoren. Überwiegend kommen Übergangsepithelkarzinome vor (80-90%), weniger häufig sind Plattenepithelkarzinome (5-20%), differenzierte Karzinome und Adenokarzinome. Sarkome sind extrem selten. Ureter und Nierenbecken können auch sekundär metastatisch befallen werden (Bennington u. Beckwith, 1975). Metastasen von Tumoren des Magen-Darm-Kanals und Tumoren von Blase und Prostata infiltrieren häufiger Nierenbecken und Ureteren als Metastasen von Bronchialkarzinomen und gynäkologischen Tumoren. Nach Bennington u. Beckwith (1975) sind 75-80% aller Tumoren von Nierenbecken und Ureter maligne. Nierenbeckentumoren sind häufiger als Tumoren des Ureters, die entsprechenden Zahlen sind in Tabelle 22 zusammengestellt. Die relative Häufigkeit des Befalls von Nierenbecken zu Ureter wird mit 2,5 : 1 angegeben.

5.2.2 Klassifizierung

Eine Klassifizierung nach dem TNM-System existiert nicht. Jewett u. Strong (1946) empfehlen ein Einteilungssystem nach Stadien, welches sich an die Einteilung der Blasenkarzinome anlehnt. Die vorgeschlagene Einteilung nach Stadien gilt jedoch nur für die Übergangsepithelkarzinome von Nierenbecken und Ureter. Andere Einteilungen weichen von diesem Schema nur unwesentlich ab. Es werden insgesamt vier Stadien angegeben:

- I Nichtinvasiver Tumor
- II Tumor mit oberflächlicher Invasion
- III Tumoreinbruch in die Nierenbeckenmuskulatur bzw. in das Nierenparenchym oder in die Muscularis
- IV Der Tumor dringt in benachbarte Organe ein, zeigt Lymphknotenbefall oder hämatogene Metastasen

Die vorgeschlagene Einteilung nach Stadien ist der Klassifizierung für Blasenkarzinome von Jewett u. Strong (1946) und Marshall (1952) sehr ähnlich (Tabelle 24). Dies geht auch aus Abb.50 hervor. Eine differenziertere Einteilung, wie z.B. nach dem TNM-System, erscheint zur Zeit nicht möglich, da einmal die Tumoren des Nierenbeckens und Ureters einer Biopsie im allgemeinen nicht zugänglich sind, und weiterhin, weil die im Vergleich zur Blase dünnwandigeren Strukturen schneller vom Tumor durchsetzt werden. Die beschriebene Einteilung wird in der Regel

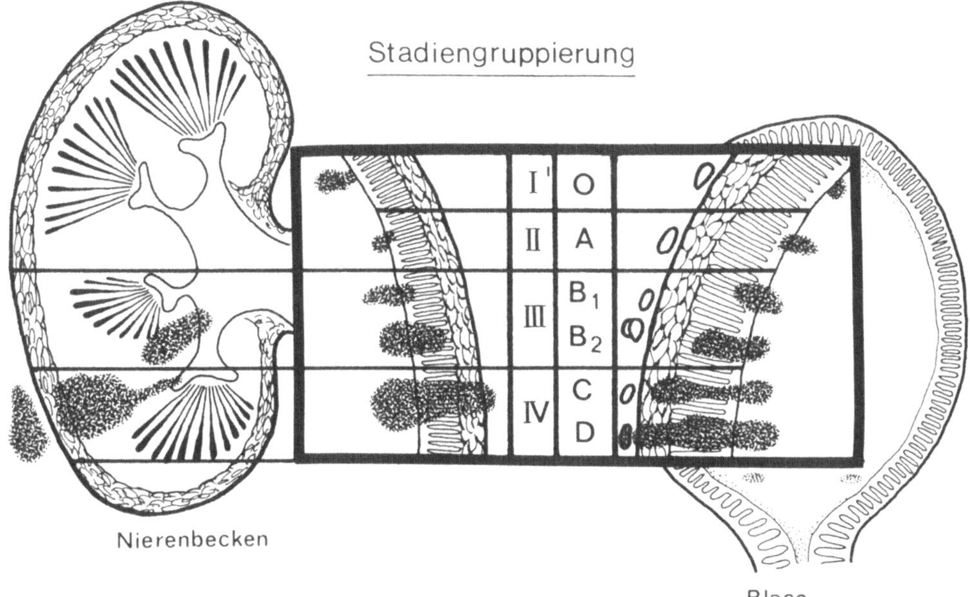

Abb. 50. Vorschlag einer Klassifizierung der Größe der Tumorinvasion von Nierenbeckenkarzinomen. Die Einteilung erfolgt in Anlehnung an diejenige für Übergangszellkarzinome der Blase von Jewett und Strong, 1946 (aus Cummings u.Mitarb., 1975)

postoperativ vorgenommen, sie ist sicher für die Weiterbehandlung sinnvoll. Für Plattenepithelkarzinome und die übrigen histologischen Formen gibt es noch keine Klassifizierung. Deshalb werden auch die Ergebnisse der meisten Autoren ohne Beziehung zur Größe der Tumorinvasion ausgewertet.

5.2.3 Onkologische Kennzeichen

Bezüglich der Alters- und Geschlechtsverteilung und der klinischen Symptomatik sowie der Epidemiologie bestehen beim Vergleich mit dem Blasenkarzinom keine Unterschiede. Zur Zeit zeichnet sich eine Zunahme der Häufigkeit von Tumoren des Nierenbeckens und Ureters ab. Hier sind drei Ursachen verantwortlich:

Einmal die besseren diagnostischen Möglichkeiten, weiterhin die Tatsache, daß in den meisten Registern erst in den letzten Jahren zwischen Tumoren des Nierenparenchyms und des harnableitenden Systems unterschieden wird, und schließlich werden erst jetzt Übergangszellkarzinome mit Manifestationen in Nierenbecken, Ureter und Blase, unter Umständen auch Urethra, als Systemerkrankung des gesamten Urothels angesprochen (Wallace, 1975; Williams u. Mitchell, 1973).

Über die Metastasierungswege und das -Verhalten liegen nur wenige Zahlen vor. Abeshouse (1956) berichtete über die Verteilung der Metastasen bei 45 Patienten, die an einem Ureterkarzinom verstorben waren. Er fand bei 31% lumbale Lymphknotenmetastasen, 31% generalisierte Metastasen, 27% Knochenmetastasen, 20% Lungenmetastasen und 11% Metastasen in den inguinalen Lymphknoten. 2% der Patienten zeigten Metastasen im Gehirn und in der Milz. Eine Zuordnung der Häufigkeit des Auftretens von Metastasen zum Stadium wurde von Cummings u.Mitarb. (1975) ermittelt. Die Autoren fanden bei 35 Patienten mit Übergangsepithelkarzinomen des Nierenbeckens nur bei 9 Patienten ein Stadium IV.

5.2.4 Systematisierte Diagnostik

Wegen der geringen Fallzahl und wegen der beschriebenen Schwierigkeiten bei der Klassifizierung der Größe der Tumorinvasion können keine einheitlichen Vorstellungen einer systematisierten Diagnostik entwickelt werden. Man kann jedoch eine Basisdiagnostik von einer Verlaufsdiagnostik unterscheiden. Als Basisdiagnostik können folgende Maßnahmen empfohlen werden:

Röntgenuntersuchung des Thorax, Ausscheidungsurogramm, unter Umständen Ganzkörper-Computertomographie, Lymphographie. Die Labordiagnostik und unbedingt die Harnzytologie (de Voogt u.Mitarb., 1977) sollten berücksichtigt werden.

Früher war die stumme Niere im Ausscheidungsurogramm das radiologische Leitsymptom zur Suche nach einem stenosierenden Tumor (Abeshouse, 1956). Heute kann radiologisch bereits früher der Verdacht von Tumoren im Nierenbecken und Ureter geäußert werden (Williams u. Mitchell, 1973). In der Regel wird beim röntgenologischen Verdacht eines Tumors aufgrund der Ausscheidungsurographie eine retrograde Uretero-Pyelographie vorgenommen, welche den stenosierenden Prozeß darstellen kann. Hierbei sollte über den liegenden Ureterkatheter auch von dem suspekten Bezirk durch Spülung und Aspiration Zellmaterial gewonnen werden. Die sogenannte retrograde Bürstenbiopsie zur Gewinnung von Zellmaterial aus dem Tumor bleibt seltenen Fällen vorbehalten (Gill u.Mitarb., 1973).

Im Fall einer stummen Niere zuerst Ultraschall, die Ganzkörper-Computertomographie, die Lymphographie und die Angiographie sind besonders gelagerten Fällen vorbehalten. Auch hier gibt es wegen der geringen Fallzahlen keine einheitlichen Indikationsstellungen.

Die Tumoren werden in der Regel operativ behandelt. Daran schließt sich die übliche Verlaufsdiagnostik an. Im wesentlichen handelt es sich hier um Röntgenuntersuchungen des Thorax, Ausscheidungsurogramm und um die übliche Labordiagnostik, wobei auch die Harnzytologie als routinemäßige Untersuchung einzusetzen ist. Für die Verlaufsdiagnostik hat die nuklearmedizinische Nierendiagnostik eine entscheidende Bedeutung, da durch diese Maßnahme die Funktion der verbliebenen Niere einfach zu überprüfen ist. Andere nuklearmedizinische Untersuchungen wie Leber- und Knochenszintigraphie kommen nur bei entsprechender klinischer Symptomatik in Frage.

5.2.5 Behandlungsplanung und Durchführung

Unabhängig von der Größe der Tumorinvasion besteht die Behandlung in einer Operation, bei der Niere und Ureter mit einer Blasenmanschette entfernt werden. In bestimmten Fällen (Restniere, Niereninsuffizienz, beidseitiger Tumorbefall, bzw. erhöhtes Risiko durch Phenacetinabusus) werden organerhaltende Operationstechniken eingesetzt. Da bei infiltrativ wachsenden Tumoren frühzeitig die regionären Lymphknoten befallen sind, wird heute der gleichzeitigen Lymphonodulektomie zunehmende Bedeutung beigemessen. Bei etwa 55% der Tumoren mit Infiltration in die tiefen Muskelschichten findet man bereits regionäre Metastasen in den Lymphknoten (Zingg, 1978).

Über strahlentherapeutische Maßnahmen liegen nur wenige Berichte vor. Der Einsatz dieses Verfahrens, auch als postoperative Maßnahme, ist wegen der geringen Fallzahlen noch wenig untersucht. Deshalb muß die Indikation der Strahlentherapie individuell gestellt werden. Von Bloom und Wallace (1971) wird eine Strahlentherapie nur bei unvollständig entferntem Tumor empfohlen

Während die Strahlentherapie des Primärtumors bezüglich ihrer Indikation noch nicht geklärt ist, besteht kein Zweifel an der Notwendigkeit einer Bestrahlung bei sekundären Tumoren des Nierenbeckens und Ureters. Hier sind insbesondere die strahlensensiblen Tumorformen wie maligne Lymphome, Metastasen kleinzelliger Bronchialkarzinome (Abb.51) und Seminome anzuführen. Auch im Fall einer Polychemotherapie ist bei metastatischem Verschluß der oberen Harnwege eine perkutane Strahlentherapie absolut indiziert da durch diese Maßnahme in der Regel eine Harnabflußstörung beseitigt werden kann (Abb.52).

Eine Polychemotherapie ist, wenn überhaupt, nur indiziert, wenn hämatogene Metastasen nachweisbar sind, die schwer zu beherrschende klinische Symptome verursachen. Ein effektives Therapieschema ist jedoch noch nicht bekannt. Die Chemotherapie gilt somit als palliative Maßnahme (Brunner, 1976).

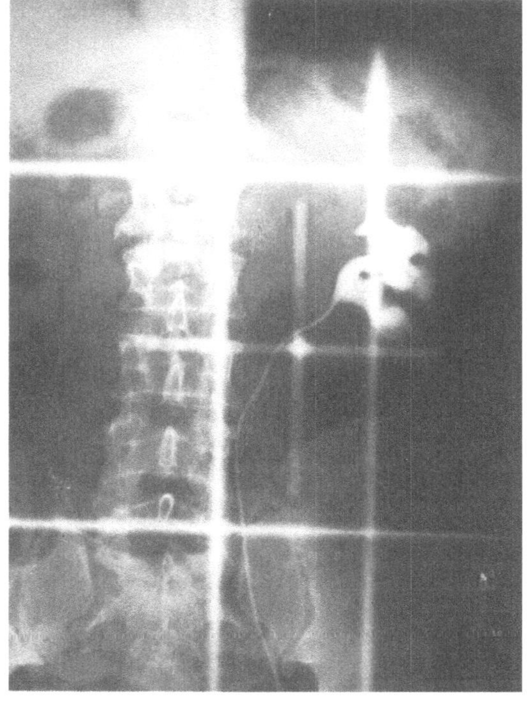

Abb. 51. Darstellung eines sekundären Uretertumors mit dem Therapiesimulator. Der stenosierende Tumor, welcher im proximalen Drittel des Ureters gelegen ist, wurde durch den Katheter überbrückt, so daß das Nierenbecken mit Kontrastmittel (Conray-60 (R)) gefüllt werden konnte. Der im Bereich des Nierenstiels bogige Verlauf der Sonde spricht für Lymphknotenmetastasen. Das aus klinischer Indikation inoperable Tumorgeschehen konnte nur bestrahlt werden, die Aufnahme zeigt das Strahlenfeld, welches den Primärtumor mit den gleichseitigen lumbalen Lymphknoten einschließt

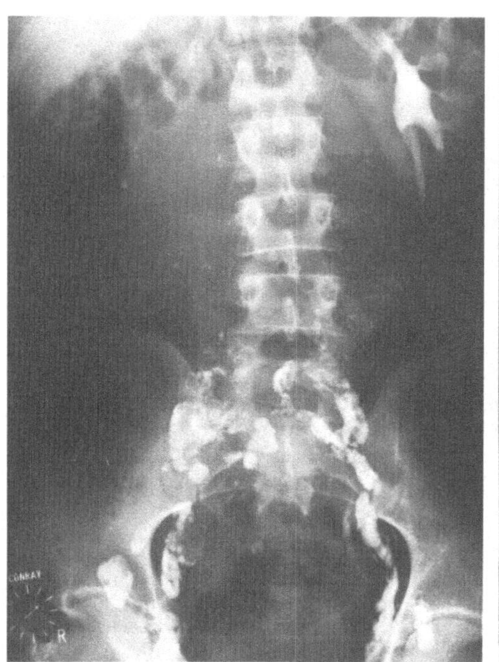
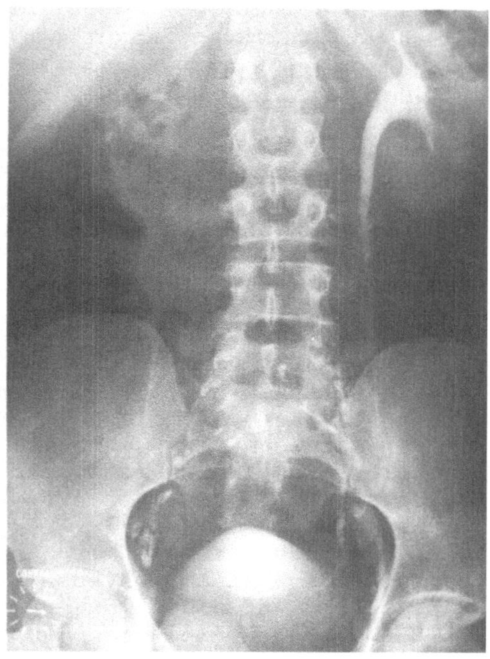

Abb. 52. Lymphographie und Ausscheidungsurogramm eines Patienten mit einem Kombinationstumor des Hodens, der zu iliakalen und lumbalen Lymphknotenmetastasen geführt hat. Die linke Abbildung zeigt die pathologisch veränderten Lymphknoten, die auch den Ureter ummauert hatten. Nach Bestrahlung mit einer Herddosis von 45 Gy ist rechts eine teilweise Erholung der Nierenfunktion, soweit es das Ausscheidungsurogramm betrifft, zu erkennen; rechts ist der Ureterverlauf normalisiert.

5.2.6 Ergebnisse

Behandlungsergebnisse werden unter anderen auch von Williams und Mitchell (1973) angegeben. Sie entsprechen im wesentlichen denen anderer Autoren. Die 5-Jahresüberlebensraten für nicht invasive Nierenbecken- sowie Ureterkarzinome betragen 42%. Wenn jedoch eine Invasion außerhalb des Ureters operativ nachgewiesen ist, überleben nur 15% der Patienten die 5-Jahresgrenze. In gleicher Weise geht das Grading in die Überlebensrate ein. Die genannten Autoren geben für einen niedrigen Malignitätsgrad Überlebensraten von 45% und für hohen Malignitätsgrad keine Überlebenschancen bezogen auf 5 Jahre.

Größere Erfahrungsberichte über den Wert einer Nachbestrahlung bei Urotheltumoren der oberen Harnwege fehlen.

6. Prostatakarzinome

Seit dem ersten therapeutischen Eingriff beim Prostatakarzinom durch White 1895 wurde eine Vielzahl von Behandlungsverfahren ausgearbeitet. Insbesondere ist zu den bewährten Methoden der Operation und endokrinen Therapie die Strahlentherapie mit Megavoltgeräten hinzugekommen. Die Entscheidung für eine bestimmte Methode tendiert heute zu einer individuellen Indikationsstellung, welche sich an der Tumorausdehnung, den verschiedenen Proliferationsmustern "Grading" und den jeweiligen Therapierisiken, wie auch bei anderen Malignomen orientiert.

6.1 Histologische Einteilung

Das Prostatakarzinom umfaßt eine Reihe mikroskopischer Veränderungen, die vom sehr häufigen Adenokarzinom über das seltene Plattenepithel- und Übergangsepithelkarzinom bis zu dem extrem

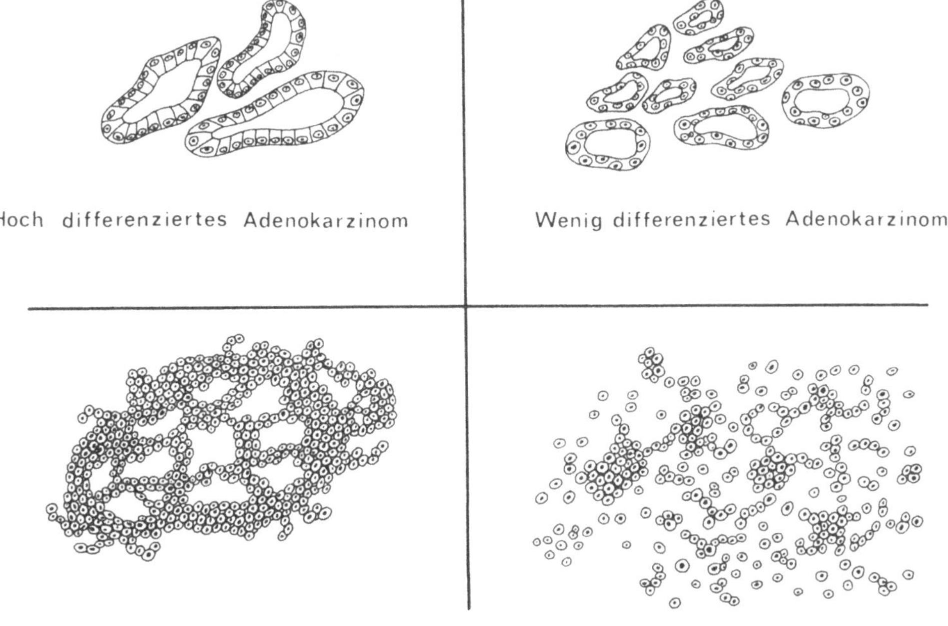

Abb. 53. Schematische Darstellung der vier verschiedenen histologischen Formen von Prostatakarzinomen (aus Dhom, 1976)

Tabelle 39. Häufigkeit der verschiedenen histologischen Formen von Prostatakarzinomen im Prostata-Karzinom-Register der Universität des Saarlandes (nach Dhom, 1976)

	Uniform gebaute Prostatakarzinome	
	Zahl der Fälle	% aller Prostatakarzinome
Hoch differenziertes Adenokarzinom	573	13,3
Wenig differenziertes Adenokarzinom	642	14,9
Cribriformes Karzinom	290	6,7
Solide-anaplastisches Karzinom	367	8,5
Urothelkarzinom	72	1,7
Plattenepithelkarzinom	10	0,2
Schleimbildende Karzinome	5	0,1
	Pluriform gebaute Prostatakarzinome	
Hoch und wenig differenziertes Adenokarzinom	282	6,6
Cribriformes und solide-anaplastisches Karzinom	258	6
Cribriforme Herde in anderen Karzinomtypen	1131	26,3
Andere Karzinomtypen	675	15,7

seltenen Sarkom der Prostata reichen. In der Bundesrepublik wird ein Großteil der Fälle durch das Prostatakarzinom-Register beim Pathologischen Institut Homburg-Saar gesammelt. Bis jetzt sind vom saarländischen Register über 4000 Karzinome registriert worden (Tabelle 39). Das Register unterscheidet zwischen vier Basistypen, dem hochdifferenzierten, mit großen Drüsen aufgebauten Adenokarzinom, dem wenig differenzierten, mit kleinen Drüsen aufgebauten Adenokarzinom, dem kribriformen Karzinom und dem anaplastischen Karzinom (Abb.53). Nach Tabelle 39 können die genannten Formen uniform oder auch pluriform auftreten. Das bedeutet, daß bei den pluriform gebauten Prostatakarzinomen zwei oder mehr Bautypen der Abb.53 gleichzeitig vorkommen können. In der Tabelle wird auch auf die Urothel-Karzinome und auf die Plattenepithelkarzinome eingegangen, sie sind sehr selten, ihre Häufigkeit beträgt insgesamt 2%. Sie werden im Kapitel der Blasentumoren besprochen. Aufgrund der Untersuchungen von Dhom (1977) ist das Verhältnis der Häufigkeit uniformer und pluriformer Karzinome wie 45 : 55. Bereits Mostofi (1972) wies darauf hin, daß die zahlreichen Mischformen zwischen anaplastischen, nicht differenzierten Karzinomen und den hochdifferenzierten Karzinomen eine prognostische Voraussage und somit auch Verlaufsstudien mit Berücksichtigung des histologischen Grading erschweren. Die sich heute schon deutlich abzeichnende klinische Relevanz des Grading wird bei den onkologischen Kennzeichen von Prostatakarzinomen behandelt.

6.2 Klassifizierung

Für das Prostatakarzinom sind in den letzten Jahren die diagnostischen Möglichkeiten so verbessert worden, daß die Ausdehnung des Primärtumors, ein Befall von Lymphknoten und eine erfolgte Fernmetastasierung prätherapeutisch weitgehend zu ermitteln sind und damit die Einführung des TNM-Systems auch beim Prostatakarzinom sinnvoll wird. Bisher wurde die Bestimmung der Tumorausdehnung durch die Einteilung nach Stadien, wie z.B. durch das System von Whitmore (1956), vorgenommen, an der sich statistische Berichte über Behandlungsergebnisse orientieren. In Tabelle 40 sind zwei Einteilungen nach Stadien und die Klassifizierung nach dem TNM-System der UICC von 1978 miteinander verglichen. Man erkennt, daß das TNM-System die Tumorausbreitung im Organismus genauer darzustellen erlaubt als die früher gebräuchlichen Stadieneinteilungen. Obwohl das TNM-System eine sehr genaue Darstellung der Größe der Tumorinvasion ermöglicht, ist es doch zweckmäßig, für die radiologische Diagnostik und Behandlungsplanung mehrere Klassifizierungen zu Gruppen zusammenzufassen. Ähnlich, wie es bei anderen Tumorformen der Fall ist, können für die einzelnen Gruppen jeweils die gleichen Vorschläge für das diagnostische und therapeutische Vorgehen ausgearbeitet werden. Auf die Besonderheiten der Kategorie T0 bzw. pT0 wird im Abschnitt 6.5.4 eingegangen.

6.3 Onkologische Kennzeichen

Das Prostatakarzinom unterscheidet sich in seinem onkologischen Verhalten von anderen Malignomen. Bei Autopsien werden sehr häufig zu Lebzeiten nicht erkannte latente Prostatakarzinome beobachtet. Mit steigendem Alter nimmt sowohl die Häufigkeit als auch die Zahl und das Volumen der Herde in der Prostata zu. Die latenten Prostatakarzinome wachsen langsam und sind in der Regel gut differenziert. Auch bei Prostata-Adenektomien und Adenom-Elektroresektionen werden bei 10% der Fälle zufällig Karzinome entdeckt (Klassifizierung T0 bzw. pT0), von denen die meisten hochdifferenziert sind (Dhom u. Hautumm, 1975). Die sich ergebenden Konsequenzen werden ebenfalls im Abschnitt 6.5.4 behandelt.

Die Untersuchungen an Prostatakarzinomen zeigten, daß in der Regel der Lobus posterior Ausgangspunkt der Geschwulst ist. Nach Mostofi (1972) findet sich der Tumor bei 45% der Patienten in der Peripherie, bei 54% ist er sowohl in der Peripherie als auch im Zentrum lokalisiert. Die histopathologische Untersuchung von Operationspräparaten zeigte, daß 84% der Patienten multifokalen Befall der Drüse aufwiesen. Mostofi berichtete auch, daß durch die histopathologische Untersuchung des Operationspräparates bei 76% der Patienten mehr Tumorgewebe festzustellen war, als durch die rektale Untersuchung. Bei der rektalen Untersuchung werden zumeist die Karzinome diagnostiziert, welche bereits zu einer Vergrößerung der Drüse und zur Invasion in Nachbarstrukturen geführt haben (Dhom, 1977).

Die Metastasierung von Prostatakarzinomen erfolgt zunächst lymphogen, später hämatogen. Die ursprüngliche Ansicht einer Bevorzugung der hämatogenen Aussaat in das Skeletsystem sollte

Tabelle 40. Gegenüberstellung der bisher gebräuchlichen Stadieneinteilungen nach Nagel (1972) und Whitmore (1956), in Anlehnung an Boxer (1977)

Nagel	Whitmore	Stadieneinteilungen		TNM-Klassifizierung (1978)
0	A	Ca als Zufallsbefund		T0 Ca als Zufallsbefund
	A1	Gut differenziert	Dhom Gruppe 1 = unter 10% Dhom Gruppe 2 = über 10%	
	A2	Weniger gut differenziert	Dhom Gruppe 3 = 100%	
A B	B	Ca begrenzt auf Prostata		T1 Ein Knoten tastbar, intrakapsulär T2 Multilokaler Befall, noch intrakapsulär T3 Organgrenze überschritten, ev. Samenblasenbefall
C	C	Extrakapsuläre Ausdehnung		T4,M0 Tumor fixiert, Invasion benachbarter Strukturen
D	D	Ca mit Metastasennachweis		
	D1	Regionaler Lymphknotenbefall, Harnabflußbehinderung		N1-3,M0 Regionaler Lymphknotenbefall
	D2	Fernmetastasen oder juxtaregionaler Lymphknotenbefall		N4,M1 Juxtaregionaler Lymphknotenbefall oder Fernmetastasen

revidiert werden, da bei Autopsiebefunden und insbesondere bei den Staging-Operationen lymphogene Metastasen ohne klinischen, bzw. autoptischen Nachweis von Knochenmetastasen gefunden wurden. Somit ist davon auszugehen, daß die lymphogene Metastasierung häufiger eintritt als der hämatogene Befall des Skeletsystems (Tabelle 41,42). Die Tumorausbreitung kann von der Prostata aus zunächst in die Lymphknoten des kleinen Beckens erfolgen, wobei jedoch derzeit nur die zweite Station, nämlich die Gruppe der Iliaca externa durch die Lymphographie darzustellen ist. Von dort aus besteht der übliche Anschluß an die lumbalen Lymphknoten und führt schließlich zu einer Beteiligung der mediastinalen Lymphknoten und derjenigen der Lungenwurzeln. Lungen- und Lebermeta-

Tabelle 41. Prozentuale Häufigkeit des Lymphknotenbefalls beim Prostatakarzinom, nachgewiesen durch histologische Untersuchung der bei der Laparotomie entnommenen Lymphknoten

Zahl der Patienten	Positiver Lymphknotennachweis (insgesamt)	Positiver Lymphknotennachweis (in Abhängigkeit vom Stadium)				Technik	Autor
		A	B	C	D		
411	36	-	7	38	-	OP	Flocks u.Mitarb. (1959)
20	45	-	(0)	50	-	OP	Whitmore u.Mackenzie (1959)
71	27	-	27	-	-	OP	Arduino u.Glucksmann (1962)
61	56	-	(25)	51	82	OP	McCullough u.Mitarb. (1974)
60	35	-	25	50	-	OP	McLaughlin u.Mitarb. (1976)
100	41	-	25	63	-	OP	Barzell u.Mitarb. (1977)
30	37	(0)	26	75	-	OP	Bruce u.Mitarb. (1977)
40	40	-	29	46	(100)	OP	Loening u.Mitarb. (1977)
69	41	(0)	20	64	-	OP	Spellman u.Mitarb. (1977)

Zahlenangaben in Klammern: nur geringe Fallzahl

Tabelle 42. Prozentuale Häufigkeit einer hämatogenen Metastasierung beim Prostatakarzinom

Zahl der Autopsien	Knochen	Lunge	Leber	Hirn	Autor
35	85	20	14	-	Oberndorfer (1931)
57	42	12	9	-	Walthard (1937)
113	40	40	9	-	Walther (1948)
104	65	38	22	-	Elkin u.Mueller (1954)
56	82	48	33	-	Schoonees u.Mitarb. (1972)
35	77	48	31	-	Varkarakis u.Mitarb. (1974)
91	-	-	-	4	Catane u.Mitarb. (1976)

stasen (Abb.12b) werden seltener als Knochenmetastasen bei 40% der Fälle (Tabelle 42) beobachtet.

Dieses Verhalten ist dadurch zu erklären, daß die hämatogene Aussaat des Prostatakarzinoms in das Skeletsystem vor allen über venöse Verbindungen erfolgt. Es besteht nämlich die Möglichkeit der direkten venösen Verbindung mit Lymphgefäßen im kleinen Bekken. Diese Verbindung wird auch dadurch bewiesen, daß die bevorzugte und zahlenmäßig häufigste Lokalisation der Metastasen im Beckenskelett und der Lendenwirbelsäule nach Untersuchungen von Batson (1940) und Franks (1953) darauf zurückgeführt wird, daß die hämatogene Metastasierung des Prostatakarzinoms in das Skeletsystem vor allem über venöse Verbindungen erfolgt. Selbstverständlich sind auch Metastasen in anderen Organen möglich. Die Häufigkeit ist aus Tabelle 42 zu entnehmen. Der Anschluß an das venöse System erklärt auch den zeitlichen Ablauf des Verteilungsmusters der Metastasen im Skeletsystem. Zunächst finden sich Metastasen im Beckenskelet und in der unteren Lendenwirbelsäule. Später erscheinen Metastasen in der Brustwirbelsäule und im übrigen Thoraxskelet, bevor der generalisierte Befall des Skeletsystems imponiert (Hovsepian u. Byar, 1975). Die genannten Autoren konnten auch aus dem Verteilungsmuster der Knochenmetastasen Hinweise für die Prognose entnehmen. So sind die Metastasen im Femur ein prognostisch äußerst ungünstiges Zeichen. Ein solcher Befund im Knochenszintigramm sollte bei der diagnostischen und therapeutischen Planung berücksichtigt werden (Abb.13).

Aus radiologischer Sicht ist das besondere Verhalten von Lungenmetastasen von Interesse. Bei Autopsien werden weitaus häufiger Lungenmetastasen gefunden als zu Lebzeiten durch Röntgenunter-

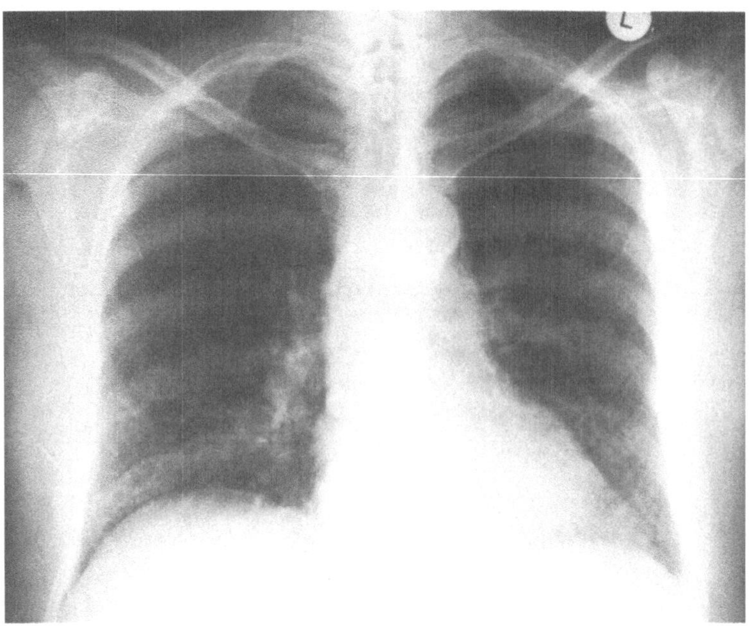

Abb. 54. Lymphangiosis carcinomatosa als Erstbefund bei fortgeschrittenem Prostatakarzinom (alkalische Phosphatase 2000 mU/ml)

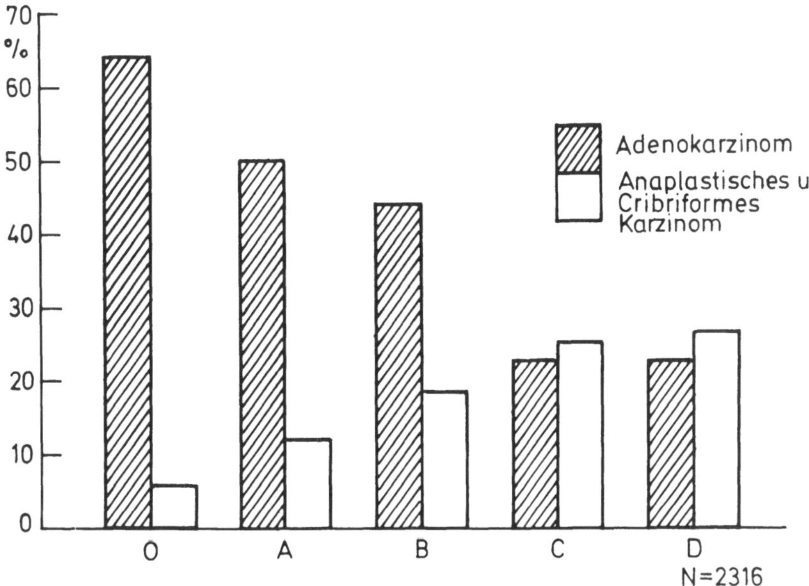

Abb. 55. Zusammenhang zwischen Grading und Größe des Tumorgeschehens beim Prostatakarzinom. Die Abb. zeigt, daß differenzierte Karzinome häufiger auf das Organ begrenzt sind, während die weniger differenzierten Formen meist die Organgrenzen zum Zeitpunkt der Erstdiagnose überschritten haben (aus Dhom, 1976)

suchungen. Die Diskrepanz ist dadurch zu erklären, daß die Metastasierung in die Lungen in der Regel in Form einer Lymphangiosis carcinomatosa erfolgt (Legge u.Mitarb., 1971). Abb.54 zeigt die Thoraxaufnahme eines Patienten mit Lymphangiosis carcinomatosa beim Prostatakarzinom. Prognostisch ist ein solcher Befund äußerst ungünstig. Von Interesse ist, daß bei manifester Lungenmetastasierung die Prognose durch Grading oder lokales Tumorgeschehen nicht bestimmt wird.

Bisher war man der Auffassung, daß die Größe der Tumorinvasion allein die Prognose beeinflußt. Inzwischen hat es sich herausgestellt, daß die verschiedenen histologischen Formen der Abb.53 ebenfalls für die Prognose von entscheidender Bedeutung sind. Dementsprechend zeigt Abb.55, daß die wenig fortgeschrittenen Stadien der Prostatakarzinome überwiegend aus differenzierten Zelltypen zusammengesetzt sind, während die fortgeschrittenen Prostatakarzinome zum überwiegenden Teil aus cribriformen und anaplastischen Zellen aufgebaut sind. Die anaplastischen Karzinome wachsen also viel invasiver und sind prognostisch ungünstig. Somit ergibt sich aus radiologischer Sicht die Notwendigkeit, bei der Planung von Diagnostik und Therapie nicht nur die TNM-Kategorien, sondern auch das histologische Grading G zu berücksichtigen. In dem Abschnitt über TO wird auch gezeigt, daß hier das Grading bereits klinische Konsequenzen zur Folge hat.

Prostatakarzinome haben auch die Eigenschaft, sich durch bestimmte Laborparameter im Blut zu erhöhen. Deshalb wird bei der Diagnostik und Kontrolle therapeutischer Maßnahmen den Phosphatasen im Serum eine Bedeutung zugemessen. Im menschlichen Serum finden sich mehrere Phosphomonoesterasen, deren pH-Optimum im sauren Bereich liegt und die vornehmlich aus Niere, Leber,

Milz, Thrombozyten und Erythrozyten stammen. Diese Enzymgruppe wird als "*saure Phosphatasen*" bezeichnet. Durch biochemische Trennungsmethoden lassen sich fünf verschiedene Fraktionen unterscheiden:

- die Thrombozytenphosphatase,
- die Erythrozytenphosphatase,
- die Knochenphosphatase,
- die "Gaucher"-Phosphatase, welche möglicherweise der Milz entstammt,
- die Prostataphosphatase, welche als einzige durch l-Tartrat gehemmt wird.

Die Bestimmung der zuletzt genannten Phosphatase erfolgt üblicherweise im Serum, es ist jedoch auch möglich, die entsprechende Enzymaktivität in ungezielt entnommenen Beckenkammbiopsien zu ermitteln. Viele Autoren haben sich mit dem Zusammenhang erhöhter Werte der sauren Phosphatase und der Größe der Tumorinvasion beschäftigt. So konnten Braun u.Mitarb. (1974) bei 90% der Patienten mit metastasierenden Prostatakarzinomen pathologische Werte nachweisen. Auch eine signifikante Erhöhung der *alkalischen Phosphatase* ist bei allen fortgeschritteneren Karzinomen zu registrieren. Der Anstieg erfolgt sogar früher als der der sauren Phosphatase, ist allerdings auch unspezifischer. Dennoch sollte jede Erhöhung der alkalischen Phosphatase beim Mann auch als Hinweis auf ein Prostatakarzinom gedeutet werden (Wray, 1956). Veränderungen der Serumspiegel der alkalischen Phosphatase unter der Therapie haben keine prognostische Bedeutung (Ishibe, 1977).

Von besonderer Bedeutung, und auch dadurch unterscheiden sich Prostatakarzinome von den meisten anderen Malignomen, ist die Hormonabhängigkeit der Tumoren. Die Untersuchung des Saarländischen Tumorregisters zeigte, daß 80% der Prostatakarzinome auf einen Entzug der androgenen Hormone ansprechen. Der Effekt der ablativen Behandlung kann noch durch additive endokrine Maßnahmen verstärkt werden, z.B. durch Oestrogengabe nach Orchiektomie (Dhom, 1977). Wegen der Hormonabhängigkeit ist es auch erklärlich, daß Prostatakarzinome bei Kindern äußerst selten sind. Die Untersuchung von 300 kindlichen Prostatamalignomen zeigte, daß mit einem Verhältnis von 5 : 1 mehr Sarkome als Karzinome vorkamen (Straub, 1972). Beim Erwachsenen tritt das Prostatakarzinom nur vereinzelt vor dem 50. Lebensjahr auf, danach steigen Morbidität und Mortalität sprunghaft bis zum Alter von 80 Jahren an (Franke, 1976).

6.4 Systematisierte Diagnostik

Patienten mit einem Prostatakarzinom kommen in der Regel erst dann zum Radiologen, wenn die Klassifizierung von T durch den Urologen feststeht und eine gemeinsame Bestimmung von N und M erfolgen muß. T wird überwiegend klinisch, d.h. durch die digitale-rektale Untersuchung, Urethro-Zystoskopie und durch Biopsie ermittelt. Bei ausgedehnteren Primärtumoren kann auch durch radiologische Verfahren die Festlegung der Klassifizierung unterstützt werden. Die zur Verfügung stehenden radiologischen Techniken für die Behandlungsplanung sind in Tabelle 43 zusammengestellt. Man kann die sehr unterschiedlichen diagnostischen

Tabelle 43. Spektrum der zur Klassifizierung des Prostatakarzinoms möglichen Untersuchungsmethoden

1) Rektale Untersuchung und Biopsie
2) Laboratoriumsdiagnostik: saure Phosphatase, Prostata-Phosphatase (im Serum bzw. Knochenmark), saure Phosphatase mit Radioimmunassay, alkalische Phosphatase
3) Röntgendiagnostik: Ausscheidungsurographie, Röntgenuntersuchung der Thoraxorgane, Vesikulographie, Lymphographie, Röntgenuntersuchung des Skelets, Prostata-Arteriographie, Ganzkörper-Computertomographie
4) Nuklearmedizin: Skeletszintigraphie, Leberszintigraphie, Nierensequenzszintigraphie, Hirnszintigraphie, Lymphoszintigraphie
5) Endoskopie: Urethrozystoskopie, Rektoskopie
6) Sternalpunktion, Beckenkammbiopsie, Skalenusbiopsie, Staging-Laparotomie, Lymphknotenpunktion
7) Ultraschalluntersuchungen

Verfahren in Gruppen zusammenfassen und zwischen den folgenden Komplexen unterscheiden:

- Basisdiagnostik
Es handelt sich um eine Zusammenfassung von radiologischen Untersuchungsmethoden, die bei jedem Patienten mit einem Prostatakarzinom einzuleiten sind, also Röntgenuntersuchungen des Thorax, Urogramm und Knochenszintigraphie, hinzu kommen die speziellen Laboruntersuchungen.

- Zusatzdiagnotik
Es handelt sich hier um diagnostische Maßnahmen, die zur exakten Festlegung von N und M erforderlich sind. Besonders bei kurativer Behandlungsplanung, wenn eine Operation oder eine Strahlentherapie mit hohen lokalen Dosen zu diskutieren ist, ist eine sorgfältige Festlegung der Größe der Tumorinvasion nach dem TNM-System unbedingt erforderlich. Somit rechnen zur Zusatzdiagnostik folgende Maßnahmen: Röntgenuntersuchungen des Skelets zur differentialdiagnostischen Abklärung solitär auftretender pathologischer Speicherbezirke im Knochenszintigramm, in ganz seltenen Fällen ergänzt durch Knochenmarkbiopsie. Im Falle einer negativen Knochenszintigraphie erfolgt die Abklärung der lymphogenen Ausbreitung im kleinen Becken durch Staging-OP, ggf. Lymphographie oder Computertomographie des kleinen Beckens, optimal ist die Kombination beider Verfahren. Insbesondere ist die Ganzkörper-Computertomographie für die technische Bestrahlungsplanung von Bedeutung

- Untersuchungen zur Verlaufskontrolle oder zur Klärung spezieller Fragestellungen
In seltenen Fällen wird eine Leber- oder Hirnszintigraphie in Frage kommen. Die Nierensequenzszintigraphie sollte routinemäßig als den Patienten wenig belastende Methode für Verlaufskontrollen eingesetzt werden.

Die Indikationsstellung der verschiedenen Untersuchungsverfahren kann Tabelle 44 entsprechend der Größe der Tumorinvasion nach dem TNM-System zugeordnet werden. Die Vorschläge der systematisierten Diagnostik wurden wesentlich durch die neue Erkenntnis beeinflußt, daß Lymphknotenmetastasen früher als Knochenmetastasen auftreten (Tabelle 41,42,45). Da die Situation der Lymph-

Tabelle 44. Notwendige und mögliche Untersuchungstechniken beim Prostatakarzinom und deren Zuordnung zum TNM-System bzw. zur Stadieneinteilung nach Whitmore

Klassifizierung	Stadium	Basis-diagnostik	Zusatzdiagnostik				Spezielle Diagnostik bzw. Verlaufskontrolle		
		Thorax Urogramm Labor Knochen-szintigramm	Röntgen-skelet ggf.mit Tomogra-phie	Knochen-biopsie	Lympho-graphie bzw. Staging-OP	Ganzkörper-computer-tomographie zur Bestrah-lungsplanung	Nieren-sequenz-szinti-graphie	Leber-szinti-graphie/ Ultra-schall/CT	Hirn-szinti-graphie bzw.CT
T0,NX,M0	A	+ §	-	-	-&	-&	+	-	-
T1-3,NX,MX	B	+	(+)	-	+	+	+	-	-
T4,NX,MX	C	+	(+)	-	(+)	+	+	-	-
T1-4,NX,M1 (Laborchem. Met.-Verdacht)		+	+	+	(+)	(+)	+	+	-
T3-4,NX,M1	D1/D2	+	(+)	-	-	-	+	(+)	(+)

§ - Bei A1 oder Gruppe 1 nach Dhom kann auf das Knochenszintigramm verzichtet werden.
& - A2 oder Gruppe 3 nach Dhom sollte wie T1 behandelt werden.
\+ - Notwendige diagnostische Maßnahme
(+) - Entbehrliche, nur in besonders gelagerten Fällen erforderliche Untersuchungstechnik
\- - In der Regel überflüssige Untersuchungstechnik

Tabelle 45. Häufigkeit szintigraphisch nachweisbarer Knochenmetastasen beim Prostatakarzinom in Abhängigkeit vom bei der Erstuntersuchung erhobenen Tastbefund (nach Langhammer u.Mitarb., 1977)

Zahl der Patienten	TNM	Prozentuale Häufigkeit szintigraphisch nachweisbarer Knochenmetastasen
13	T0	0%
7	T1	0%
107	T2-3	16%
32	T4	50%

knoten jedoch schwieriger abzuklären ist und den Patienten erheblich belastet, sollte zuvor eine Knochenszintigraphie angefertigt werden, um bei positivem Ausfall dem Patienten eine Lymphographie oder unter Umständen eine diagnostische Laparotomie zu ersparen. Aus Tabelle 45 ist zu entnehmen, daß die Häufigkeit szintigraphisch nachweisbarer Knochenmetastasen von der Größe des Primärtumors abhängig ist. Die Tabelle zeigt, daß Prostatakarzinome, welche auf die Kapsel beschränkt sind, sehr selten Knochenmetastasen verursachen. Allerdings ist die von den Autoren zugrunde gelegte Zahl der Untersuchungen gering, darüber hinaus hat Mostofi (1972) ermittelt, daß die präoperative Klassifizierung von T bei den meisten Patienten mit dem operativen Befund nicht übereinstimmt. Wie bereits erwähnt, ist bei den meisten Patienten eine größere Tumorausdehnung vorhanden als prätherapeutisch ermittelt werden konnte.

In Tabelle 46 ist die Häufigkeit von szintigraphisch nachgewiesenen Metastasen zusammengestellt. Die aus der Literatur entnommenen Befunde wurden bezüglich szintigraphisch positiver und röntgenologisch negativer Bewertungen, bezogen auf Patienten mit Metastasen, analysiert. Dabei stellte sich heraus, daß bei 37% aller Patienten der szintigraphische Befund durch Röntgenaufnahmen nicht belegt werden konnte. Nach Ansicht der Autoren (Langhammer u.Mitarb., 1977) ist die Tatsache, daß bei jedem dritten Patienten ein röntgenologisch nicht zu belegender szintigraphischer Befund erhoben wird, dadurch zu begründen, daß es sich bei der Knochenszintigraphie um eine äußerst empfindliche, aber nicht spezifische Methode handelt. Insbesondere können auch andere Knochenerkrankungen einen positiven szintigraphischen Befund verursachen, z.B. ein Morbus Paget. Aus diesen Überlegungen ist die röntgendiagnostische Abklärung immer erforderlich, wenn szintigraphisch singuläre Metastasen vermutet werden. Für Verlaufskontrollen während einer Therapie der meist osteoplastischen Metastasen ist die Skeletszintigraphie sinnvoll, da in der Regel eine verminderte Aktivität vorher befallener Bezirke nachzuweisen ist.

Schwierigkeiten ergeben sich in seltenen Fällen für die Bewertung der Knochenszintigraphie, wenn eine generalisierte Knochenmetastasierung praktisch symmetrisch das gesamte Skeletsystem befallen hat. Hilfreich ist hier die Tatsache, daß die Nieren auffallend wenig Aktivität einlagern können. Wenn durch Röntgenaufnahmen die Metastasierung bewiesen ist, spricht man hier vom "Superscan", da die Metastasen praktisch die gesamte

Tabelle 46. Ergebnisse des szintigraphischen Metastasennachweises beim Prostatakarzinom, in Anlehnung an Langhammer u.Mitarb. (1977). Aus der Zusammenstellung geht hervor, daß bei 38% der Patienten szintigraphisch Metastasen nachzuweisen sind, welche in 37% noch nicht röntgenologisch nachzuweisen sind

Radiopharmakon	Zahl der Patienten	Metastasenhäufigkeit (%)	Szintigraphisch positiver und röntgennegativer Metastasennachweis (%)	Autor
^{85}Sr	93	34	56	Faber u.Mitarb. (1967)
^{87m}Sr	19	16	67	Aberle u.Mitarb. (1970)
^{85}Sr	50	46	-	Graber u.Mitarb. (1971)
^{18}F	30	70	48	Roy u.Mitarb. (1971)
^{18}F	33	-	27	Nathan u. Levander (1973)
^{99m}Tc-Diphosphonat	37	41	-	Prout (1973)
^{87m}Sr	42	43	28	Robinson u. Constable (1973)
^{99m}Tc-Polyphosphat	38	55	52	Georgi u.Mitarb. (1974)
^{99m}Tc-Pyrophosphat	36	72	-	Irikura u.Mitarb. (1974)
^{99m}Tc-Polyphosphat	100	22	18	Lentle u.Mitarb. (1974)
^{99m}Tc-Pyrophosphat	32	56	22	Miki u.Mitarb. (1974)
^{99m}Tc-Polyphosphat	61	56	24	Shearer u.Mitarb. (1974)
^{18}F	74	56	27	Buck u.Mitarb. (1975)
^{99m}Tc-Diphosphonat	43	54	48	Dienstl u.Mitarb. (1975)
^{99m}Tc-Polyphosphat bzw. Diphosphonat	170	20	47	Langhammer u.Mitarb. (1977)
Insgesamt	858	38	37	

Tabelle 47. Prozentuale Häufigkeit des Lymphknotenbefalls beim Prostatakarzinom, nachgewiesen durch Lymphographie

Zahl der Patienten	Positiver Lymphographiebefund (insgesamt)	Positiver Lymphographiebefund (in Abhängigkeit vom Stadium)				Autor
		A	B	C	D	
20	60	-	-	-	-	Ludvik u.Zaunbauer (1966)
102	60	-	-	-	-	Rummelhardt u.Fussek (1970)
52	52	(50)	50	41	65	Erbe u.Burchardt (1974)
58	68	(67)	82	78	100	Grossman u.Mitarb. (1974)
60	52	14	37	68	-	Zingg u.Mitarb. (1974)
38	50	45	56	-	-	Cerny u.Mitarb. (1975)
45	56	(0)	41	78	-	Paxton u.Mitarb. (1975)
55	58	-	-	-	-	Elke u.Mitarb. (1976)
30	37	(0)	39	75	-	Bruce u.Mitarb. (1977)
154	40	20	25	36	80	Taenzer u.Tunn (1977)

Zahlenangaben in Klammern: nur geringe Fallzahl

Radioaktivität speichern, so daß die gewohnte Anfärbung der Nieren ausbleibt (Sy u.Mitarb., 1975).

Wenn die Knochenszintigraphie, gegebenenfalls Röntgenuntersuchungen und Knochenmarkbiopsien, keinen positiven Befund ergeben, ist in der Regel die Festlegung der N-Kategorie erforderlich und sinnvoll. Die wichtigste Technik ist die Lymphographie, gefolgt von der Ganzkörper-Computertomographie des kleinen Beckens. Die übliche Fußrückenlymphographie erlaubt die Darstellung der inguinalen, der iliakalen und der lumbalen Lymphknotengruppen. Wegen der bereits erwähnten Argumente ist es jedoch nicht möglich, die Lymphknoten der Iliaca interna darzustellen, die Lymphographie erlaubt also nur die Beurteilung der Externa- und Communis-Gruppen. Grundsätzlich ist die Indikation der Lymphographie bei allen Patienten gegeben, bei denen eine kurative Behandlung anzustreben ist. Die Häufigkeit von Lymphknotenmetastasen ist wie diejenige von Knochenmetastasen von der Größe der Invasion des Primärtumors abhängig (Tabelle 47). Vergleicht man Tabelle 47 mit Tabelle 41, so fällt auf, daß operativ seltener befallene Lymphknoten nachzuweisen sind als bei der Lymphographie. Dementsprechend gibt es über die Treffsicherheit der Lymphographie beim Prostatakarzinom sehr widersprüchliche Angaben, so daß manche Autoren sogar den sinnvollen Einsatz einer Lymphographie bei Patienten mit Prostatakarzinomen in Frage stellen. Aus radiologischer Sicht sind solche Einwände nicht gerechtfertigt, weil die Lymphographie im Fall einer kurativen Strahlentherapie Grundlage der technischen Bestrahlungsplanung sein kann. Darüber hinaus liegen jetzt viele Angaben über die operativ überprüfte Treffsicherheit der Lymphographie vor (Tabelle 48), die umfangreichste Untersuchung von Spellman u.Mitarb. (1977) gibt eine

Tabelle 48. Die Treffsicherheit der Lymphographie beim Prostatakarzinom. Die Lymphographie-Befunde wurden histologisch überprüft

Anzahl der Patienten	Lymphographie-Befund falsch positiv	Lymphographie-Befund falsch negativ	Autor
31	0/15	1/16	Elke u.Mitarb. (1976)
20	1/ 3	4/17	O'Donoghue u.Mitarb. (1976)
30	5/11	7/19	Bruce u.Mitarb.(1977)
40	17/29	4/11	Loening u.Mitarb. (1977)
67	3/19	12/48	Spellman u.Mitarb. (1977)

generelle Treffsicherheit von 78% an. Die beste Information wird durch die sogenannte "Staging-Laparotomie" gewonnen (Schröder u.Mitarb., 1976).

Die Computertomographie bietet ebenfalls eine Möglichkeit der Darstellung der Lymphknoten des kleinen Beckens. Die Untersuchung, deren Treffsicherheit noch eingehend analysiert werden muß, ist bereits jetzt eine wichtige Grundlage der technischen Bestrahlungsplanung.

Nur bei fortgeschrittenen Prostatakarzinomen, also bei nachgewiesener Knochenmetastasierung, ist im Falle einer klinischen Symptomatik die Leberszintigraphie indiziert, zumal nach Tabelle 42 die Lunge häufiger als die Leber befallen ist. Beim Prostatakarzinom kommen praktisch nie Lebermetastasen ohne Knochenmetastasen vor. Darüber hinaus würde der Nachweis von Lebermetastasen keine Änderung des therapeutischen Verhaltens nach sich ziehen. Bei entsprechender neurologischer Symptomatik kann eine Hirnszintigraphie bzw. eine Computertomographie des Schädels vorgenommen werden. Die Untersuchung ist indiziert, da die Chemotherapie kaum die Blutliquorschranke passieren kann. Deshalb ist bei nachgewiesener Hirnmetastasierung eine Strahlentherapie des gesamten Schädels indiziert. Die diagnostischen Maßnahmen zum Nachweis von Hirnmetastasen sind somit berechtigt, insbesondere auch dadurch, daß die Hirnmetastasen klinisch bei den meist älteren Patienten nur schwer von Insulten zu trennen sind (Catane u.Mitarb., 1976).

Für Verlaufskontrollen sind noch zwei weitere nuklearmedizinische Methoden von gewisser Bedeutung. Zunächst ist die Nierensequenzszintigraphie eine einfache und den Patienten wenig belastende Möglichkeit, um die Funktion beider Nieren während einer Behandlung zu verfolgen, dies gilt insbesondere für fortgeschrittene Prostatakarzinome, welche zu Harnabflußstörungen führen. Demgegenüber wird die Lymphszintigraphie nur der Vollständigkeit halber erwähnt. Sie kann diskutiert werden, wenn aus klinischer Indikation eine Lymphographie nicht durchgeführt werden kann.

Die Bestimmung der grundlegenden Laborwerte gehört zur Basisdiagnostik. Aus radiologischer Sicht sind die Werte, welche für die sauren Phosphatasen erhalten werden, von Bedeutung. Zunächst ist zu bedenken, daß die Serumspiegel der sauren Phosphatase durch mehrere Faktoren beeinflußt werden können. Ein Aktivitätsverlust beim Stehenlassen bei Zimmertemperatur ist bereits nach drei Stunden nachweisbar. Wenn die Patienten erhöhte Temperaturen haben, z.B. 40 Grad Fieber, ist die saure Phosphatase kaum noch nachzuweisen. Die sauren Phosphatasen sollten nur bestimmt werden, wenn mindestens 48 Stunden vor der Blutentnahme keine rektalen Untersuchungen, Katheterisierungen oder endoskopische Eingriffe vorgenommen worden sind. Bei Tumoren der Klassifizierung T1 haben die Phosphatasen nur eine geringe diagnostische Aussage. Bei T2 können bereits erhöhte Spiegel der tartrathemmbaren Phosphatase vorkommen (Wehnert u. Meissner, 1976). Die technisch aufwendige Bestimmung der Knochenmarkphosphatasen kommt für die klinische Routine nicht in Frage. Es ist jedoch von Gursel u.Mitarb. (1974) über Untersuchungen an 16 Patienten berichtet worden; fünf dieser Patienten zeigten trotz negativer Knochenszintigramme und negativer Röntgenaufnahmen des Skeletsystems erhöhte Werte für die Knochenmarkphosphatasen und starben im weiteren Verlauf an manifesten Skeletmetastasen. Seit kurzer Zeit sind zur Bestimmung der sauren Phosphatase radioimmunologische Verfahren zur Bestimmung im Serum entwickelt worden. Die neuen Techniken sind spezifischer und exakter (Foti u.Mitarb., 1977). Die Autoren konnten an einer kleinen Patientenzahl bereits zu einem früheren Zeitpunkt mit dem neuen Verfahren pathologische Werte der sauren Prostataphosphatase finden als mit den üblichen enzymatischen Tests.

Bei Metastasierung in das Skeletsystem wird vermehrt Hydroxyprolin im Urin ausgeschieden. Auch im Serum sind erhöhte Werte zu finden. Bishop und Fellows (1977) fanden bei 35 Patienten mit Prostatakarzinomen bei guter Korrelation zur Knochenszintigraphie eine bessere Empfindlichkeit im Vergleich zu den Phosphatase-Werten.

Die Bedeutung der Laborwerte wird durch den Einfluß auf die Klassifizierung unterstrichen. Die Bestimmung der sauren Phosphatase als relevanter Laborwert gehört zu den Minimalerfordernissen der UICC.

6.5 Planung, Durchführung und Ergebnisse der systematisierten Behandlung

Ebenso wie bei der systematisierten Diagnostik ist auch bei der Behandlung von Prostatakarzinomen eine enge Zusammenarbeit zwischen Urologen und Radiologen erforderlich. Dies ist dadurch zu begründen, daß sich der radiologische Teil der Behandlung im wesentlichen auf die perkutane Strahlentherapie beschränkt, während alle übrigen therapeutischen Maßnahmen von Operation bis zur endokrinen Behandlung vom Urologen durchzuführen sind. Aus verständlichen Gründen werden Patienten mit Prostatakarzinomen auch in der Regel in urologischen Kliniken betreut, dies gilt ebenfalls für die Nachsorge. Im folgenden sollen deshalb zunächst die verschiedenen Behandlungsverfahren unter besonderer Berücksichtigung der radiologischen Techniken behandelt werden.

6.5.1 Therapeutische Verfahren

Die Behandlungstechniken für das Prostatakarzinom lassen sich in vier große Gruppen einteilen:

Tabelle 49. Zusammenstellung der bisher bekannten Verfahren zur Behandlung des Prostatakarzinoms

Jahreszahl	Therapeutische Maßnahme	Autor	Aktualität
1895	Orchiektomie	White	+
1905	Radikale Prostatektomie	Young	+
1913	Radiumeinlage intraurethral	Pasteau	-
1934	Perkutane Strahlentherapie mit 180 - 220 kV	Widmann	-
1941	Hormontherapie	Huggins u.Hodges	+
1945	Bilaterale Adrenalektomie	Huggins u.Scott	-
1947	Zytostatika	Berger u.Buu-Hoi	(+)
1952	Interstitielle Injektion von ^{198}Au	Flocks u.Mitarb.	-
1953	Hypophysektomie	Luft u.Olivecrona	(+)
1960	^{32}P i.v. nach Testosteron	Wildermuth u.Mitarb.	(+)
1962	Gynäkomastieprophylaxe	Larsson u.Sundbom	+
1962	Perkutane Strahlentherapie mit Megavoltgeräten	Bagshaw u.Kaplan	+
1974	Endolymphatische Therapie	zum Winkel u.Mitarb.	(+)

-   - Nicht mehr übliche Methode
(+) - Therapeutische Maßnahme kann eingesetzt werden
+   - Zur Zeit übliche therapeutische Maßnahme

Operation,
Endokrine Verfahren,
Radiologische Techniken,
Polychemotherapie.

Die verschiedenen Behandlungsverfahren wurden zum Teil schon sehr früh eingesetzt (Tabelle 49). Hier ist besonders hervorzuheben, daß bereits 1905 von Young die erste radikale Prostatektomie vorgenommen worden ist. Heutzutage gibt es eine Reihe von operativen Techniken, die sich von der transurethralen Elektroresektion (TUR) bis zu den verschiedenen Modifikationen der radikalen Prostatektomie erstrecken. Aus radiologischer Sicht werden aus zwei Gründen heutzutage mehr konservative Verfahren diskutiert, einmal wegen der Nebenwirkungen der Prostatektomie und weiterhin wegen der Tatsache, daß präoperativ meist weniger Tumor getastet wird, als tatsächlich vorhanden ist. Deshalb haben, und darauf wurde bereits schon eingegangen, einige Autoren die explorative Laparotomie empfohlen, um präoperativ ein exakteres "Staging" zu erreichen.

Die endokrine Therapie war, verglichen mit der Zusammenstellung von Tabelle 49, die erste, 1895 von White eingeführte Möglichkeit, um ein Prostatakarzinom therapeutisch zu beeinflussen. Allerdings hatte White damals nicht die physiologischen Zusammenhänge zwischen Testosteronproduktion und Einfluß auf das Prostatakarzinom herausstellen können. Inzwischen gibt es, wie bei den operativen

Techniken, ein ganzes Spektrum endokriner Möglichkeiten, die sich in ablative und additive Techniken unterteilen lassen. Zu den ersteren gehören Orchiektomie (heute meist plastische Orchiektomie), bilaterale Adrenalektomie und Hypophysektomie.

In neuerer Zeit hat Silverberg (1977) die Effektivität der Hypophysektomie an 17 Patienten kritisch analysiert. Er fand bei 12 Patienten eine Besserung der Symptomatik von kurzer Dauer. Der endokrine Mechanismus ist auch heute noch ungeklärt, nicht indiziert ist die Maßnahme, wenn zusätzlich Lebermetastasen oder eine Panmyelophthise vorliegen. Bei solchen Patienten kann die hochdosierte Gabe von Kortikosteroiden eine Alternative sein.

Zu den additiven Verfahren rechnet im wesentlichen die von Huggins und Hodges 1941 eingeführte gegengeschlechtliche Hormontherapie. Die additive Hormontherapie hat immer eine Gynäkomastie zur Folge. Vorbeugend sollte deshalb routinemäßig eine Bestrahlung der Brustdrüsen erfolgen. Auf die Technik wird später eingegangen. Die Strahlentherapie ist schon sehr frühzeitig eingeführt worden, da nach Tabelle 49 bereits von Pasteau und DeGrais 1913 intraurethrale Radiumeinlagen vorgenommen worden sind. Eine echte und effektive klinische Anwendung der Strahlentherapie war jedoch erst möglich, nachdem durch Bagshaw und Kaplan (1962) die perkutane Strahlentherapie mit Megavoltgeräten eingeführt worden ist. Es gibt eine Reihe von Variationen der radiologischen Techniken, man kann zwischen der interstitiellen bzw. intrakavitären und der perkutanen Strahlentherapie unterscheiden.

Die intraurethrale Radiumeinlage ist nicht mehr aktuell, gleiches gilt auch für die von Flocks u.Mitarb. (1952) eingeführte interstitielle Injektion von Au-198 in Form kolloidaler Lösungen. Die Implantation von Jod-125-Seeds wird zur Zeit bezüglich ihrer Effektivität untersucht.

Johnson und Haynie (1977) haben sich eingehend mit der Effektivität der nuklearmedizinischen Therapie bei diffuser Knochenmetastasierung beschäftigt. Zunächst haben die Autoren gefunden, daß ^{32}P-Anwendungen zur Schmerzlinderung beim metastasierten Prostatakarzinom selten durchgeführt werden, da in der Literatur nur über 175 Patienten berichtet wird. Die Autoren selbst führten Untersuchungen an 33 Patienten durch und fanden die größte Effektivität bei der ^{32}P-Gabe nach Testosteron. 12 von 19 Patienten zeigten eine signifikante Schmerzlinderung. Andere Methoden, um die Aufnahme von ^{32}P zu fördern, wie z.B. die Gabe von Parathormon, waren nicht effektiv. Die Behandlung kann folgendermaßen durchgeführt werden: 15 Tage werden täglich 100 mg Testosteron i.m. appliziert. Vom 5. bis 9. Tag vom Beginn der Testosteronmedikation an gerechnet erhalten die Patienten täglich 2 mCi ^{32}P i.v. Die Gesamtdosis von 10 mCi sollte nicht überschritten werden. Testosteron kann noch 5 weitere Tage gegeben werden, bevor die Oestrogenbehandlung wieder aufgenommen wird.

In neuerer Zeit wird ^{89}Sr bevorzugt an Stelle von ^{32}P verwendet. ^{89}Sr ist ebenfalls ein β-Strahler mit einer maximalen β-Energie von 1,46 MeV und einer Halbwertszeit von 52 Tagen. Im Gegensatz zu ^{32}P wird ^{89}Sr gerade in Umbauzonen der Knochensubstanz angereichert und wirkt deshalb nicht myelotoxisch. Die Speicherung in Knochenmetastasen kann bis zu 5mal intensiver werden als im normalen Knochengewebe. Wegen der größeren Spezifität kann auch auf die umstrittene Gabe von Testosteron verzichtet werden. Über erste Erfahrungen an 11 Patienten berichten Firusian u.Mitarb. (1976). Sie weisen darauf hin, daß im Vergleich zu ^{32}P keine Myelosuppression als Nebenwirkung beobachtet wurde.

Zur Therapie mit offenen Radionukliden gehört auch die endolymphatische Therapie, die im Prinzip nur sinnvoll ist, wenn durch Lymphoszintigraphie kein Lymphknotenbefall nachzuweisen ist. Dies ist dadurch zu begründen, daß bei der endolymphatischen Therapie die Reichweite der Strahlung der instillierten Radionuklide nur 3 mm beträgt (zum Winkel u.Mitarb., 1974). Die Indikation der endolymphatischen Therapie ist jedoch noch nicht abgegrenzt worden, insbesondere weil die ersten Stationen der Lymphknoteninvasion, nämlich die Gruppe der Iliaca-interna-Lymphknoten, durch die endolymphatischen Behandlung nie vollständig erreicht werden können.

Ein Nachteil der Anwendung von offenen und umschlossenen radioaktiven Nukliden ist die Tatsache, daß das Zielvolumen nie vollständig und homogen in das Strahlenfeld einzubeziehen ist. Deshalb ist seit Einführung der Megavolttherapie mit Kreis- oder Linearbeschleunigern die perkutane Strahlentherapie allen anderen Bestrahlungstechniken überlegen. Man unterscheidet bei Patienten mit Prostatakarzinomen drei unterschiedliche Zielgebiete:

- die lokale Bestrahlung der Prostata,
- die Einbeziehung regionärer Lymphknotengruppen in das Strahlenfeld des Primärtumors,
- die palliative Bestrahlung von Fernmetastasen.

Von großer Bedeutung ist auch die Bestrahlung der Brustdrüse als Gynäkomastieprophylaxe bei vorgesehener Hormontherapie (Abb.56). Technisch ist die Bestrahlung einfach durchzuführen. Zur Anwendung kommen vorwiegend 10 MeV-Elektronen eines Linearbeschleunigers. In ein rundes Feld vom Durchmesser 8 cm werden Herddosen von 9 bis 12 Gy eingestrahlt. Die Gesamtdosis wird in drei Fraktionen aufgeteilt, der zeitliche Abstand zwischen den einzelnen Fraktionen beträgt zwei bis drei Tage. Eine nennenswerte Hautreaktion kommt bei Einhaltung dieser Fraktionierung nicht zustande. Seit Einführung der Oestrogentherapie 1941 ist die Gynäkomastie als nahezu regelmäßige Nebenerscheinung bekannt. Sie kann gelegentlich so quälend werden, daß die Oestrogenbehandlung abgebrochen werden muß. Aufgrund der Untersuchungen von Larsson und Sundbohm (1962) wird die Gynäkomastie durch eine vorbeugende Strahlentherapie der Brustdrüsenkörper verhindert. Die Effektivität dieser Technik beträgt über 80 %, Versager kommen nur dann regelmäßig vor, wenn bereits vor der Bestrahlung mit einer endokrinen Therapie begonnen worden ist (Hauri u. Zingg, 1971).

Nur bei den Patienten, bei denen die endokrine Behandlung versagt, kommt eine zytostatische Chemotherapie zur Anwendung. Diese kommt als Mono- oder Polychemotherapie in Frage. Zunächst sind die Substanzen zu erwähnen, bei denen Alkylantien an Hormone als Trägersubstanz chemisch gebunden sind. Der bekannteste Vertreter ist das Estrazyt (R). Im Prinzip zählt diese Substanz jedoch zur endokrinen Behandlung. Die eigentliche zytostatische Therapie wird in der Regel, um den gesamten Zellzyklus zu erfassen, mit mehreren Substanzen gleichzeitig durchgeführt. In der Literatur werden unterschiedliche Behandlungsschemata angeführt. Wir selbst haben in einigen Fällen eine Polychemotherapie bei Patienten,

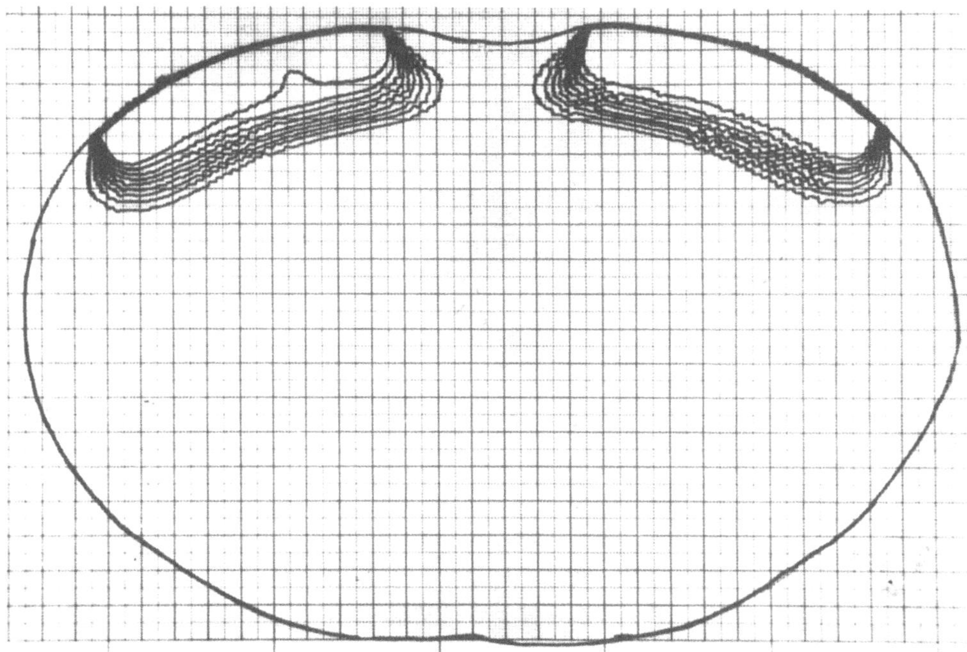

Abb. 56. Darstellung der Durchführung der prophylaktischen Brustdrüsenbestrahlung vor der Gabe von Hormonen. Die Abb. zeigt einen Körperquerschnitt, in welchen die filmdensitometrisch ermittelte prozentuale Dosisverteilung für die Bestrahlung mit 10 MeV-Elektronen eingezeichnet wurde. Die innersten Linien gelten für die 100%-Isodose, die übrigen Linien unterscheiden sich jeweils um 10%. Die Bestrahlung erfolgte mit einem Betatron, wobei ein Rundtubus (Ø 8 cm) verwendet wurde. Es empfiehlt sich, bei täglichen Einzeldosen von 4 Gy eine Gesamtdosis von 12 Gy anzustreben.

die auf keine andere Behandlung angesprochen haben, durchgeführt und eine rasche analgetische Wirkung erreichen können. Das Schema ist in Tabelle 50 angeführt. Von anderen Autoren (Schmidt u.Mitarb., 1976) wird die Kombination von Cyclophosphamid und 5-Fluorouracil empfohlen. 125 Patienten erhielten alle drei Wochen 1 g Cyclophosphasmid pro qm Körperoberfläche und jede Woche einmal 600 mg 5-Fluorouracil bezogen auf 1 qm Körperoberfläche. Die Ergebnisse zeigten bei 33% der Patienten eine objektive Tumorrückbildung, bei 29% fand sich eine Stabilisierung, bei 7% eine teilweise Rückbildung. Insgesamt wird jedoch die Indikation der Polychemotherapie als ultima ratio angesehen.

6.5.2 Indikationsstellung und Durchführung der therapeutischen Maßnahmen

Wie bei anderen Tumoren kann die Indikationsstellung therapeutischer Maßnahmen an der Größe der Tumorinvasion, die nach dem TNM-System festgelegt ist, orientiert werden (Tabelle 51). Man erkennt zunächst aus der Tabelle, daß überwiegend endokrine und radiologische Techniken zur Behandlung des Prostatakarzinoms eingesetzt werden. Zunächst ist bei jeder Behandlung des Prostatakarzinoms die Empfehlung von Alken u.Mitarb. (1975) zu berück-

Tabelle 50. Vorschlag eines Polychemotherapieschemas. Die einzelnen Substanzen sollten in 24stündigen Abständen appliziert werden, um eine partielle, aber ständige Blockade des Zellzyklus zu erreichen. Zusätzlich sollten täglich 40 mg Prednison gegeben werden, diese Dosis kann in den Behandlungspausen um jeweils 10 mg alle drei Tage reduziert werden. Insgesamt sind 10 Behandlungswochen möglich. Die Gesamtdosis für Adriamycin sollte nicht 450 mg/m^2 und die für Vincristin nicht 16 mg überschreiten

Woche	Mo	Di	Mi	Do	Fr	Sa	So
1	A	V	C	C	-	-	-
2	A	V	C	C	-	-	-
3	-	-	-	-	-	-	-
4	A	V	C	C	-	-	-
5	-	-	-	-	-	-	-
6	A	V	C	C	-	-	-

A - 40 mg Adriamycin/m^2
V - 1 mg Vincristin
C - 500 mg Cyclophosphamid

Tabelle 51. Vorschlag einer am TNM-System orientierten Behandlungsplanung beim Prostatakarzinom. Da in der Regel die N-Kategorie nur durch die klinische Untersuchung und das Ausscheidungsurogramm ermittelt wird, sind die Minimalerfordernisse der UICC nicht erfüllt und aus diesem Grund wählten wir die Bezeichnung NX

TNM-Klassifizierung	Vorgeschlagenes Therapieverfahren	
T0 Dhom Gruppe 1	Basistherapie:	Keine (engmaschige Kontrollen)
Dhom Gruppe 2-3	Basistherapie:	Radikale Prostatektomie oder definitive Strahlentherapie
T1-2,NX,M0	Basistherapie:	Radikale Prostatektomie oder definitive Strahlentherapie
T3,NX,M0	Basistherapie:	Definitive Strahlentherapie, ggf. subkapsuläre Orchiektomie. Radikale Prostatektomie nur nach vorangegangener Bestimmung der N-Kategorie
T4,NX,M0	Basistherapie:	Subkapsuläre Orchiektomie ev. mit Strahlentherapie
	Bei Progression:	Endokrine Zusatztherapie nach prophylaktischer Mammabestrahlung
T3-4,NX,M≠0	Basistherapie:	Subkapsuläre Orchiektomie
	Bei Progression:	Endokrine Zusatztherapie nach prophylaktischer Mammabestrahlung
	Bei Versagen:	Medikamentöse Behandlung (Estrazyt, Antiandrogene, Zytostatika) und/oder palliative Strahlentherapie

sichtigen, nur die Monotherapie anzustreben, d.h. nur eine therapeutische Maßnahme einzusetzen. Viele Autoren beziehen jedoch nicht die plastische Orchiektomie in die Empfehlung ein und sehen in dieser Maßnahme praktisch den Anfang aller späteren therapeutischen Maßnahmen. Sie sollte insbesondere dann in jedes therapeutische Konzept einbezogen werden, wenn wegen der Erhaltung der Potenz kein besonderer Wunsch geäußert wird. Clark und Houghton (1977) konnten an 83 Patienten nachweisen, daß die plastische Orchiektomie genauso gut wie Oestrogengaben den Plasma-Testosteron-Spiegel senken kann. Zusätzlich bestehen Vorteile gegenüber der Oestrogentherapie, so daß derzeitig die Orchiektomie als Methode der Wahl beim fortgeschrittenen Prostatakarzinom anzusehen ist (Kloster halfen, 1977).

Für die Behandlungsplanung ist die kurative und die palliative Zielsetzung von Bedeutung, dementsprechend kann bei fehlendem Lymphknotenbefall eine Bestrahlung der Prostata mit kurativer Zielsetzung, d.h. mit hohen Dosen erfolgen. Wenn Lymphknotengruppen befallen sind, können diese, soweit sie sich im kleinen Becken befinden, in das primäre Strahlenfeld einbezogen werden, auch hier ist noch eine kurative Zielsetzung durch radiologische Methoden anzustreben. Erst bei fortgeschrittenem Lymphknotenbefall und bei nachgewiesener Fernmetastasierung ist die endokrine Behandlung, also die Kombination von plastischer Orchiektomie mit Gabe von Hormonen, die Methode der Wahl. Zum gegenwärtigen Zeitpunkt steht die konventionelle Hormontherapie im Vordergrund, während die Gabe von Estrazyt (R) bei sogenannten Oestrogenresistenten Patienten in Frage kommt. Allerdings ist eine endgültige Bewertung erst möglich, wenn Ergebnisse vergleichender Untersuchungen vorliegen (Chisholm u.Mitarb., 1977; Jönsson u. Mitarb., 1977). Andere therapeutische Möglichkeiten, wie die Hypophysektomie, die Adrenalektomie, die endolymphatische Therapie, die Injektion von ^{32}P oder ^{89}Sr sowie die Gabe von Zytostatika bieten keine Aussicht auf eine kurative Behandlung, sie können nur mit palliativer Zielsetzung eingesetzt werden.

Vor der Bestrahlung der Prostata ist eine sorgfältige Planung erforderlich. Zur Lokalisation des jeweiligen Zielvolumens ist es zweckmäßig, einen Therapiesimulator zu verwenden. Die damit angefertigten Aufnahmen lassen die Prostata indirekt erkennen. Die Technik der Einstellung ist von Bagshaw beschrieben (Abb.57 a und b). Zunächst wird die Blase über einen Katheter mit 20 ml Conray (R) gefüllt, der Katheter wird belassen. Anschließend füllt man etwa 100 ml eines bariumsulfathaltigen Kontrastmittels in die Ampulla recti. Die seitliche Zielaufnahme (Abb.57b) erlaubt dann zumindestens die Abgrenzung des dorsalen Anteils der Prostata. Abb.57a und b zeigen die Einstellung der Prostata als begrenztes Zielvolumen, ohne daß die Lymphknoten des kleinen Beckens in das Zielvolumen einbezogen sind.

Am zweckmäßigsten erfolgt die Bestrahlung mit dem Telekobaltgerät (Abb.58a), dem Linear- (Abb.58b) oder dem Kreisbeschleuniger (Abb.58c). Die Bestrahlung mit den Megavoltgeräten ermöglicht bei homogener Auslastung des Zielvolumens eine günstige Dosisverteilung. Bei Lymphknotenbefall im kleinen Becken oder bei Tumoren, welche die Kapsel überschritten haben, sollten die Lymphknoten in das Zielvolumen einbezogen werden (Abb.59), die Bestrahlungstechnik ist Abb.60a-c entsprechend zu modifizieren. Auch hier erfolgt die Bestrahlung am geeignetsten mit energiereichen Photonen von Kreis- oder Linearbeschleunigern. Man kann zur Durchführung Bewegungsbestrahlungen vornehmen oder Stehfelder anwenden und so die Prostata mit den Lymphknoten des kleinen Beckens in die 80%-Isodose einbeziehen (Abb.60a-c). Von großer Bedeutung bei der Bestrahlung der Prostata ist die sorgfältige

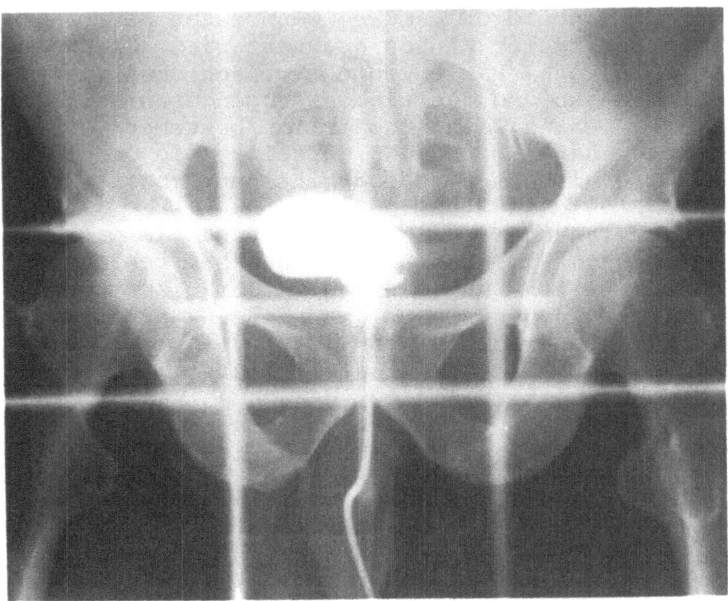

Abb. 57a. Die Abb. zeigt die Einstellung der Prostata zur Bestrahlung. Mit Hilfe eines Katheters werden 20 ml Conray 60 (R) in die Blase instilliert. Für die geplante kleinfeldrige Strahlentherapie genügt es, ein Feld der Breite 8 cm und der Länge 6 cm vorzusehen

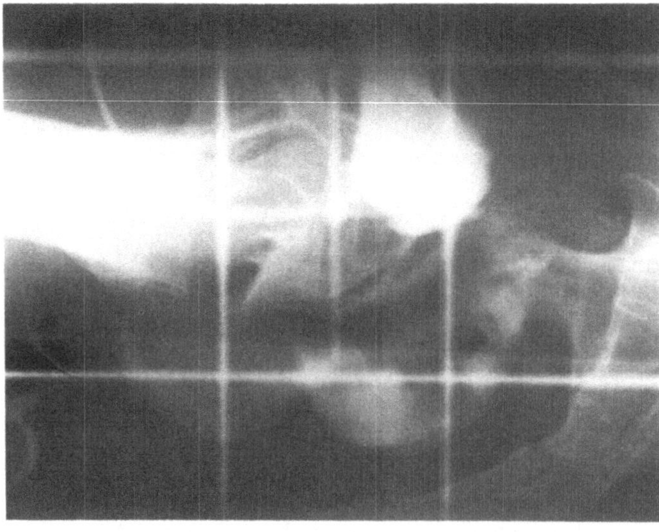

Abb. 57b. Die Abb. zeigt die seitliche Einstellung der Prostata mit dem Therapiesimulator. Man erkennt die über einen Katheter gefüllte Blase, darunter befindet sich das mit Bariumsulfat gefüllte Rektum

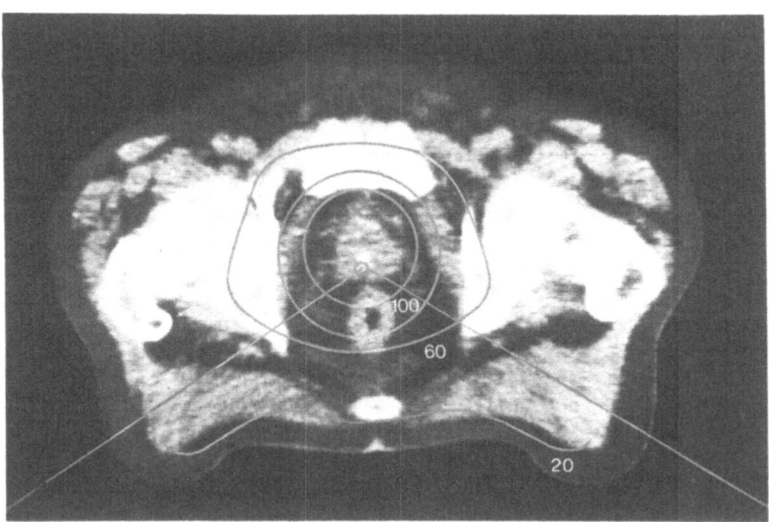

Abb. 58a. Computer-Tomographie in Höhe der Prostata bei einem Patienten mit einem Prostatakarzinom der Klassifizierung T1. Man erkennt zwischen Rektum und Symphyse die Prostata, die sich gut gegenüber der Umgebung abgrenzen läßt. In den Querschnitt ist die mit einem Prozeßrechner ermittelte prozentuale Dosisverteilung für eine Bewegungsbestrahlung mit dem Telekobaltgerät hineinprojiziert. Es gelten folgende Bedingungen: Pendelwinkel 240°, Pendelradius 80 cm, Feldbreite 10 cm, Feldlänge 8 cm. Man erkennt, daß die Prostata mit dem umgebenden Fettgewebe von der 80%-Isodose großzügig umschlossen ist

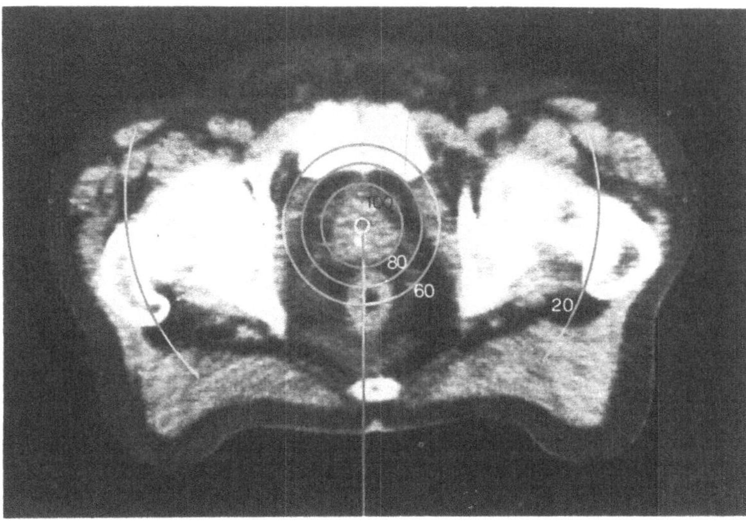

Abb. 58b. In den gleichen Querschnitt der Abb.58a wurde die mit einem Prozeßrechner ermittelte prozentuale Dosisverteilung für eine Bewegungsbestrahlung mit einem Linearbeschleuniger für 16 MV Photonen hineinprojiziert. Es gelten folgende Bedingungen: Pendelwinkel 360°, Pendelradius 100 cm, Feldbreite 10 cm, Feldlänge 8 cm. Auch hier gelingt es, die Prostata mit dem umgebenden Fettgewebe durch die 80%-Isodose großzügig zu umschließen

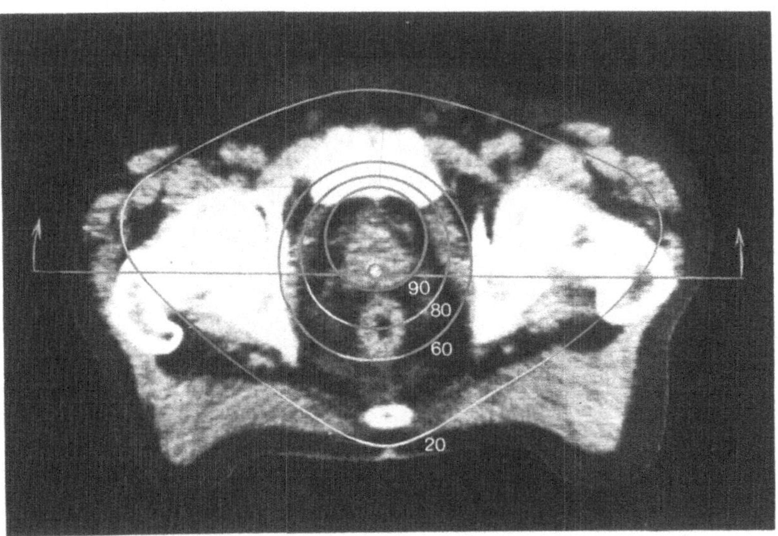

Abb. 58c. In den Querschnitt der Abb.58a und b wurde die mit einem Prozeßrechner ermittelte prozentuale Dosisverteilung für eine Bewegungsbestrahlung mit 42 MV Photonen hineinprojiziert. Es gelten folgende Bedingungen: Pendelwinkel 180°, Feldbreite 10 cm, Feldlänge 8 cm, Pendelradius 120 cm

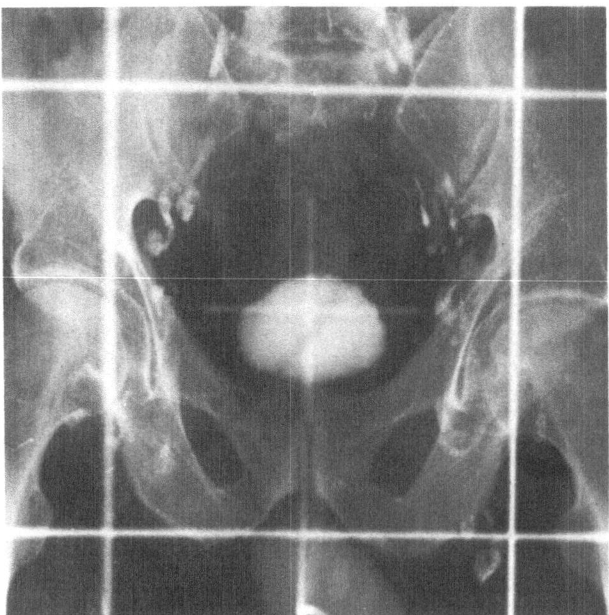

Abb. 59. Einstellung der Prostata zur großfeldrigen Bestrahlung. Zur besseren Darstellung wurde die Blase über einen Katheter mit Kontrastmittel (Conray 60 (R)) gefüllt. Das Strahlenfeld umschließt die Prostata und die Lymphknoten des kleinen Beckens bis in Höhe der Iliaca-communis-Lymphknotengruppen. Gegebenenfalls kann das Feld noch cranial verlängert werden, um die Lymphknotengruppen der Iliaca communis mit zu berücksichtigen.

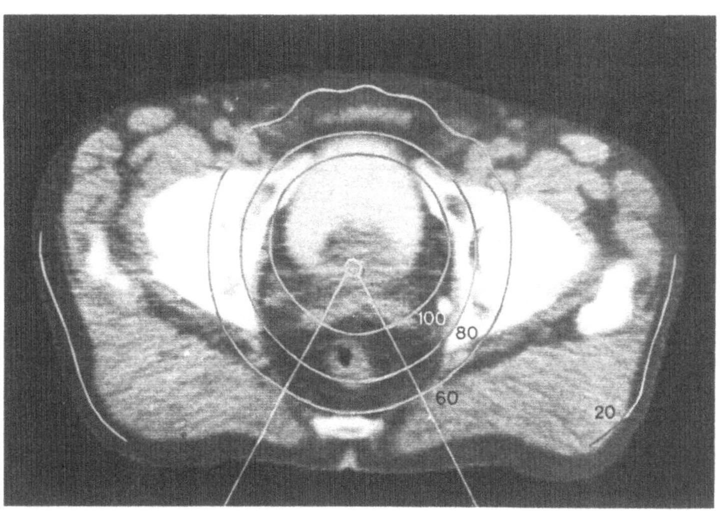

Abb. 60a. Computer-Tomographie eines Patienten mit einem fortgeschrittenen Prostatakarzinom. Die großfeldrige Bestrahlung kann mit dem Telekobaltgerät erfolgen. Bei einem Pendelwinkel von 300°, einem Pendelradius von 80 cm und einer Feldbreite von 14 cm sowie einer Feldlänge von 12 cm werden die Prostata und die Lymphknoten des kleinen Beckens von der 80%-Isodose umschlossen. Als Herddosis können 60 Gy (100%) angestrebt werden

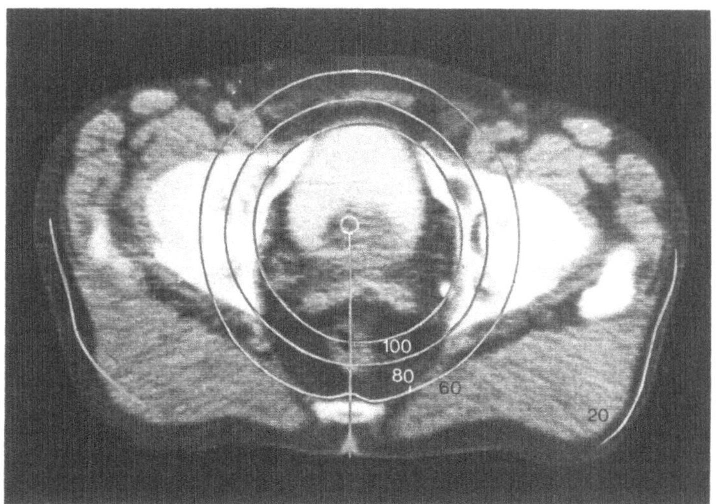

Abb. 60b. In den Querschnitt, der auch in Abb.60a dargestellt ist, wurde die mit einem Prozeßrechner ermittelte prozentuale Dosisverteilung für eine Bewegungsbestrahlung mit dem Linearbeschleuniger (16 MV Photonen) hineinprojiziert. Es gelten folgende Bedingungen: Pendelwinkel 360°, Pendelradius 100 cm, Feldbreite 14 cm, Feldlänge 12 cm. Auch mit dieser Technik kann die 80%-Isodose den Tumor und die Lymphknoten des Beckens großzügig einschließen

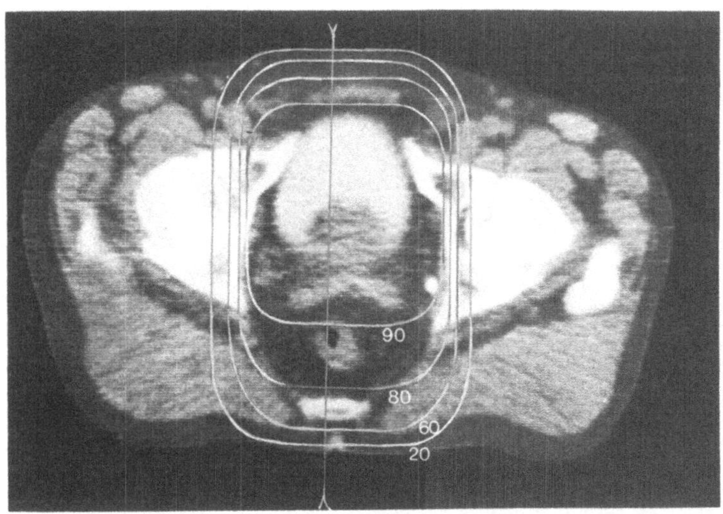

Abb. 60c. In den gleichen Querschnitt der Abb.60a und b wurde die mit einem Prozeßrechner ermittelte prozentuale Dosisverteilung für die Bestrahlung mit 42 MV Photonen hineinprojiziert. Die Berechnung gilt für die Bestrahlung in 2 opponierende Stehfelder und folgende Bedingungen: Feldbreite und Feldlänge jeweils 12 cm. Die 80%-Isodose umschließt den Tumor und die Lymphknoten des kleinen Beckens

Fraktionierung der Dosis. Die Einzeldosen sollten 1,5 Gy und die Wochendosen sollten 7,5 Gy im Herd nicht überschreiten. Nur so sind die anzustrebenden hohen Herddosen zu erreichen, ohne unerwünschte Nebenwirkungen zu provozieren. Es handelt sich im wesentlichen um Proktitiden, Zystitiden oder später Darmfibrosen (Ammon u. Mitarb., 1977).

Bei nachgewiesenem Befall von Lymphknoten im Bereich der Iliaca communis oder der lumbalen Gruppen, welche mit den üblichen Bestrahlungstechniken nicht erfaßt werden, empfehlen Bagshaw u. Mitarb. (1975), Fossa u.Mitarb. (1976) sowie White und Boles (1976) die sogenannte *"Extended-Field Radiation"*. Über größere Erfahrungen im Vergleich zur endokrinen Therapie liegen noch keine Angaben vor, so daß wir diese Technik nur besonders gelagerten Fällen vorbehalten.

Bei Fernmetastasen oder Lymphknotenmetastasen außerhalb des kleinen Beckens kann auch eine lokal begrenzte Strahlentherapie durchgeführt werden. Besonders effektiv ist die Strahlentherapie bei einzelnen Knochenmetastasen bezüglich ihres analgetischen Effekts. Dieser analgetische Effekt tritt in der Regel bereits nach Dosen von 10 Gy ein. Man wird hier Stehfeldbestrahlungen durchführen und die Strahlenqualität nach Größe und Lage der Metastasen auswählen. Im allgemeinen sind Gesamtdosen von 30 Gy ausreichend.

Für Prostatakarzinome T1 und T2 ohne Lymphknoten- und Fernmetastasen ist die isolierte Bestrahlung der Drüse zulässig, da bei sorgfältigem "Staging" der Befall von Lymphknoten des kleinen Beckens weitgehend ausgeschlossen ist. Unter Umständen kann hier die explorative Laparotomie zur Sicherung der Klassifizierung indiziert sein. Wenn Tumoren der Größe T3 oder T4 vorliegen, ist nach Tabelle 41 mit einer mehr als 50%igen Wahrscheinlichkeit mit Lymphknotenbefall zu rechnen. Selbst wenn die diagnostischen Maßnahmen zur Klassifizierung von N keinen Lymphknotenbefall nachgewiesen haben, so sollte doch als adjuvante Maßnahme eine Einbeziehung der Lymphknoten des kleinen Beckens in das Zielvolumen vorgenommen werden. Gleiches gilt für N1 und N2 (Abb.59). Allerdings sollten in Felder dieser Größe nur Herddosen von 45 - 50 Gy eingestrahlt werden, gegebenenfalls kann der Primärtumor kleinfeldrig bis zu Dosen von 65 - 70 Gy weiter bestrahlt werden, um die unerwünschten Nebenwirkungen der Bestrahlung (Tabelle 52) zu vermeiden. Bei fortgeschrittenen Tumoren, dies gilt insbesondere für N3 und N4 und bei nachgewiesener hämatogener Metastasierung ist die endokrine Therapie absolut indiziert.

6.5.3 Einfluß des "Grading" auf die radiologische Behandlungsplanung

Es wurde bereits beschrieben, daß wenig differenzierte Prostatakarzinome aggressiver wachsen als gut ausdifferenzierte Formen (Abb.55). Dementsprechend haben Barzell u.Mitarb. (1977) bei Patienten mit entdifferenzierten Karzinomen während einer "Staging-Laparotomie" mit einer Häufigkeit von 60% Lymphknotenmetastasen gefunden. Dagegen wurden bei Patienten mit differenzierten Karzinomen lediglich mit einer Häufigkeit von 32% Lymphknotenmetastasen nachgewiesen. Obwohl diese Zahlen für Patienten im Stadium B und C nach Whitmore gelten, muß die radiologische Planung auf das Grading eingehen, zumal die "Staging-Laparotomie" noch nicht Eingang in die klinische Routine gefunden hat und auch die Treffsicherheit der Lymphographie durch weitere Untersuchungen abzuklären ist. In Tabelle 41 wird zwar für das Stadium B eine Häufigkeit des Lymphknotenbefalls von 25% angegeben, hier ist das Grading jedoch nicht berücksichtigt. Man muß also bei ungünstigem Grading bereits mit erfolgter Lymphknotenmetastasierung rechnen, obwohl klinisch ein entsprechender Nachweis noch aussteht.

Wenn also klinisch kein Lymphknotenbefall des kleinen Beckens für T1 und T2 nachzuweisen ist, so sind wir zum gegenwärtigen Zeitpunkt der Ansicht, daß nur die differenzierten Tumorformen ohne Berücksichtigung der Lymphknoten des kleinen Beckens zu bestrahlen sind (Abb.57a,b). Wenn ein entdifferenzierter Tumor vorliegt, sind die Lymphknoten des kleinen Beckens in das Strahlenfeld einzubeziehen, unabhängig davon, ob sie befallen sind oder nicht (Abb.59).

6.5.4 Besonderheiten der Klassifizierung T0

Auch das TNM-System der UICC von 1978 berücksichtigt ebenso wie die meisten Einteilungen nach Stadien den *Zufallsbefund* T0 bzw. pT0 (incidental carcinoma). Wie aus Tabelle 40 zu entnehmen ist, verwenden Whitmore für T0 die Bezeichnung A und Nagel die Bezeichnung 0.

Der *Zufallsbefund* bedeutet die vom Pathologen in einem transurethralen Resektionsmaterial oder in einem Adenom-Ektomiepräparat entdeckten Karzinome. Da der klinische Tastbefund unauffällig war und auch sonst keinerlei Hinweise auf einen malignen Prozeß bestanden, werden diese Tumoren als klinisches Stadium 0 von den tastbaren oder metastasierten Karzinomen abgegrenzt. Nach Dhom

Tabelle 52. Prozentuale Häufigkeit der Komplikationen nach radikaler Prostatektomie, kleinfeldriger Radiatio und endokriner Therapie

Autor	Melchior (1975) (Literaturübersicht)	Ray u.Mitarb.(1973)	Alken u.Mitarb.(1977)	Byar (1973)
Therapie	Radikale Prostatektomie	Definitive, kleinfeldrige Radiatio	Definitive, kleinfeldrige Radiatio	Hormone, 5 mg DES
Primäre Mortalität	6,2	0	0	0
Fisteln	8,2	0	0	0
Strukturen	24	0	0	0
Inkontinenz	35	0	0	0
Impotenz	100	30	20	100
Kardiovaskulär	0	0	0	30
Proktitis	-	4,5	12	-
Urethritis, Zystitis	-	3	3	-

und Hautumm (1975) beträgt die Häufigkeit der Zufallsbefunde in Adenom-Ektomiepräparaten 10,3% im Karzinomregister. Die Entdekkung von Zufallsbefunden in TUR-Präparaten ist jedoch schwierig (O'Donoghue u. Pugh, 1977).

Vom Karzinom als Zufallsbefund sind die *latenten Karzinome* scharf abzugrenzen. Aus pathologischer Sicht besteht ein latentes Karzinom, wenn bei der Autopsie ein Karzinom gefunden wird, welches zu Lebzeiten klinisch nicht manifest geworden ist. Schließlich gibt es noch den Begriff des *okkulten Karzinoms*, d.h. Karzinome, die durch ihre Metastasen klinisch wie ein Prostatakarzinom imponieren, ein Primärtumor ist jedoch nicht nachweisbar.

Für die Klassifizierung von T0 ergeben sich besondere Schwierigkeiten, da im Prinzip die Klassifizierung T0 für alle weniger fortgeschrittenen Karzinome gelten könnte. Diese Behauptung wird auch von Makhyoun u.Mitarb. (1977) bewiesen. Die Autoren nahmen bei 66 Patienten wegen eines Prostata-Adenoms eine Prostatektomie vor. Die histopathologische Untersuchung der Operationspräparate zeigte bei 32 Patienten kleine Karzinomherde. Die retrospektive Analyse der präoperativen rektalen Tastbefunde ergab bei der Hälfte der Patienten bereits einen karzinomverdächtigen Befund. Diese Zahlen weisen darauf hin, daß Zufallsbefunde durch sehr sorgfältige klinische Untersuchung nicht auszuschließen sind, aber doch wohl seltener vorkommen. In diesem Zusammenhang ist auch darauf hinzuweisen, daß die selteneren ventralen Prostatakarzinome erst von einer gewissen Größe an palpabel sind (Dhom u. Hautumm, 1975). Es ergeben sich nun besondere diagnostische und therapeutische Konsequenzen, auf die kurz einzugehen ist.

Die Planung von Diagnostik und Therapie kann nur in enger Zusammenarbeit mit dem Pathologen erfolgen. Von den Vorschlägen zur Klassifizierung und Behandlung von Jewett (1975), der die Stadieneinteilung von Whitmore in A1 für fokale und A2 für diffuse Karzinome noch erweiterte, und Barnes u.Mitarb. (1976), die ebenfalls zwischen fokalen und diffusen Zufallsbefunden unterscheiden, hat sich in Deutschland die Einteilung der T0-Karzinome in drei Gruppen von Dhom und Hautumm (1975) als praktikabel erwiesen:

- Bei der ersten Gruppe sind weniger als 10% des Operationsmaterials von Karzinom durchsetzt, dieser Befund wird bei 30% aller Fälle beobachtet.
- Bei der zweiten Gruppe sind mehr als 10% des Resektionsmaterials vom Tumor durchsetzt, bei 50% der Fälle wird ein solcher Befund erhoben.
- Bei der dritten Gruppe ist schließlich das gesamte Operationsmaterial vom Tumor besetzt, der Befund wird bei 16% der Patienten beobachtet.

Konsequenz dieser Dreiteilung sind Hinweise für das therapeutische Verhalten. Handelt es sich um hochdifferenzierte Karzinome, so ist bei der ersten Gruppe ein abwartendes Verhalten gerechtfertigt (Tabelle 51). Voraussetzung für ein solches Vorgehen sind engmaschige, sorgfältige Kontrollen (Taylor, 1977; Boxer, 1977). Das bedeutet auch, daß in jedem Fall die übliche Basisdiagnostik durchzuführen ist (Tabelle 44). Die beiden anderen Gruppen und auch die erste Gruppe bei entdifferenzierten Karzinomen, d.h. ungünstigem Grading, sind individuell also unter Berücksichtigung des Allgemeinzustandes und Alters wie Karzinome der Klassifizierung T1 oder T2 in die Behandlung aufzunehmen. Jewett (1975) empfiehlt eine Strahlentherapie im Stadium A2 (welches der dritten Gruppe des Saarländischen Tumorregisters entspricht) und bei ungünstigem Grading. Bei der dritten Gruppe ist das gesamte Operationsmaterial vom Tumor durchsetzt, so daß eine solche Empfehlung unbedingt zu beachten ist.

6.5.5 Ergebnisse der Behandlung von Prostatakarzinomen

Nach Tabelle 53, 54 und 55 sind die Ergebnisse der Behandlung von Prostatakarzinomen nicht nur von der Klassifizierung, sondern auch von der Art der Behandlung abhängig. So betragen die Fünfjahresüberlebensraten nach alleiniger Strahlentherapie für die Stadien A und B 72% und für das Stadium C ohne weitere Metastasierung 48%. Diese Befunde werden durch neueste Untersuchungen von Alken u.Mitarb. (1977) bestätigt. Hiernach ist die Bestrahlung der Operation gleichwertig, denn Schröder und Belt (1975) berichteten über 350 Patienten, bei denen zwischen 1928 und 1970 eine radikale Prostatektomie durchgeführt worden ist. Die entsprechenden Fünfjahresüberlebensraten lagen bei 69%, die Zehnjahresüberlebensraten bei 44%. Die Autoren haben ihre Ergebnisse noch weiter aufgeschlüsselt. Für die Stadien A und B wurden Fünfjahresüberlebensraten von 76% und 61% für zehn Jahre mitgeteilt. Wenn die Kapsel durchbrochen war, wurden 64%, bzw. 36% erhalten. Ray u.Mitarb. (1975) haben die Effektivität der postoperativen Strahlentherapie bei Patienten mit unvollständig entferntem Tumor untersucht. Aufgrund ihrer günstigen Resultate wird auch die postoperative Strahlentherapie empfohlen.

Über die Effektivität der endokrinen Therapie liegt eine kritische Studie der Veterans Administration Cooperative Urological Research Group - VACURG vor. Dieser sogenannte Mellinger-Report (1967) ist wegen der Auswahlkriterien und Dosierung heftig kritisiert worden (Lutzeyer u. Schiffer, 1970). Der VACURG-Studie gebührt aber das Verdienst, auf Risiken der Oestrogen-Therapie

Tabelle 53. Ergebnisse der Behandlung des Prostatakarzinoms im Stadium A und B (Whitmore-Einteilung, s.Tabelle 40) (in Anlehnung an Boxer, 1977)

Therapieverfahren	Prozentuale Überlebensziffer (Jahre)				Autor
	5	10	15	20	
Keine Therapie	8-10	-	-	-	Nesbit u.Plumb (1946)
Radikale Chirurgie mit oder ohne Hormone	82	58	-	-	Boxer u.Mitarb.(1977)
	76	61	40	20	Schröder u.Belt (1975)
	-	50	33	-	Jewett (1975)
	74	-	-	-	Veterans Cooperative Group(1967)
	-	69	-	-	Culp (1968)
	81	59	-	-	Vickery u.Kerr (1963)
	52	-	-	-	Colby (1953)
	50	-	-	-	Young (1945)
Hormone	-	57	33	-	Barnes u.Mitarb.(1972)
	56	26	-	-	Emmett u.Mitarb.(1960)
Radiatio	ca 70	-	-	-	Alken u.Mitarb.(1977)
	72	48	-	-	Ray u.Mitarb.(1973)
	88	78	-	-	Carlton (1976)

Tabelle 54. Ergebnisse der Behandlung des Prostatakarzinoms im Stadium C (Whitmore-Einteilung, s.Tabelle 40) (in Anlehnung an Boxer, 1977)

Therapieverfahren	Prozentuale Überlebensziffer (Jahre)				Autor
	5	10	15	20	
Keine Therapie	8-10	-	-	-	Nesbit u.Plumb (1946)
	58	-	-	-	Veterans Cooperative Group(1967)
Hormone	56&	-	-	-	Veterans Cooperative Group(1967)
	65	28	-	-	Emmett u.Mitarb. (1960)
	43§	-	-	-	Nesbit u.Baum (1950)
Radikale Chirurgie mit oder ohne Hormone	72	32	-	-	Boxer u.Mitarb. (1977)
	64	36	20	12	Schröder u.Belt (1975)
	-	-	0	-	Jewett (1970)
	73	50	-	-	Kopecky u.Mitarb. (1970)
	77	60	-	-	Dees (1970)
	61	51	29	-	Scott u.Boyd (1969)
	65	-	-	-	Veterans Cooperative Group(1967)
	66	27	-	-	Vickery u.Kerr (1963)
Radikale Chirurgie mit interstitieller Radiatio	74	67	28	-	Flocks (1975)
	65§§	32§§	-	-	Carlton u.Mitarb. (1976)

& - Alleinige Orchiektomie
§ - Orchiektomie und Stilboestrol
§§ - Autor gibt die Überlebensziffern bezogen auf 1-5 bzw. 5-10 Jahre an

Tabelle 55. Ergebnisse der Behandlung des Prostatakarzinoms im Stadium D (Whitmore-Einteilung, s.Tabelle 40) (in Anlehnung an Boxer, 1977)

Therapieverfahren	Prozentuale Überlebensziffer (Jahre)				Autor
	5	10	15	20	
Keine Therapie	(66% verstorben in 9 Monaten				Bumpus (1926)
	6	-	-	-	Nesbit u.Plumb (1946)
	25	-	-	-	Veterans Cooperative Group(1967)
Stilboestrol	10	-	-	-	Nesbit u.Baum (1950)
	18	8	-	-	Emmett u.Mitarb. (1960)
	32	-	-	-	Veterans Cooperative Group(1967)
Orchiektomie	21	-	-	-	Nesbit u.Baum (1950)
	14	3	-	-	Emmett u.Mitarb. (1960)
	27	-	-	-	Veterans Cooperative Group(1967)
Orchiektomie und Stilboestrol	20	-	-	-	Nesbit u.Baum (1950)
	15	-	-	-	Emmett u.Mitarb. (1960)
	25	-	-	-	Veterans Cooperative Group(1967)

hingewiesen zu haben. Somit sind erst solche Tumorausdehnungen der endokrinen, additiven Therapie vorbehalten, bei denen Operation und Strahlentherapie mit kurativer Zielsetzung nicht mehr möglich sind. Darüber hinaus wird heute die endokrine Therapie bei nicht metastasierenden Prostatakarzinomen als ineffektiv angesehen (Boxer, 1977). Dies geht auch aus Tabelle 54 hervor, wo die Ergebnisse der reinen endokrinen Therapie weitaus ungünstiger sind als diejenigen von Operation und Strahlentherapie.

Aus Tabelle 55 geht hervor, wie wichtig die Behandlung von metastasierten Prostatakarzinomen ist. Bei dem Stadium D können im Durchschnitt 25% der Patienten die Fünfjahresgrenze erreichen. Deshalb ist auch bei solchen fortgeschrittenen Tumoren eine sorgfältige Behandlungsplanung erforderlich, die in erster Linie eine Verbesserung der Lebensqualität anstrebt. Allerdings ist in der Tabelle das Stadium D nicht weiter aufgeschlüsselt. Patienten mit Knochenmetastasen haben sicher eine ungünstigere Prognose mit kleineren Überlebensraten als Patienten, bei denen neben dem Primärtumor nur im Becken metastatisch befallene Lymphknoten bestehen.

6.6 Urologische Kontrolluntersuchungen während der Strahlentherapie und Nachsorge

Während der Strahlentherapie sollten in regelmäßigen Abständen urologische Kontrolluntersuchungen erfolgen, um Komplikationen rechtzeitig zu erkennen und zu behandeln. Allgemein gilt, daß nach Einstrahlen der Hälfte der Dosis eine urologische Untersuchung, unter Umständen mit Zystoskopie, erforderlich ist. Gleiches gilt für das Ende der Bestrahlung. Grundsätzlich sind die Nebenwirkungen einer Bestrahlung der Prostata weniger gravierend als bei anderen therapeutischen Verfahren wie radikaler Prostatektomie oder endokriner Therapie (Tabelle 52). Obwohl auch weiterhin die radikale Prostatektomie als das sicherste therapeutische Verfahren angesehen wird, sind die Ergebnisse der Bestrahlung gleichwertig, die Nebenwirkungen allerdings geringer. In jedem Fall sind in regelmäßigen Abständen urologische Kontrolluntersuchungen unbedingt notwendig.

Während der Bestrahlung und auch im Verlauf der Nachsorge findet sich häufig keine Korrelation zwischen rektalem Tastbefund und histologischer Untersuchung von Biopsiepräparaten. Deshalb sind viele Autoren der Auffassung, daß die rektale Untersuchung als Parameter für das Ansprechen des Tumors auf eine Strahlentherapie oder auf eine endokrine Behandlung nicht ausreicht. So fanden Carlton u.Mitarb. (1972) eine Diskrepanz von 42%, Mollenkamp u.Mitarb. (1975) einen entsprechenden Wert von 41%, Kastendieck u.Mitarb. (1976) einen Unterschied von 29%, Kurth u.Mitarb. (1977) eine Diskrepanz von 34% und Alken u.Mitarb. (1977) bei 29% der Patienten keine Übereinstimmung zwischen rektalem Befund und bioptischem Ergebnis.

Somit ist es verständlich, daß viele Autoren für die Nachuntersuchungen den bioptischen Befund in den Vordergrund stellen. Aus Tabelle 56 geht hervor, daß bei einer Großzahl von Patienten noch nach 12 Monaten Tumorgewebe in Biopsien gefunden wird. Nach Ansicht von Kastendieck u.Mitarb. (1976) ist somit eine Aussage zum Therapieergebnis für den Einzelfall nicht möglich. Zu gleichen Zahlen kommen Alken u.Mitarb. (1977). Sie haben bei einer Reihe von Patienten wiederholt Biopsien entnommen und somit histologisch das Ergebnis einer Strahlentherapie verfolgen können. Die Befunde von 38 Patienten wurden ausgewertet. Es fanden sich drei verschiedene Verlaufsformen, die auch an den typischen

Tabelle 56. Ergebnisse der Biopsie beim Prostatakarzinom nach alleiniger Radiatio bzw. Radiatio in Kombination mit endokriner Therapie (medikamentös und/oder Ablatio testis)

Zahl der Patienten	Ergebnis der Biopsie		Intervall	Therapieverfahren	Autor
	Resttumor nachweisbar	Kein Resttumor nachweisbar			
11	5	6	6 Monate	Alleinige Radiatio	Grout u.Mitarb., 1971
3	3	-	2-25 Monate	Alleinige Radiatio	Davies u.Mitarb., 1972
6	5	1	8-18 Monate	Alleinige Radiatio	Rodriguez-Antunez u.Mitarb., 1973
11	6	5	6-20 Monate	Alleinige Radiatio	Gill u.Mitarb., 1974
6	5	1	12 Monate	Alleinige Radiatio	Praetorius u.Mitarb., 1974
8	-	8	8-15 Monate	Alleinige Radiatio	McLoughlin u.Mitarb., 1975
17	11	6	1-7 Jahre	Alleinige Radiatio	Sewell u.Mitarb., 1975
9	5	4	1-5 Jahre	Alleinige Radiatio	Cosgrove u. Kaempf 1976
38	18	20	12-43 Monate	Alleinige Radiatio	Alken u.Mitarb., 1977
23	14	9	1/2-6 Jahre	Alleinige Radiatio	Kurth u.Mitarb., 1977
16	4	12	1-3 Jahre	Radiatio + Hormone	Edsmyr u.Mitarb., 1970
83	67	16	4 Monate-6 Jahre	Radiatio + Hormone	Kastendieck u.Mitarb., 1976
7	2	5	1-5 Jahre	Radiatio + Hormone	Cosgrove u. Kaempf 1976
30	16	14	1/2-6 Jahre	Radiatio + Hormone	Kurth u.Mitarb., 1977

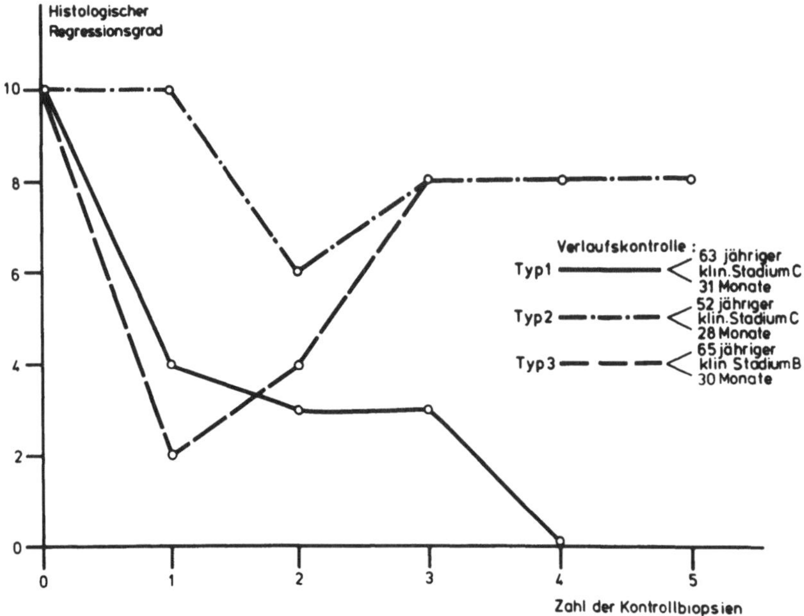

Abb. 61. Histologische Verlaufstypen des Prostatakarzinoms bei Strahlentherapie (aus Alken u.Mitarb., 1977)

Befunden von drei Patienten in Abb.61 dargestellt sind. Alken u.Mitarb. (1977) unterscheiden die drei Verlaufsformen nach Strahlentherapie folgendermaßen:

1. Die Regression schreitet kontinuierlich voran, am Ende ist bei einer oder mehreren Kontrollen kein pathologischer Befund zu erkennen.

2. Es kommt zu keiner bedeutenden Regression, das Karzinom ist noch immer nachzuweisen.

3. Es kommt vorübergehend zu einer erheblichen Regression, die dann von neuem Tumorwachstum abgelöst wird.

Vom Verlaufstyp 1 wurden 20 Fälle, vom Verlaufstyp 2 wurden 12 Fälle und vom Verlaufstyp 3 wurden 6 Fälle beobachtet. Eine Korrelation zum histologischen Ausgangsbefund (Grading) konnte bisher nicht hergestellt werden. Aus strahlenbiologischer Sicht ist der 1. Verlaufstyp insofern interessant, als lange Zeit nach der Bestrahlung Tumorzellen nachzuweisen sind. Diese Befunde können sehr wahrscheinlich dadurch erklärt werden, daß durch die Bestrahlung zwar die Zellteilung von Prostatakarzinomen mehr oder weniger blockiert wird, die Karzinome weisen jedoch eine sehr geringe Zellverlustrate auf, wodurch die lange Persistenz der Tumorzellen erklärt ist (Sack u. Röttinger, 1977).

7. Hodenmalignome

Hodengeschwülste und paratestikuläre Tumoren können sehr vielgestaltig aufgebaut sein. Die sehr unterschiedlichen histologischen Formen reichen vom reinen Tumor der Samenzellen, dem Seminom, bis zum Malignom des mesenchymalen Gewebes, dem Sarkom.

Die Tumoren, deren Ursprung in den Zellen des testikulären Gewebes zu suchen ist, sind die häufigeren Formen, während die Tumoren der Bindegewebe mit einer Häufigkeit von weniger als 2% beobachtet werden. Wenn man zunächst diese seltenen Formen außer Acht läßt, ergeben sich trotz des histologisch sehr bunten Bildes der Hodentumoren einige Gemeinsamkeiten, die aus radiologischer Sicht von großer Bedeutung sind. Deshalb soll im folgenden zunächst die histologische Einteilung der Hodentumoren behandelt werden, danach für alle Formen gemeinsam die Klassifizierung, die systematisierte Diagnostik und die zur Verfügung stehenden therapeutischen Verfahren. Zur Behandlungsplanung ist es dann erforderlich, die sehr unterschiedlichen histologischen Formen zu Gruppen zusammenzufassen, für die sich dann jeweils die gleichen Konsequenzen im Hinblick auf die Behandlungsplanung ergeben. Die Optimierung von Diagnostik und Therapie der Hodentumoren ist nur möglich auf der Grundlage prospektiver Untersuchungen mit zentraler Datenerfassung, wie im zentralen Register und der Verbundstudie für Hodentumoren (Vahlensieck u.Mitarb., 1977) in Bonn.

7.1 Keimzelltumoren

7.1.1 Histologische Einteilung

In Tabelle 57 sind die germinativen und nicht germinativen Tumorformen zusammen mit ihrer Häufigkeit aufgeführt. Die angegeben Zahlen entstammen dem Britischen Hodentumorregister von 1958 bis 1973 (Pugh, 1976). In Tabelle 58 sind die germinativen Tumoren zusammengestellt. Die Aufstellung ist erforderlich, da zur Zeit sowohl die aktuelle Einteilung der WHO von 1975 gilt, als auch diejenige von Dixon und Moore (1952) sowie diejenige des British Testicular Panel verbreitet ist.

In Deutschland wird auch die von Wurster (1976) ausgearbeitete Einteilung verwendet. Wegen der unterschiedlichen Einteilungen werden im zentralen Register und der Verbundstudie für Hodentumoren in Bonn alle vier in Tabelle 58 aufgeführten Einteilungen angewendet. Es ist zu hoffen, daß das Register der Universität Bonn Anstoß zur Einigung auf die von der WHO empfohlene Klassifikation bewirkt. Wegen der unterschiedlichen Verteilung der Häufigkeit werden von uns die Besonderheiten kindlicher Hodentumoren getrennt behandelt.

Der Vollständigkeit halber sei noch darauf hingewiesen, daß neben dem "klassischen" Seminom und dem spermatozytären Seminom

Tabelle 57. Einteilung der Hodenmalignome und deren Häufigkeit im British Testicular Panel (in Anlehnung an Pugh, 1976)

Einteilung der Hodenmalignome	Häufigkeit der einzelnen Tumoren im British Testicular Panel (2941 Einsendungen von 1958-1973)
1) Keimzelltumoren	Häufigkeit bezogen auf die Keimzelltumoren
Seminome	47%
Maligne Teratome	36%
Kombinationstumoren	16%
Chorionkarzinome	1%
2) Seltene Hodentumoren	Häufigkeit bezogen auf alle Einsendungen
Tumoren des Gonadenstromas	2%
Maligne Lymphome	6%
Paratestikuläre Tumoren	4%
Metastasen	1%
3) Kindliche Hodentumoren	4%

(Talermann, 1974) besonders im amerikanischen Schrifttum noch die anaplastischen Seminome berücksichtigt werden (Maier u.Mitarb., 1968). Diese Seminomformen gelten als aggressiver als die übrigen Seminome, bei sorgfältiger Behandlungsplanung und Durchführung besteht nach Ansicht von Johnson (1972) jedoch die gleiche Prognose wie beim klassischen Seminom. Demgegenüber wird von Vahlensieck (1977) eine dem Nicht-Seminom entsprechende Behandlungsplanung diskutiert.

7.1.2 Klassifizierung

Die TNM-Klassifizierung der UICC von 1978 bezieht sich nur auf die testikulären Keimzelltumoren (Abb.62), die übrigen Hodentumoren sind ausgeschlossen (Tabelle 57). Eine Einteilung in Stadien nach dem Ausmaß der Tumorinvasion wird zur Zeit von der UICC nicht empfohlen. Da jedoch die älteren Arbeiten das TNM-System nicht berücksichtigen konnten, sind für Vergleichszwecke in Tabelle 59 einige gebräuchliche Stadieneinteilungen zusammengestellt. Neuere Arbeiten zitieren teilweise noch die TNM-Klassifizierung der UICC von 1967, diese ist jedoch nicht mehr aktuell und wird daher hier nicht berücksichtigt. Für die Klassifizierung der Hodentumoren sind einige Regeln zu beachten, die entsprechenden Vorschriften sind im Anhang zusammengestellt.

7.1.3 Onkologische Kennzeichen

Hodentumoren sind überwiegend eine Erkrankung des Erwachsenenalters. So hat Pugh (1976) festgestellt, daß Teratome und Mischtumoren überwiegend im Alter von 25 bis 30 Jahren vorkommen, während Seminome über einen Bereich von 35 bis 60 Jahren verteilt sind. Abb.63 zeigt, daß sogar bei Kindern, wenn auch sehr selten, Hodentumoren möglich sind. So haben Giebink und Ruymann (1974) in der Weltliteratur 609 kindliche Hodentumoren finden können und zusammengestellt. Von 2941 Einsendungen des British Testi-

'abelle 58. Gegenüberstellung der vier zur Zeit gebräuchlichen Einteilungsprinzipien für testikuläre Keimzellgeschwülste ıit dem typischen Verhalten der Tumormarker β-HCG und α-Fetoprotein (AFP) (in Anlehnung an Akt. Urol. 10:255 (1979)).

'HO	British Testicular Panel 1975	Dixon u. Moore 1952	Wurster 1976	Tumormarker HCG	Tumormarker AFP
eminom	Seminom (S)	Gruppe I Seminom	Klassisches Seminom	(+)	-
permatozytäres Seminom	Spermatozytäres Seminom		Spermatozytäres Seminom		
eratom, reif unreif	Teratom, differenziert (TD)	Gruppe III reines Teratom +/- Seminom	Differenziertes Teratom	-	-
eratom mit maligner ransformation eratom +/- embryonales arzinom	Malignes Teratom Intermediärform (MTI) (früher MTI A)	Gruppe IV Teratom mit embryonalem Karzinom +/- Chorionkarzinom +/- Seminom	Teilweise differenziertes Teratom	+	+
mbryonales Karzinom, dulter Typ	Malignes Teratom undifferenziert (MTU) (früher MTI B und MTA)	Gruppe II Embryonales Karzinom +/- Seminom	Undifferenziertes Teratom		
olyembryom			Embryonales Teratom		
nbryonales Karzinom, nfantiler Typ	Orchioblastom, Yolk-Sac-Tumor			-	++
horionkarzinom nit anderen Keimzell-umoren)	Malignes Teratom, trophoblastisch (MTT)	Gruppe V Chorionkarzinom +/- embryonales Karzinom und/oder Seminom	Trophoblastisches Teratom	++	-
ombinationstumoren	Kombinationstumoren (CT) Seminom + kombinierte Form	Kombinierte Formen, siehe einzelne Gruppen	Kombinationstumor, Seminom + entsprechende Teratomart	(+)	(+)

Tabelle 59. Gegenüberstellung verschiedener bisher gebräuchlicher Stadieneinteilungen bei malignen Hodentumoren (nach Höffken u.Schmidt, 1977)

Sloan-Kettering Cancer Center	Walter Reed Army Medical Center	M.D.Anderson Hospital	Tumorforschung Essen	Kriterien
A	IA	I	I	Tumor auf den Hoden beschränkt
	IB		IIA	Histologisch retroperitoneale (oder inguinale) Metastasen, total entfernt
B	II	II	IIB	Retroperitoneale (oder inguinale) Metastasen, partiell entfernt
		IIIA	III	Lymphknotenmetastasen beiderseits des Diaphragmas
			IVA	Pulmonale Metastasierung im Frühstadium (<5 Metastasen/Lunge, <2 cm Durchmesser)
C	III	IIIB	IVB	Ausgedehnte viszerale Metastasierung (>5 Metastasen/Lunge, >2 cm Durchmesser; Pleuritis carcinomatosa; Leber-,Hirn-,Skeletmetastasen)
			(Stadium) E	Primär extragonadale Lokalisation

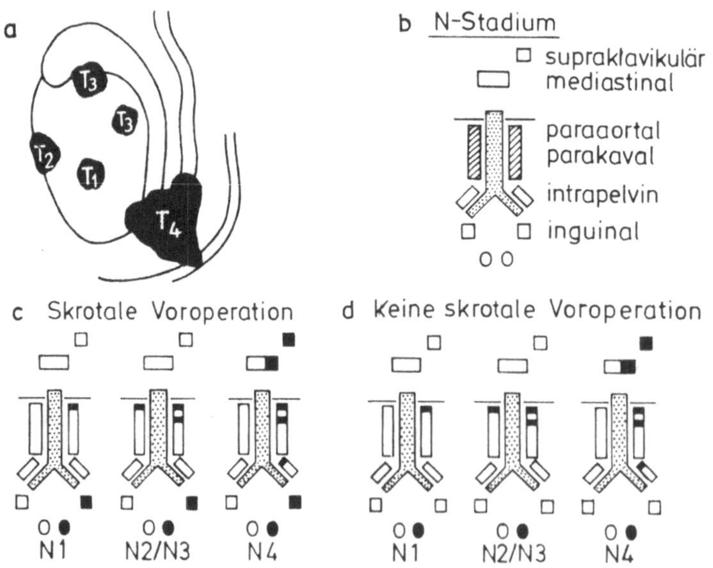

Abb. 62a-d. Schematische Darstellung der Klassifizierung von Hodentumoren nach dem TNM-System der UICC von 1978. Festlegung der lokalen Tumorausdehnung = T-Kategorie (a) und der Lymphknotenbeteiligung = N-Kategorie (b-regional) (c,d-juxtaregional) (aus Vahlensieck u.Mitarb., 1977)

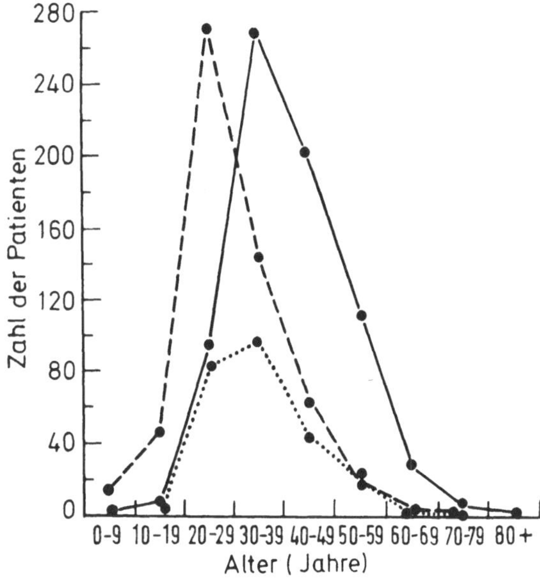

Abb. 63. Häufigkeit des Auftretens von Hodentumoren in Abhängigkeit vom Alter. Durchgezogene Kurve: Seminome; gestrichelte Kurve: Teratome; punktierte Kurve: Kombinationstumoren (aus Pugh, 1976)

cular Panel sind immerhin 130 kindliche Hodentumoren (Alter bis 15 Jahre) entdeckt worden. Dies entspricht einer Häufigkeit von 4,4%.

Über die Ätiologie ist wenig bekannt, jedoch gilt der Kryptorchismus eindeutig als Risikofaktor. Statistische Auswertungen verschiedener Patientenkollektive zeigen, daß zwischen 3,6 und 11,6% der Hodentumoren in kryptorchen Hoden entstehen. Somit ist ein Risikofaktor von 20 bis 50 anzunehmen. Eine ätiologische Beziehung zwischen Atrophie, gleich welcher Ursache, und maligner Degeneration wird von verschiedenen Autoren erwogen, ein statistisch gesicherter Zusammenhang konnte jedoch nicht beobachtet werden. Ein unmittelbarer Zusammenhang zwischen Traumen und Entstehung von Keimzellgeschwülsten wird heute von den meisten Autoren bis auf wenige, gesondert gelagerte Fälle abgelehnt (Wurster, 1976).

Die Untersuchungen zur *Epidemiologie* haben keine Hinweise gegeben, die aus radiologischer Sicht von Interesse sind. So berichteten Graham u.Mitarb. 1976 über Untersuchungen an 434 Fällen, die in den Jahren 1960 bis 1964 vom Tumorregister des State New York aufgenommen worden sind. Die Untersuchungen wurden dadurch erweitert, daß Vergleiche mit einer Gruppe von 410 Patienten vorgenommen worden sind, die in den Jahren 1959 bis 1962 beobachtet wurden. Die Ergebnisse zeigen, daß ein gewisses erhöhtes Risiko bei Bewohnern ländlicher Gegenden und kleiner Städte gegeben ist. Gleiches gilt nach Ansicht der genannten Autoren für Angehörige sozial höhergestellter Berufsgruppen verglichen mit Angehörigen niedriger sozio-ökonomischer Schichten. Die Autoren sahen noch andere Zusammenhänge, die jedoch dafür sprechen, daß die genannten Fakten sehr kritisch zu bewerten sind.

Das British Testicular Panel berichtet auch über die bekannte *Seitendifferenz* des Auftretens von Hodentumoren, und zwar gilt das Verhältnis rechts zu links wie 5 : 4. Hier wird auch über 57 beidseitig aufgetretene Hodentumoren berichtet. Dabei nehmen mit

28 die malignen Lymphome den größten Teil ein. Von den übrigen sind nur 5 Hodentumoren simultan, also gleichzeitig beobachtet worden. Sukzessiv, also nacheinander, sind Hodentumoren bei 24 Patienten, die malignen Lymphome wieder ausgenommen, aufgetreten. 9 von dieser 24 Patienten zeigten beim zweiten Hodentumor eine andere Histologie. Wenn man also berücksichtigt, daß mehr als 3000 Patienten der Studie des Registers zugrunde liegen, sind simultan und sukzessiv bei nur 20 Patienten beiderseitige Hodentumoren gleicher Histologie festgestellt worden. Wenn man berücksichtigt, daß pro Jahr von 100 000 Männern 0,9 bis 1,8 Todesfälle in Europa und in den USA wegen bösartiger Neubildungen der Hoden vorkommen, so ergibt sich aus den eben genannten Zahlen für das Auftreten beiderseitiger Hodentumoren doch ein erhöhtes Risiko für solche Patienten, die bereits einen Hodentumor gehabt haben. Dementsprechend wird ein Risikofaktor von 100 bis 1000 in der Literatur angegeben. Derartige Zahlen sind für die Nachsorge von besonderer Bedeutung (Wurster, 1976).

Die *klinische Symptomatik* von Hodentumoren führt den Patienten in der Regel erst spät zur Behandlung. Aufgrund der Zusammenstellung von Pugh (1976) kamen alle Patienten zuerst deshalb in die Klinik, weil sie eine Volumenzunahme eines Hodens bemerkt hatten (etwa 80% aller Patienten). 10% aller Patienten suchten die Klinik wegen Schmerzen auf. Nur 2% hatten bereits Beschwerden durch Metastasen, ehe sie in die Klinik kamen. Hormonelle Auswirkung der Hodentumoren führten etwa 1% aller Patienten in die Klinik. Die Dauer der Anamnese betrug insgesamt bei 86% der Patienten weniger als ein Jahr. Im einzelnen gaben 40% der Patienten an, weniger als drei Monate Beschwerden gehabt zu haben, 30% gaben Zeiten zwischen 2 und 6 Monaten an und nur 16% berichteten über Beschwerden, die bereits einen Zeitraum von über 6 Monaten eingenommen hatten. Nur 6,5% der Patienten hatten länger als ein Jahr Symptome bemerkt. Eine Zusammenstellung von Wurster (1976) stellt heraus, daß Patienten mit Seminomen 8 bis 9 Monate warten, Patienten mit Teratomen 4 bis 5 Monate vergehen lassen, bis sie einen Urologen aufsuchen. Endokrinologische Symptome sind selten und kommen dadurch zustande, daß Gonadotropine (β-HCG) freigesetzt werden, die zum Beispiel eine Gynäkomastie verursachen können. Die Gonadotropine können im Blut und Urin nachgewiesen werden und sind ein wichtiges diagnostisches Kriterium.

Keimzelltumoren halten typische *Ausbreitungswege* ein. Sie breiten sich zunächst lokal aus, sie können aber auch unabhängig von der Größe des Primärtumors jederzeit an das Lymphsystem Anschluß finden. Über einen Zusammenhang zwischen Größe des Primärtumors und Häufigkeit eines Lymphknotenbefalls ist wenig bekannt, da im Gegensatz zu anderen Tumoren Hodenmalignome in jedem Fall, unabhängig von der Tumorgröße, operativ zu entfernen sind und aus diesem Grunde nicht immer eine Dokumentation der Größe des Primärtumors vorgenommen wird. Dies gilt jedoch nicht für das Ausbreitungsverhalten im Lymphsystem. Aus Abb.64 ist zu ersehen, wie Hodentumoren Anschluß an die Lymphbahnen finden.

Der Anschluß kommt dadurch zustande, daß die testikuläre Strömung dabei zu den Lymphknotenstationen nahe der Mündung der Vena testicularis links in die Vena renalis rechts in die Vena cava inferior geht. Hier liegen die regionären Lymphknoten des Hodens und demgemäß ist hier in der Regel die erste Absiedlung zu treffen (Sigel u.Mitarb., 1973). Von hier aus besteht Anschluß an das lumbale Lymphsystem.

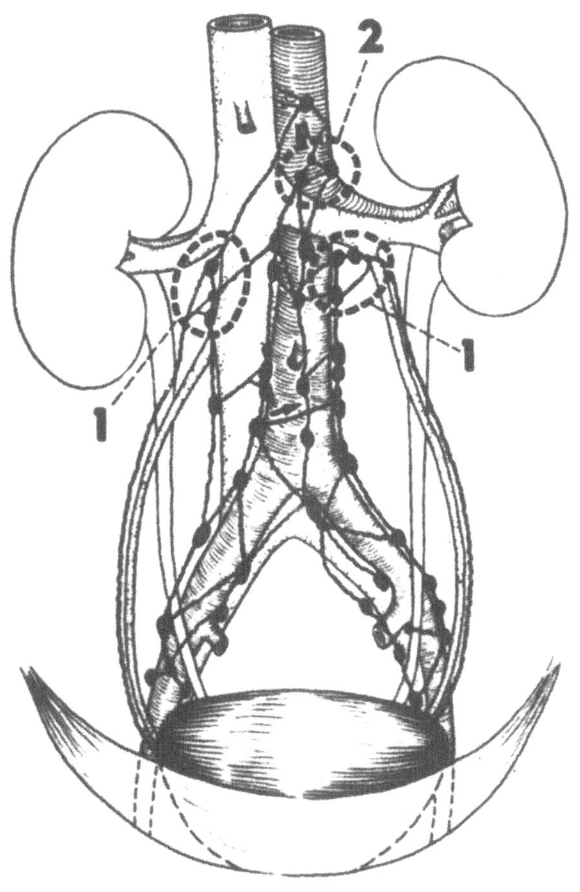

Abb. 64. Morphologie des testikulären Lymphstroms. Die Kreise 1 links und rechts umschließen die regionären Lymphknoten des Hodens an der Einmündung der V. testicularis. Kreis 2 umschließt die prognostisch entscheidenden Lymphknoten oberhalb der Nierengefäße (aus Sigel u.Mitarb., 1973)

Sigel u.Mitarb. (1973) unterstreichen auch die Bedeutung der gesamten retroperitonealen Lymphströmung vor der Aortengabelung, die sich auf drei Hauptwege verteilt, den Truncus lumbalis dextra und sinistra sowie auf einen intermediären Truncus (Abb.64). Alle drei Trunci sind netzartig miteinander verbunden. Da der rechte Truncus in der Lumbalregion eine linksseitige Wendung, die vor und hinter der Vena cava inferior verläuft, ausführt, kommt es zum Überkreuzen des Lymphstromes und der Tumorzellen. So ist es auch zu erklären, daß man links lumbal häufiger Metastasen findet. Eine weitere Konsequenz ist darin zu sehen, daß die linksseitigen Hodentumoren nur links lumbal metastasieren, während die rechtsseitigen Hodentumoren beiderseits lumbal Metastasen verursachen können. Entsprechende Konsequenzen ergeben sich für die Lymphonodulektomie und für deren zahlreiche Modifikationen (Abb.65). Eine Untersuchung and 283 Patienten von Ray

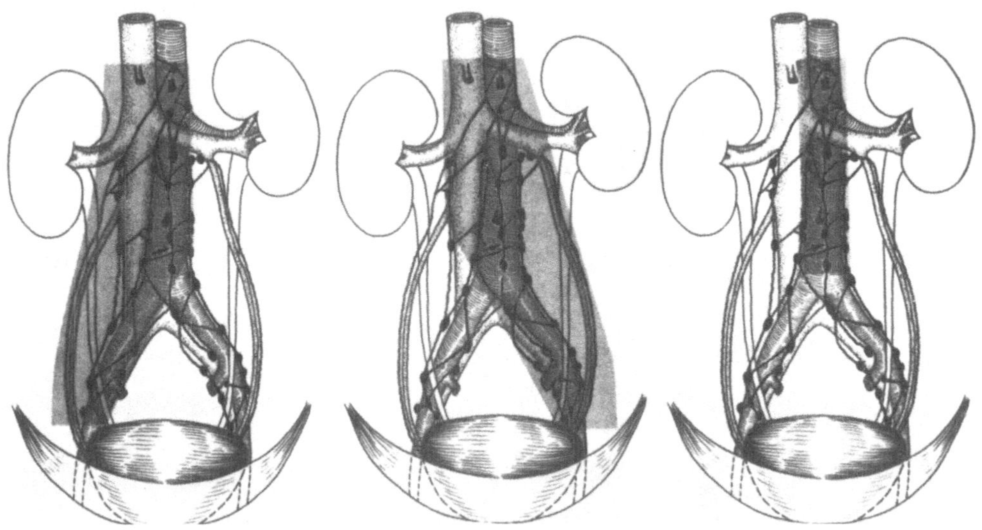

Abb. 65. Ausdehnung der Lymphadenektomiezone in Abhängigkeit von der intraoperativen Histologie. Links: Dissektionszone bei rechtsseitigem Hodentumor und tumorpositiven Lymphknoten an der Mündung der V. testicularis. Mitte: Dissektionszone bei linksseitigem Hodentumor und positiven Lymphknoten. Rechts: Eingeschränkte Dissektionszone bei linksseitigem Hodentumor und histologisch negativen Knoten (aus Sigel u.Mitarb., 1973)

u.Mitarb. (1974) zeigte dementsprechend bei 1,6% der Patienten mit rechtsseitig gelegenen Hodentumoren nur auf der linken Seite befallene Lymphknoten im lumbalen Bereich. Die Patienten mit linksseitigen Hodentumoren zeigten in keinem Fall Lymphknoten auf der gegenüberliegenden Lumbalseite.

Während die lumbalen Lymphknoten ohne Einschränkung als erste Station einer Tumorinvasion durch intrakapsuläre Hodentumoren gelten, ist die Möglichkeit einer direkten Metastasierung in iliakale Lymphknoten extrem selten (Klein, 1973). Bei den bisher publizierten Ergebnissen der Samenstranglymphographie konnte in keinem Fall ein direkter Anschluß an die iliakalen Lymphknoten gefunden werden (Hulten u.Mitarb., 1973; Lien u. Kolbenstvedt, 1977). Wenn iliakal Metastasen vorliegen, können diese nur über retrograde Absiedlungen gebildet werden. Nach Voroperationen am Hoden, wie Orchidopexie, Herniotomie, Hodenprobeexzisionen, Punktionen von Hydrozelen oder Nadelbiopsien des Hodens gewinnt die Lymphdrainage des Hodens Anschluß an die inguinalen Lymphknoten und damit auch an die iliakalen Gruppen. Deshalb kommt der Anamnese bei der Behandlungsplanung, aber auch bereits bei der Beurteilung der Lymphographie, eine entscheidende Bedeutung zu. Gleiches gilt auch für Tumoren, die die Hodenhüllen erreicht bzw. überschritten haben, also T3 und T4.

Vom Ductus thoracicus erfolgt im Bereich des linken Venenwinkels ein Anschluß an den Kreislauf. Mit einer Häufigkeit von 3% erfolgt der Anschluß atypisch auf der rechten Seite bzw. beidseitig (Klein, 1973). Neben der genannten physiologischen Verbindung zum venösen System gibt es beim metastatischen Befall der mediastinalen und lumbalen Lymphknoten pathologische Anastomosen, so daß hier ebenfalls ein Anschluß an das venöse System möglich ist. Somit kann zum Beispiel die Lunge nach van der Werf-Messing (1972) über zwei Wege metastatisch befallen werden. Einmal über den Ductus thoracicus und Venenwinkel und weiterhin durch kontinuierliche Ausdehnung der Tumorinvasion bis in das Lungenparenchym. Gleiches gilt für die Leber, wobei Lebermetastasen in der Regel durch Anastomosen lumbaler Lymphome zum Pfortaderkreislauf gebildet werden. Neben Leber- und Lungenmetastasen sind auch Knochenmetastasen sowie solche in anderen Organen denkbar. Die retroperitonealen Metastasen sind am häufigsten. Weniger häufig sind intrathorakale Metastasen, hämatogene Metastasen findet man meistens in der Leber, seltener in Knochen, Hirn und Haut (vergl.Tabelle 60). Die Angaben der Tabelle betreffen nur Seminome, für andere Tumoren der Keimzellen sind ähnliche Zahlen schwer zu erhalten, da, wie aus Tabelle 58 hervorgeht, die histologischen Einteilungen sehr unterschiedlich sind. Allgemein metastasieren Nicht-Seminome jedoch rascher bei gleichen Metastasierungswegen. Eine Ausnahme sind die Chorionkarzinome, bei denen hämatogene Metastasen häufiger als lymphogene Metastasen sind.

Eine besondere Eigenart von Hodentumoren ist, daß Metastasen häufiger als bei anderen Tumoren auftreten können, ohne daß an den Hoden ein suspekter Tastbefund vorhanden ist. Im British Testicular Panel wurden bei 1% aller Patienten Metastasen ohne primären Hodentumor beobachtet. Für diese seltenen Tumoren wurde bei der TNM-Klassifizierung der Index T0 reserviert. Von Dayan u.Mitarb. (1966) wurden folgende Lokalisationen für Tumoren mit ausschließlich seminomähnlicher Struktur beschrieben: Wenn ein seminomähnlicher Tumor im unteren Abdomen beobachtet wird, dann handelt es sich möglicherweise um Metastasen eines okkulten Hodentumors. Das Dysgerminom des Ovars ist ein anderer Tumor, der histologisch mit dem Seminom ähnlich ist, der auch als ein Typ des Thymoms interessanterweise nur bei männlichen Patienten vorzukommen scheint. Schließlich gibt es einen Tumor der pinealen oder hypothalamischen Region mit gleichem histologischen Erscheinungsbild; sogar die lymphozytären oder granulomatösen Reaktionen der Tumorzellen sind dem Seminom ähnlich. Manchmal ist es auch schwierig, solche Tumoren von malignen Lymphomen sicher zu unterscheiden. Das sogenannte primäre retroperitoneale Seminom liegt dann vor, wenn bei klinisch unauffälligem Hoden durch histologische Untersuchungen Mikrotumorherde oder sogenannte "burned-out" Hodentumoren mit Sicherheit ausgeschlossen werden konnten (Rahlf u.Mitarb., 1976).

Für die Behandlungsplanung aus radiologischer Sicht ist auch von größter Bedeutung, daß Hodentumoren und ihre Metastasen eine unterschiedliche Histologie zeigen können (Tabelle 61). So ist es möglich, daß reine Seminome Metastasen verursachen, die bei der histopathologischen Untersuchung als gemischte Tumorformen imponieren. Umgekehrt ist es auch möglich, daß Nichtseminome Metastasen verursachen, die bei der histopathologischen Untersuchung als Seminome erscheinen. Somit ist es auch zu erklären, daß die Strahlentherapie von sehr fortgeschrittenen Hodentumoren zuweilen überraschend günstige Ergebnisse liefert. Dies kommt dadurch zustande, daß die seminomhaltigen Metastasen auf die Behandlung ansprechen.

Allerdings sind die Angaben über die Häufigkeit der unterschiedlichen histologischen Befunde bei Primärtumoren und Meta-

Tabelle 60. Prozentuale Häufigkeit von Metastasen bei reinen Seminomen, bezogen auf den zeitlichen Ablauf der Erkrankung

Zahl der Patienten	Zeitpunkt des Metastasennachweises	Lokalisation der Metastasen				Autor
		Retroperitoneale Lymphknoten	Intrathorakale Metastasen	Leber	Andere Lokalisationen (z.B. Knochen, Gehirn, Haut)	
205	Bei Diagnosestellung	33	13	3	3	Kurohara u.Mitarb., 1969
156	Bei Behandlungsbeginn, bzw. während des follow up	76 §	43	10	8	Van der Werf-Messing, 1971
36	Autopsie	71	40	54	-	Dixon u. Moore 1952
20	Autopsie	90	50	50	30§§	

§ - Nur lumbale Lymphknoten
§§ - Nur Skeletmetastasen

Tabelle 61. Zusammenstellung der bisher in der Weltliteratur veröffentlichten Untersuchungen zum Problem, wie häufig in den Metastasen reiner Seminome Nicht-Seminom-Anteile nachweisbar sind

Zahl der Fälle	Histologische Zusammensetzung der Metastasen von Hodentumoren, deren Primärtumoren reine Seminome waren	Untersuchungsmethode	Autor
23	30% Nicht-Seminom-Anteil davon: 26% embryonales Karzinom 4% Teratom	Autopsie	Dixon u. Moore, 1952
20	20% Nicht-Seminom-Anteil	Autopsie	Thackray u. Crane, 1976
336	1% Nicht-Seminom-Anteil	Studie des Walter Reed General Hospital	Maier u. Mittemeyer, 1977

stasen sehr uneinheitlich. Franke (1976) berichtet, indem er sich auf eine persönliche Mitteilung von Mostofi beruft, daß etwa 7% der Patienten mit metastasierenden Seminomen Teratomanteile in den Metastasen aufweisen. Für die Strahlentherapie ergibt sich danach die Forderung nach höheren Dosen, für die Operateure resultiert die Notwendigkeit der retroperitonealen Lymphknotenausräumung. Berücksichtigt man jedoch die Seltenheit der histologischen Änderung in Metastasen, der Tabelle 61 entsprechend, wobei besonders die Studie des Walter-Reed-General-Hospital an 336 Patienten beachtet werden muß, so sollten sich klinisch zumindestens für Seminome keine der genannten Konsequenzen ergeben. Bei der erwähnten Studie wurde nur bei vier von 336 Patienten mit reinem Seminom eine Änderung des histologischen Befundes in den Metastasen beobachtet. Somit ist es in keinem Fall gerechtfertigt, Lymphknotenausräumungen nur deshalb durchzuführen, weil die Möglichkeit besteht, daß in den Metastasen Nicht-Seminomanteile in den Serienschnitten während der Lymphonodulektomie gesehen werden könnten. Gleiches gilt für die Forderung nach höheren Strahlendosen für reine Seminome. Auch die Vorstellung von Körner (1970), Seminome mit lymphographisch nachgewiesener Metastasierung einer Lymphonodulektomie zuzuführen, ist nicht mehr aktuell. Der Autor glaubt, es sei nötig, genauen Aufschluß über die wahre Histologie zu erhalten. Wenn man jedoch berücksichtigt, daß nur 1% aller Patienten eine Änderung des histopathologischen Befundes zeigen, so ist der Eingriff in Anbetracht der extremen Strahlensensibilität der Seminome in keinem Fall gerechtfertigt. Vahlensieck (1977) hat einen Kompromiß empfohlen, um den Vorstellungen der chirurgischen Seite und den Gegebenheiten der histologischen Untersuchung Rechnung zu tragen. Der Autor empfiehlt die Semikastration in Form einer sogenannten erweiterten Semikastration, d.h. auf der erkrankten Seite werden die iliakalen Lymphknotengruppen mit entfernt. Dieses Vorgehen hat den Vorteil, daß eine iliakale Lymphknotenmetastasierung, wenn sie vorhanden ist, sicher erkannt werden kann, und daß die Metastasen histologisch untersucht werden können. Bei reinen Seminomen ist beim histopathologisch gesicherten Nachweis iliakaler Lymphknotenmetastasen die Lymphonodulektomie kontraindiziert, da nach den Untersuchungen von Maier u.Mitarb. (1968) die Strahlentherapie günstigere Ergebnisse liefert als die Kombination von Lymphonodulektomie und Strahlentherapie.

Die Chorionkarzinome machen insofern eine Ausnahme, als sie früher als die übrigen Hodentumoren lymphogen und hämatogen metastasieren. Sie unterscheiden sich auch dadurch, daß sie immer Gonadotropine produzieren, die im Urin bzw. Blut nachzuweisen sind. Weiterführende operative Techniken sind in der Regel abzulehnen, da Metastasen nahezu ohne Ausnahme bereits zum Zeitpunkt der Erstmanifestation der Erkrankung vorliegen (Pugh u. Cameron, 1976).

7.1.4 Systematisierte Diagnostik

Patienten mit Hodentumoren kommen in der Regel zunächst zum Urologen, wo beim geringsten Verdacht eines Tumorgeschehens die Hodenfreilegung und nach Sicherung der Diagnose durch Schnellschnitt eine Semikastration angeschlossen wird. Besteht makroskopisch kein Zweifel am Vorliegen eines Malignoms, kann auch ohne Schnellschnitt die Ablatio testis durchgeführt werden. Kann im Schnellschnitt kein bösartiger Tumor nachgewiesen werden und besteht dennoch klinisch und makroskopisch weiter der dringende Tumorverdacht, wird ebenfalls die Semikastration vorgenommen.

In der Regel liegen aber die T-Kategorie und die histopathologische Sicherung der Diagnose mit der Operation vor, bevor mit überwiegend radiologischen Techniken die Bestimmung von N und M erfolgt. Parallel dazu werden die erforderlichen Laborwerte ermittelt, insbesondere wird darauf geachtet, daß die Gonadotropine im Urin, β-HCG im Serum und das α-Fetoprotein bestimmt werden. Weissbach und Vahlensieck (1976) sehen in einigen Laborwerten Hinweise für die Prognose. Dies gilt insbesondere für die BSG, für die LDH und die Transaminasen. Während der Bestimmung des CEA (Carcino-Embryonales Antigen) keine Bedeutung zukommt (Talerman u.Mitarb., 1977), scheint die Bestimmung des α-Fetoprotein, insbesondere beim Vorhandensein neuerer, empfindlicher, radioimmunologischer Bestimmungsmethoden für die präoperative Diagnostik und eventuell die postoperative Chemotherapie sinnvoll (Lamerz u.Mitarb., 1977). Der Bestimmung des β-HCG kommt, wie bereits angedeutet, eine besondere Bedeutung bei der Differentialdiagnose der Hodentumoren zu. Cochran u.Mitarb. (1975) fanden, daß erhöhte β-HCG-Werte bei 5% der Seminome, 35% der embryonalen Karzinome, 33% der Teratokarzinome und bei allen Chorionkarzinomen bestanden. Auch dem α-Fetoprotein kommt eine gewisse Bedeutung für die Differentialdiagnose zu, denn die bisherigen Ergebnisse zeigen, daß Teratokarzinome gegenüber anderen Hodentumoren höhere Werte aufweisen können. Die Bestimmung des α-Fetoprotein sowie des β-HCG ist auch ein wichtiger Parameter für die Verlaufskontrolle. Die Aussage erhöhter α-Fetoprotein-Spiegel ist eingeschränkt, wenn Leberentzündungen oder Lebermetastasen vorliegen (Sakashita u.Mitarb., 1977).

Die zur Verfügung stehenden radiologischen Techniken zur Behandlungsplanung können beim klinisch nachgewiesenen Hodentumor in drei Gruppen eingeteilt werden:

Basisdiagnostik, die bei allen Hodenmalignomen in Frage kommt,

Zusatzdiagnostik, die nach histologischer Sicherung der Diagnose und der Klassifizierung von T zur Festlegung von N und M notwendig ist,

spezielle Diagnostik, die sich an einer bestimmten klinischen Symptomatik orientiert.

Die Basisdiagnostik ist bei allen Patienten mit Hodenmalignomen vorzunehmen, sie verläuft praktisch parallel zur bioptischen Sicherung der Diagnose und ist Grundlage jeder weiteren Behandlungsplanung. Hierzu gehören Röntgenuntersuchungen des Thorax, Urogramm, nach Möglichkeit die Computertomographie und die Laborwerte. Derartige Untersuchungen können in der Zeit durchgeführt werden, in welcher der Pathologe die exakte histologische Einordnung des Tumors ausarbeitet.

Sobald die histopathologische Sicherung und die Klassifizierung von T vorliegen, können Maßnahmen zur Festlegung von N und M vorgenommen werden, wenn nicht bereits die vorher durchgeführten diagnostischen Maßnahmen eine Klärung herbeigeführt haben. Die entsprechenden diagnostischen Maßnahmen können als Zusatzdiagnostik bezeichnet werden, es handelt sich, wie aus Tabelle 62 zu entnehmen ist, mit Ausnahme der Skalenusbiopsie im wesentlichen

Tabelle 62. Notwendige und mögliche Untersuchungstechniken beim Hodenmalignom und deren Zuordnung zum TNM-System

Klassifizierung	Basisdiagnostik	Zusatzdiagnostik				Spezielle Diagnostik		
	Thorax Urogramm Labor(Tab.58) CT des Abdomens	Lymphographie	Kavographie	Leberszintigraphie/ Ultraschall/ CT	Skalenusbiopsie	Knochenszintigraphie	Röntgen-Skelet	Schädel-CT/Hirnszintigraphie
T1-4,N0,M0	+	+	(+)§	(+)	-	-	-	-
T1-4,N1-2, M0	+	+	(+)§	+	(+)§§	-	-	-
T1-4,N3,M0	+	-	(+)§§	+	(+)§§	-	-	-
T1-4,N4,M0	+	-	-	+	(+)§§	-	-	-
T1-4,N1-4, M1	+	-	-	+	-	+	(+)	+

+ - Notwendige diagnostische Maßnahme
(+) - Entbehrliche diagnostische Maßnahme
- - Technik, die in der Regel überflüssig ist

§ Nur sinnvoll bei rechtsseitigen Nicht-Seminomen
§§ Nur sinnvoll bei Nicht-Seminomen

um radiologische Untersuchungstechniken. Zu beachten ist, daß bei gegebener Indikation der Lymphographie diese Untersuchung vor der Computertomographie angefertigt werden sollte. Untersuchungen von Marshall u.Mitarb. (1977) an Patienten mit malignen Lymphomen und Hodentumoren zeigen, daß der Aussagewert der Computertomographie erhöht ist, wenn eine Lymphographie unmittelbar vorausgegangen ist.

Gerade bei Hodentumoren ist der Aussagewert der Lymphographie kritisch zu bewerten, da die erste Station, nämlich die Lymphknoten des Nierenstiels, durch die übliche Lymphographie in der Regel nicht darzustellen ist. Ferner ist auf die anatomisch bedingte fehlende Kontrastmitteldarstellung lumbaler Lymphknoten und dadurch bedingte falsch negative Lymphographiebefunde hinzuweisen, die seltenen falsch positiven Befunde werden meist durch involutive Lymphknotenveränderungen vorgetäuscht (Zaunbauer u.Mitarb., 1977). Die in Tabelle 63 aufgeführten Zahlen streuen erheblich, da die einzelnen Autoren unterschiedliche Bewertungskriterien verwendet haben. So ist es zu erklären, daß bei etwa 25% aller Patienten falsch negative Befunde erhalten werden, wogegen falsch positive Befunde selten sind (Tabelle 63). Es steht jedoch eindeutig fest, daß die Treffsicherheit aufgrund der in der Tabelle zusammengestellten Werte erheblich über den von Bartels und Möller (1974) angegebenen 50% liegen muß. Die Ganzkörper-Computertomographie wird eine wesentliche Ergänzung der Lymphographie darstellen, um die lymphographisch schwer erreichbaren Lymphknoten der Nierenstiele bewerten zu können.

Die Kavographie hatte schon immer eine geringere Bedeutung. Sie kann lediglich die Operationsplanung bei Nicht-Seminomen unterstützen. Demgegenüber hat die Leberszintigraphie bei der Zusatzdiagnostik noch ihre Berechtigung, da noch nicht geklärt ist, wie sicher mit der Computertomographie,bzw. mit Ultraschall, Lebermetastasen nachzuweisen sind. Nach Untersuchungen von van der Werf-Messing (1971) ist in der Regel mit Lebermetastasen nur zu rechnen, wenn bereits lumbale Lymphknoten befallen sind.

Zu den weiteren diagnostischen Maßnahmen kann auch die Skalenusbiopsie gerechnet werden, um histopathologisch einen

Tabelle 63. Die Treffsicherheit der Lymphographie bei Hodentumoren. Durch histologische Überprüfung wurden die lymphographisch erhobenen Befunde kontrolliert und die falsch positiven bzw. falsch negativen Ergebnisse zusammengestellt

Anzahl der Patienten	Lymphographie-Befund falsch positiv in %	Lymphographie-Befund falsch negativ in %	Autor
50	0	33	Fein u.Taber (1969)
67	6	16	Wallace u.Jing (1970)
59	9	25	Maier u.Schamber (1972)
39	9	25	Hulten u.Mitarb. (1973)
19	8	20	Jonsson u.Mitarb. (1973)
33	33	14	Safer u.Mitarb. (1975)
125	2	18	Elke u.Mitarb. (1976)
45	3	25	Kademian u.Wirtanen(1977)
33	13	28	Zaunbauer u.Mitarb.(1977)

Tabelle 64. Spektrum der Diagnostik von Hodenmalignomen

Röntgenuntersuchung des Thorax, ggf. mit Tomographie beider Lungen oder bestimmter Bezirke, bzw. CT der Lungen
Ausscheidungsurogramm
Fußrückenlymphographie, Verlaufskontrollaufnahmen, Wiederholungslymphographien
Samenstranglymphographie
Computertomographie des Abdomens, Thorax oder Schädels
Nuklearmedizinische Methoden, wie Leber-, Knochen-, Hirn-, Lungen-, Lympho- und Nierensequenz-Szintigraphie
Laborwerte, wie HCG im Urin, β-HCG im Serum, CEA, AFP, β-HCG in Vena cava
Skalenusbiopsie
Angiographische Methoden, wie Kavographie, Nierenvenenphlebographie, Testikularvenen-Phlebographie

etwaigen Befall von Lymphknoten im Bereich der Virchow-Drüse zu klären. Es existieren Untersuchungen an Patienten mit klinisch und röntgenologisch nachgewiesenen lumbalen Lymphknotenmetastasen von Nicht-Seminomen. Bei 18% dieser Patienten zeigte die routinemäßig durchgeführte Skalenusbiopsie einen positiven Befund, so daß die Klassifizierung revidiert werden mußte (Buck u.Mitarb., 1972; Donohue u.Mitarb., 1977). Die Bedeutung der Skalenusbiopsie ist also bei Nicht-Seminomen zu sehen, wenn eine Lymphonodulektomie geplant ist. Die genannten Autoren halten die Skalenusbiopsie jedoch nur für sinnvoll, wenn die Lymphographie einen pathologischen Befund zeigt. Die Skalenusbiopsie gehört jedoch noch nicht zu den von der UICC (1978) geforderten Untersuchungen.

Bei besonderen klinischen Symptomen kann eine spezielle Diagnostik in Frage kommen, z.B. die Knochenszintigraphie. Wenn hierbei ein positiver Befund festzustellen ist, erfolgen Röntgenaufnahmen des Skeletsystems. Gleiches gilt für die Hirnszintigraphie, bzw. die Computertomographie des Schädels, wenn sich klinisch der Verdacht einer Hirnmetastasierung ergeben hat.

Insgesamt steht also ein großes Spektrum vorwiegend radiologischer Techniken zur Verfügung, um die Ausdehnung der Tumorinvasion von Hodenmalignomen festzustellen. Von den in Tabelle 64 zusammengestellten Techniken sind jedoch nicht alle von entscheidender Bedeutung für eine Klassifizierung, deshalb wurde im Rahmen einer systematisierten Diagnostik in Tabelle 62 der Versuch unternommen, die Verfahren mit der größten Aussicht auf Effektivität auszuwählen.

7.1.5 Therapeutische Verfahren

Zur Behandlung von Hodenmalignomen gibt es eine Vielzahl von therapeutischen Verfahren, die in Tabelle 65 zusammengestellt

Tabelle 65. Zusammenstellung der bisher bekannten Verfahren zur Behandlung germinaler Hodentumoren

Jahres-zahl	Therapeutische Maßnahme	Autor	Aktualität	
			Bei Semi-nomen	Bei Nicht-Seminomen
1901	Lymphonodulektomie lumbaler Lymphknoten	Roberts,1902	-	+
1905	Röntgenbestrahlung der Metastasen von Hodenmalignomen	Beclere,zit. nach Masch,1960	-	-
1910	Lymphonodulektomie lumbaler Lymphknoten	Chevassu,1910	-	+
1944	Hochvolttherapie	Friedman,1956	+	+
1960	Polychemotherapie	Li u.Mitarb., 1960	+	+
1973	Progesterontherapie	Bloom u.Hendry 1973	-	-
1974	Endolymphatische Therapie	zum Winkel u. Mitarb.,1974	-	(+)

sind. Im Rahmen einer systematisierten Behandlungsplanung soll versucht werden, in Abhängigkeit von der Größe der Tumorinvasion für die verschiedenen Hodenmalignome die günstigsten Behandlungsmöglichkeiten vorzustellen.

Im Anschluß an die ausnahmslos durchgeführte Ablatio testis gibt es eine Reihe *operativer Techniken*. Vahlensieck (1977) hat zunächst die erweiterte Semikastration beschrieben, die eine Untersuchung der Situation im Bereich der iliakalen Lymphknotengruppe erlaubt. Als nächste operative Technik ist die Lymphonodulektomie zu besprechen, die in der Regel darauf abzielt, die lumbalen Lymphknotenstationen histopathologisch zu bewerten und außerdem im Falle einer Metastasierung die befallenen Lymphknoten zu entfernen. Die Indikation der retroperitonealen Lymphadenektomie ist von Sigel u.Mitarb. (1973) ausführlich untersucht worden; bei Nicht-Seminomen ist die Indikation generell gegeben, weil jeder Hodentumor metastasenverdächtig ist. Neuere Statistiken geben nach Sigel u.Mitarb. eine Häufigkeit der retroperitonealen Metastasierung zum Zeitpunkt der Erstmanifestation der Erkrankung von 45 bis 50% an. Allerdings ist die Zahlenangabe von dem histologischen Befund abhängig. Die Häufigkeit lumbaler Metastasen ist bei Nicht-Seminomen größer als bei Seminomen, für die entsprechende Zahlen in Tabelle 60 zusammengestellt sind. Es gibt bisher keine diagnostische Maßnahme, die lumbale Metastasenfreiheit verbindlich belegen kann, deshalb sind alle Träger eines Hodentumors so zu behandeln, als lägen bereits lumbale Metastasen vor. Mithin wäre weniger die Indikation, sondern nach Sigel u. Mitarb. die Kontraindikation der Lymphonodulektomie abzugrenzen. Die Seminome sind wegen ihrer hohen Strahlenempfindlichkeit auszunehmen. Gleiches gilt für eine Fernmetastasierung und auch einen Lymphknotenbefall im Bereich der Virchow-Drüse. Kontraindikation zur Lymphonodulektomie ist auch ein grober lymphographischer Befund, verbunden mit dem Nachweis von Kollateralen und mit perkutanem, abdominalem Palpationsbefund, mit urographischer Verdrängung eines Harnleiters verbunden mit Ausfall oder Aufstau einer Niere. Die genannten Fakten setzen große Fragezeichen hinter Operabilität und Kurabilität. Sie können aber dennoch nach negativer Skalenusbiopsie die Probelaparotomie rechtfertigen. Wenn hierbei große unverschiebliche Lymphknotenpakete beobachtet werden, bringt der Versuch der kompletten Ausräumung selten etwas ein.

Die Lymphonodulektomie ist nur bei Nicht-Seminomen aussichtsreich, wenn ein frühes Stadium der Tumorinvasion vorliegt, so daß Aussicht besteht, die retroperitonealen Lymphknoten zu entfernen. Ein solches Vorhaben ist jedoch nur nach äußerst sorgfältiger Planung möglich. Die Bedeutung der präoperativen Planung geht auch aus einer Untersuchung von Kurohara u.Mitarb. (1969) hervor, die bei 207 Patienten mit Nicht-Seminomen zum Zeitpunkt der Erstdiagnose bereits in 136 Fällen Metastasen vorfanden. Das bedeutet, daß bei 67% der Patienten mit lymphogenen oder hämatogenen Metastasen zum Zeitpunkt der Diagnosestellung zu rechnen ist. Auf die Technik der Lymphonodulektomie mit ihren zahlreichen Modifikationen soll hier nicht näher eingegangen werden.

Einige Autoren wie Merrin u.Mitarb. (1977) untersuchten die Möglichkeiten und Indikationen der radikalen und reduktiven Chirurgie bei ausgedehnten Hodentumoren. Die genannten Autoren haben möglichst vollständig im mediastinalen und retroperitonealen Bereich sämtliche Tumormanifestationen chirurgisch entfernt und dieses Vorgehen damit begründet, daß für die Chemotherapie eine bessere Ausgangssituation geschaffen sei. Das andere Argument war die bei fortgeschrittenen Hodentumoren kurze Tumorverdoppelungszeit. Aus strahlenbiologischen Gründen ist es jedoch nicht immer gerechtfertigt, die Tumorreduktion und die Tumorverdoppelungszeit einer Behandlungsplanung zugrunde zu legen, da beide Argumentationen ausschließlich für Zellkulturen und bestenfalls für experimentelle solide Tumoren im Tierversuch gültig sind. Deshalb untersuchten Brehmer u.Mitarb. (1977) die Möglichkeiten der Lymphonodulektomie vor bzw. nach zytostatischer Behandlung bei fortgeschrittenen, nicht-seminomatösen Hodentumoren. Die Autoren fanden, daß die Chemotherapie in der Lage ist, die Tumorzellen derartig zu reduzieren, daß die histopathologische Untersuchung keinen Tumornachweis erlaubte, obwohl die Lymphknoten im Lymphogramm noch metastatisch befallen zu sein schienen.

Es gibt weiterhin auch Autoren, die die Entfernung einzelner Metastasen in der Lunge oder im Knochen befürworten (Skinner u. Leadbetter, 1971). Solche Techniken kommen jedoch nur dann in Frage, wenn nachgewiesen ist, daß es sich um eine wenig strahlensensible Metastase handelt oder um eine Metastase, die durch eine Chemotherapie nicht zu beeinflussen ist. Weiterhin muß sichergestellt sein, daß keine anderen Metastasen vorliegen.

Die *Strahlentherapie* besitzt bei Seminomen eine feste Position und hat eine kurative Zielsetzung. Bei Nicht-Seminomen hat sie eine mehr palliative Bedeutung. In bestimmten Fällen ist die Strahlentherapie bei sehr fortgeschrittenen Tumorformen von Nicht-Seminomen indiziert, da hierdurch drei Möglichkeiten eröffnet werden:

- Einmal können Nicht-Seminome auch strahlenempfindliche Seminomanteile aufweisen, so daß erst die begrenzte Strahlentherapie von tastbaren Tumoren oder schmerzhaften Metastasen Aufschluß gibt, ob eine Metastase strahlensensibel ist. Wenn diese Gegebenheit feststeht, können sogar größere Körperabschnitte bestrahlt werden.

- Die Strahlentherapie hat auch ihre Berechtigung bei Metastasen, die im Skeletsystem zu pathologischen Frakturen führen können, oder in Fällen, wo durch Raumforderungen der Metastasen Stenosen entstehen. Die Strahlentherapie kann in solchen Fällen auch mit einer Chemotherapie kombiniert werden.
- Schließlich ist die Strahlentherapie zu diskutieren, wenn bereits bestimmte Bezirke des Organismus mit einer gewissen Wahrscheinlichkeit befallen sein können. Dies gilt insbesondere für die Strahlentherapie beider Lungen im Falle von fortgeschrittenen Hodentumoren (van der Werf-Messing, 1973, 1976).

Die *Chemotherapie* von Hodentumoren hat in letzter Zeit an Bedeutung zugenommen, da inzwischen neue wirksame Substanzen zur Verfügung stehen und insbesondere auch Kombinationen verschiedener Substanzen ausgearbeitet sind, die Aussicht auf größere Effektivität versprechen (Samuels u.Mitarb., 1976). Zunächst sind die Indikationen der Polychemotherapie abzugrenzen, hier gilt grundsätzlich ein Unterschied zwischen Seminomen und Nicht-Seminomen. Seminome kommen für die Polychemotherapie erst in Frage, wenn multiple hämatogene Metastasen vorliegen. Demgegenüber sollte bei Nicht-Seminomen bereits früher eine Polychemotherapie eingesetzt werden. Nur die operativ gesicherten Klassifizierungen T1-2, N0, M0 kommen nicht für eine adjuvante Polychemotherapie in Frage, da solche Patienten durch die Lymphonodulektomie allein mit einer Häufigkeit von 90% die 5-Jahresüberlebensrate erreichen. Voraussetzung ist, daß bei Nicht-Seminomen die Lymphknotensituation auch durch operative Revision und nicht durch Lymphographie allein geklärt worden ist. Für die fortgeschrittenen Hodentumoren ist die Indikation der Chemotherapie immer gegeben.

Zur Chemotherapie von Hodentumoren kommen folgende Substanzgruppen in Frage:

- die Vinca-Alkaloide,
- die Zytostatika der Antibiotikareihe,
- alkylierende Substanzen und
- die Antimetaboliten.

Für die einzelnen Hodentumoren gibt es unterschiedliche Schemata, die im Zusammenhang mit der Behandlungsplanung bei den einzelnen Tumorformen aufgeführt werden.

Inzwischen gibt es noch eine weitere Substanz, das cis-Platin (II)-diamindichlorid, welches bereits klinisch eingesetzt worden ist. Die Resultate waren besonders bei den fortgeschrittenen Hodentumoren günstig, und zwar gerade bei solchen, die auf eine übliche Polychemotherapie nicht angesprochen hatten. Es lag nahe, die neue Substanz auch mit den bisherigen Substanzen, die sich als wirksam erwiesen hatten, zu kombinieren, Einhorn u. Donohue (1977) berichteten über ermutigende Ergebnisse dieser Behandlung.

Schließlich gibt es noch zwei weitere Möglichkeiten einer Behandlung, die nicht in die klinische Routine eingeführt worden sind. Es handelt sich um die Gabe von Progesteron, die 1973 von Bloom und Wallace mitgeteilt wurde. Günstige Ergebnisse, die eine Weiterführung dieser Behandlung rechtfertigen, wurden bisher nicht beobachtet. Auch die endolymphatische Behandlung hat sich bisher in der klinischen Routine nicht durchsetzen können.

Ihre Indikation ist dann zu sehen, wenn lymphographisch keine grobe Metastasierung zu erkennen ist. Allerdings liegen bisher noch keine Ergebnisse vor, die zu einer breiteren Anwendung der endolymphatischen Behandlung ermutigen, es wurden aber Erfahrungen über die Praktikabilität der Technik beschrieben (zum Winkel u.Mitarb., 1974).

7.1.6 Durchführung und Ergebnisse der Behandlung für Seminome

Wie bereits mehrfach erwähnt, gehören die Seminome zu den strahlenempfindlichsten Tumoren, die bekannt sind. Deshalb ist es auch verständlich, daß bei der Behandlungsplanung von Seminomen die Strahlentherapie im Vordergrund steht. Der Umfang strahlentherapeutischer Maßnahmen orientiert sich an der Größe der Tumorinvasion nach dem TNM-System. Praktisch alle Autoren, die sich mit der Bestrahlungsplanung beschäftigen, haben entsprechende Schemata zusammengestellt, die sich grundsätzlich in vielen Punkten ähnlich sind. Dementsprechend ist der von uns ausgearbeitete Behandlungsplan (Abb.66) sozusagen ein Extrakt der Empfehlungen anderer Autoren. Für die Bestrahlungstechnik kommen somit, wie aus Abb.66 hervorgeht, 5 verschiedene Zielgebiete in Frage. Die Lage, Form und Größe der einzelnen Felder geht aus Abb.67a, 68a, 69a,b,c hervor. Neben den Aufnahmen mit dem Therapiesimulator sind, soweit es die Abbildungen 67a und 68a betrifft, auch die entsprechenden mit dem Ganzkörpercomputertomographen hergestellten Körperquerschnitte dargestellt. Man erkennt, daß die Form, Lage und Größe der jeweiligen Zielvolumina erheblich differieren, deshalb sind auch jeweils spezielle Bestrahlungstechniken von Bedeutung, die aus Abb.67b und 68b zu entnehmen sind.

Über die in jedes Zielvolumen einzustrahlenden Dosen bestehen in der Literatur erhebliche Unterschiede. Die unterschiedlichen Auffassungen sind dadurch zu begründen, daß bisher angenommen wurde, daß ein gewisser Prozentsatz reiner Seminome in Lymphknotenmetastasen Anteile von Nicht-Seminomen aufweisen kann. So ist es zu erklären, daß in der Regel Herddosen bis zu 50 Gy gefordert wurden, um die höchstmögliche Dosis in die gewünschten Zielvolumina einzustrahlen. In Wirklichkeit ist die Häufigkeit des Auftretens von Nicht-Seminomstrukturen in Lymphknotenmetastasen reiner Seminome weitaus niedriger, sie ist mit 1% anzunehmen (Tabelle 61). Die entsprechende Arbeit wurde von Maier und Mittermeyer 1977 veröffentlicht, die Autoren haben als Konsequenz ihrer Untersuchungsergebnisse auch verbindliche Richtlinien für die einzustrahlenden Herddosen gegeben. Für den Fall, daß lymphographisch und bei der klinischen Untersuchung kein Anhalt für Lymphknotenmetastasen gegeben ist, empfehlen sie eine Nachbestrahlung der lumbalen Lymphknotengruppen mit einer Herddosis von 25 Gy. Wenn zusätzlich, Abb.66 entsprechend, iliakale oder inguinale Felder bestrahlt werden müssen, sollten die Herddosen auf 30 Gy erhöht werden. Dies gilt auch für die gegebenenfalls erforderliche Bestrahlung des Mediastinums und der Virchow-Drüse. Für den Fall, daß große Lymphknotenpakete tastbar sind, sollte zunächst eine Herddosis von 20 Gy auf das gesamte Abdomen appliziert werden, anschließend sind alle Lymphknotenstationen der Abb.66 entsprechend mit einer Herddosis von 30 Gy zu behandeln.

Dieses Ziel ist mit modernen Megavoltgeräten problemlos zu erreichen, wobei mit Kreis- und Linearbeschleunigern verhältnis-

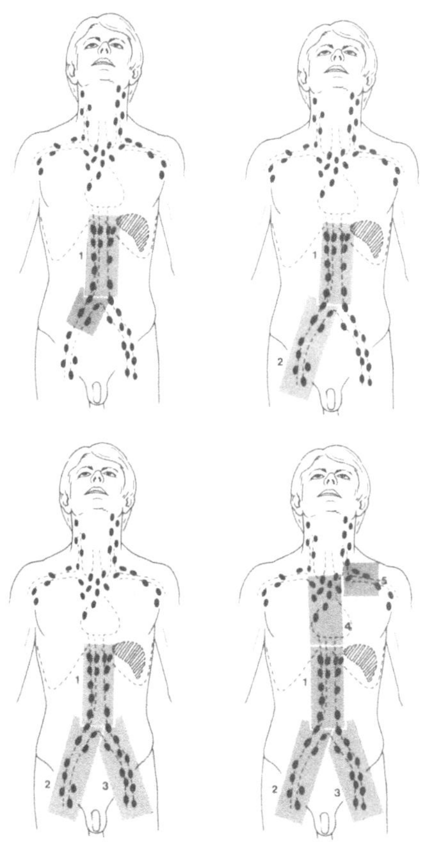

Abb. 66. Schematische Darstellung der erforderlichen Strahlenfelder für Seminome verschiedener Klassifizierungen. Links oben: Bei Seminomen der Klassifizierungen T1-2 N0 M0 ist die alleinige Bestrahlung der lumbalen Lymphknotengruppen ausreichend. Die homolaterale Communisgruppe sollte in das Strahlenfeld einbezogen werden. Rechts oben: Bei Seminomen der Klassifizierungen T3-4a N0 M0 und nach vorausgegangenen Operationen am Hoden oder Herniotomien sollten die homolateralen, iliakalen und inguinalen Lymphknotengruppen in das Strahlenfeld einbezogen werden. Links unten: Bei Seminomen der Klassifizierungen T4b N0-1 M0 müssen die inguinalen und iliakalen Lymphknotengruppen beider Seiten bestrahlt werden. Rechts unten: Bei fortgeschritteneren Seminomen ist zusätzlich die Bestrahlung der mediastinalen Lymphknotengruppen und der Virchowdrüse erforderlich

mäßig einfache Bestrahlungstechniken, d.h. ventro-dorsale Stehfelder in Frage kommen können, während bei Verwendung eines Telekobaltgerätes in der Regel eine biaxiale Pendelbestrahlung im lumbalen Bereich erforderlich wird (Abb.68b). Ziel der vorgestellten Bestrahlungstechniken ist es, zumindestens das Zielvolumen in die 80%-Isodose einzubeziehen und das Rückenmark bzw. den in der Computertomographie dargestellten Spinalkanal einer möglichst geringen Dosis zu exponieren.

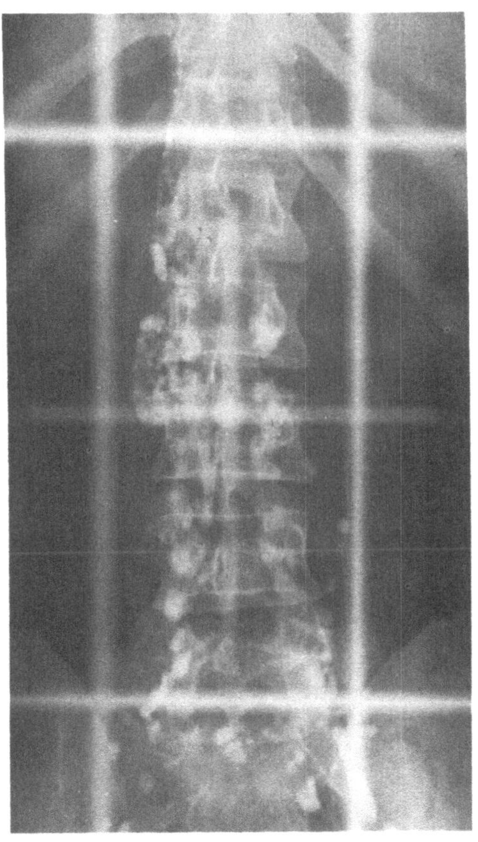

Abb. 67a. Darstellung eines Strahlenfeldes mit dem Therapiesimulator, welches die lumbalen Lymphknotengruppen einschließt. Das Strahlenfeld sollte die Lymphknotengruppen im Bereich der Nierenstiele mitberücksichtigen

Für die technische Bestrahlungsplanung sind noch andere empfindliche Organe zu berücksichtigen, dies gilt für die Nieren und den Dünndarm. Während die Nieren durch exakte Einstellung fast vollständig außerhalb des Strahlenfeldes gelegen sind, ist eine Strahlenexposition des Dünndarms nicht zu vermeiden. Um hier der gefürchteten Strahlenreaktion, d.h. der Schleimhautepitheliolyse, vorzubeugen, sollte auf eine sorgfältige Fraktionierung geachtet werden. Im Allgemeinen werden täglich höchstens zwei Felder bestrahlt, die Einzeldosen liegen bei 1,5 Gy im Herd, die Wochendosen liegen in der Regel bei 7,5 Gy, so daß die gesamte Strahlentherapie mindestens vier Wochen erfordert.

Auch singuläre hämatogene Metastasen bei Seminomen können bestrahlt werden, die Ergebnisse sind günstig, da auch die hämatogenen Metastasen außerordentlich strahlenempfindlich sind. Das Zielvolumen entspricht hier dem begrenzten Tumorvolumen, die einzustrahlende Dosis beträgt in der Regel 20 Gy, da bereits nach der Hälfte der Dosis eine nahezu vollständige Remission sämtlicher Symptome festzustellen ist. Wegen der ausgeprägten Strahlensensibilität können auch Lebermetastasen behandelt werden, insbesondere auch dann, wenn sie durch ihre Lokalisation und Ausdehnung zu einer Cholostase geführt haben. Bei hämatoge-

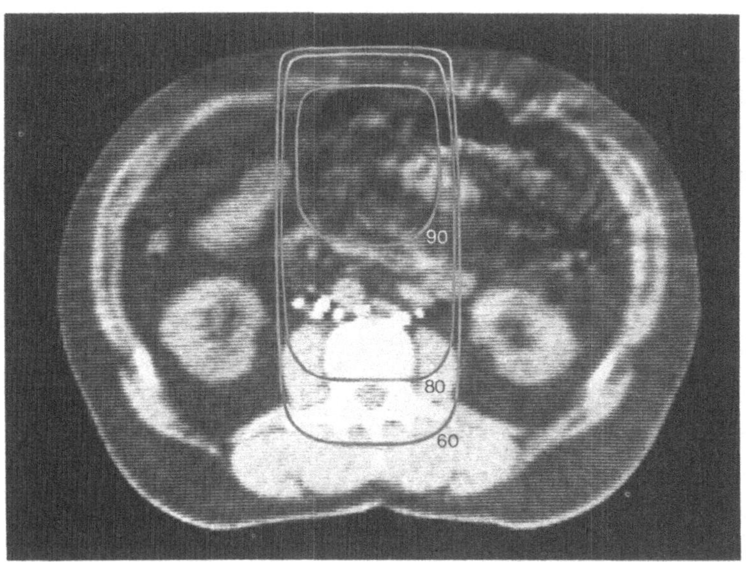

Abb. 67b. Computer-Tomographie eines Patienten, bei dem die Bestrahlung der lumbalen Lymphknotengruppen wegen eines Seminoms erforderlich ist. In den Querschnitt wurde die mit einem Prozeßrechner ermittelte prozentuale Dosisverteilung für die Bestrahlung mit 42 MV Photonen hineinprojiziert. Es gelten folgende Bedingungen: Fokus-Haut-Abstand 120 cm, Feldbreite 12 cm, Feldlänge 18 cm. Man erkennt, daß die 80%-Isodose die lymphographisch angefärbten Lymphknoten bis zum Nierenhilus einschließt. Da eine Herddosis von 30 Gy (bezogen auf die 80%-Isodose) ausreicht, kann die mit dieser Bestrahlungstechnik verbundene Strahlenexposition des Spinalkanals hingenommen werden

ner Metastasierung sollte eine Polychemotherapie eingeleitet werden. Hier hat sich das in Tabelle 68 aufgeführte Schema bewährt, welches bei den Nicht-Seminomen eingehend besprochen wird.

Die Ergebnisse der Behandlung von Seminomen sind, verglichen mit anderen Tumorformen, äußerst günstig, dies ist auch durch die extreme Strahlenempfindlichkeit der Seminome zu begründen. Die entsprechenden Zahlen sind aus Tabelle 66 zu entnehmen. Die Zusammenstellung der Tabelle wurde dadurch erschwert, daß die meisten Autoren ihre Ergebnisse nicht auf das TNM-System bezogen haben. Man erkennt jedoch, daß für auf den Hoden beschränkte Tumoren Überlebensraten, bezogen auf 5 Jahre, bis zu 100% berichtet werden. Beim Vorhandensein von abdominellen Lymphknotenmetastasen sind die Ergebnisse etwas ungünstiger, sie liegen aber immer noch im Durchschnitt bei 80%. Mediastinale Metastasen reduzieren die Überlebensraten weiter auf 50% und Fernmetastasen führen zu 5-Jahresüberlebensraten von 30%.

7.1.7 Durchführung und Ergebnisse der Behandlung für maligne Teratome und Kombinationstumoren

Kombinationstumoren zeichnen sich durch eine im allgemeinen geringere Strahlensensibilität aus, so daß hier bei der Behandlungs-

Tabelle 66. Ergebnisse der Strahlentherapie des Seminoms in Abhängigkeit von der Tumorausdehnung

Zahl der Patienten	Zeit	Prozentuale Überlebensraten				Autor
		Tumor auf Hoden beschränkt	Abdominelle Lymphknoten-Metastasen	Mediastinale od. supraklavikuläre Metastasen	Fernmetastasen	
96	5	88		32		Kuttig, 1968
117	5	88	75		18	Maier u.Mitarb., 1968
80	5	98	-	-	-	Ytredal u. Brackfield, 1972
102	5	100	85		75	Earle u.Mitarb., 1973
85	5	92	83	-	-	Franke u.Mitarb., 1974
84	5	83	65	-	28	Heinze u. Fock, 1974
73	5	100	75	54	37	Pizzocaro u.Mitarb., 1975
95	3	100	92	50	-	Wilkinson u. Macdonald, 1975
54	5	97	50	-	-	Wahlers u. Schnepper, 1976
158	5	100	85	-	-	Van der Werf-Messing, 1976

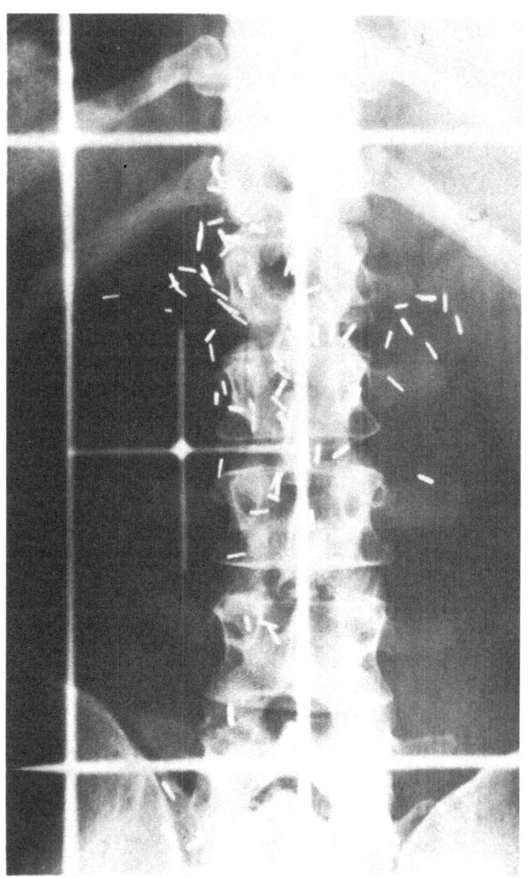

Abb. 68a. Feldeinstellung mit dem Therapiesimulator für eine biaxiale Pendelbestrahlung. Bei dem Patienten wurde wegen eines Kombinationstumors eine Lymphonodulektomie durchgeführt, hier wird eine Herddosis von 45 Gy angestrebt, so daß eine Stehfeldbestrahlung wegen der damit verbundenen Strahlenexposition des Rückenmarks nicht in Frage kommt

planung zunächst operative Techniken zu berücksichtigen sind. In jedem Fall wird die Lymphonodulektomie unter Berücksichtigung der bereits erwähnten Kontraindikationen primär durchzuführen sein. Bei fortgeschritteneren Tumoren ist eine Polychemotherapie erforderlich, die bezüglich ihrer technischen Durchführung zu besprechen ist:

Zur Behandlung von Kombinationstumoren und malignen Teratomen stehen eine Reihe zytostatischer Substanzen mit unterschiedlicher Wirksamkeit zur Verfügung. Es hat sich jedoch herausgestellt, daß die Kombination mehrerer Zytostatika Aussicht auf größere Effektivität bietet (Tabelle 67).

Inzwischen hat sich ein Schema, welches auf einer Kombination von Vinblastin, Bleomycin und Ifosfamid basiert, bewährt (Tabelle 68). Abb.70 zeigt, daß durch die zytostatische Therapie auch Lebermetastasen eines nicht-seminomatösem Hodentumors zu behandeln sind. Die praktische Durchführung einer zytostatischen Therapie ist Tabelle 68 zu entnehmen. Von Bedeutung ist, daß die durch Ifosfamid bedingten, sehr häufigen zystitischen Beschwerden mit Hilfe von Uromitexan (R) (Asta-Werke, Bielefeld) nahezu vollständig reduziert werden können. Auch Schemata, welche Cis-Platinum enthalten, kommen zur Anwendung. Dabei er-

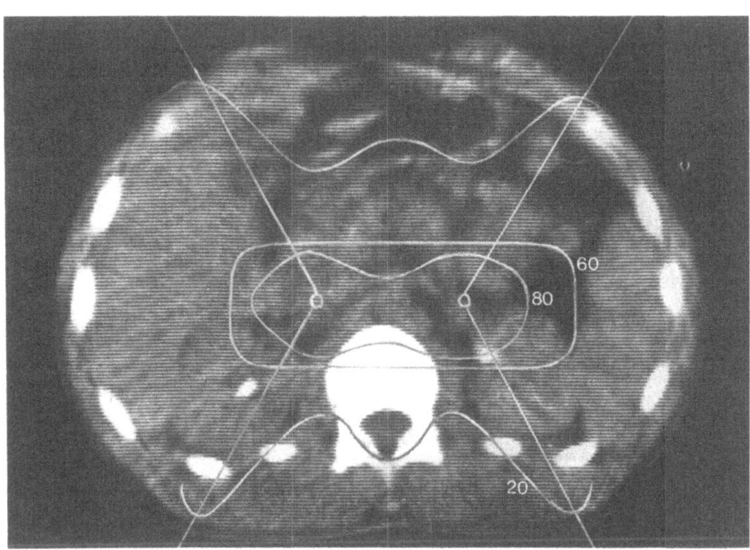

Abb. 68b. Computer-Tomographie eines Patienten mit einem Kombinationstumor des Hodens in Höhe der Nierenstiele. Die Bestrahlung kann mit dem Telekobaltgerät in Form einer biaxialen Pendelbestrahlung erfolgen, der Pendelwinkel beträgt jeweils 120^{0}, der Pendelachs-Abstand 8 cm und die Feldbreite 6 cm. Die lumbalen Lymphknoten und die Lymphknoten der Nierenstiele werden von der 80%-Isodose umschlossen, so daß hier eine Herddosis von 45 Gy angestrebt werden kann

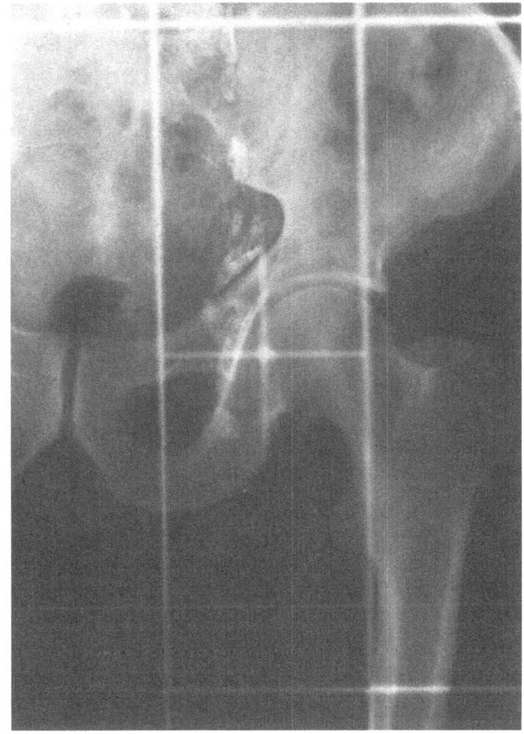

Abb. 69a. Darstellung eines Strahlenfeldes mit dem Therapiesimulator, welches die iliakalen und inguinalen Lymphknotengruppen einschließt

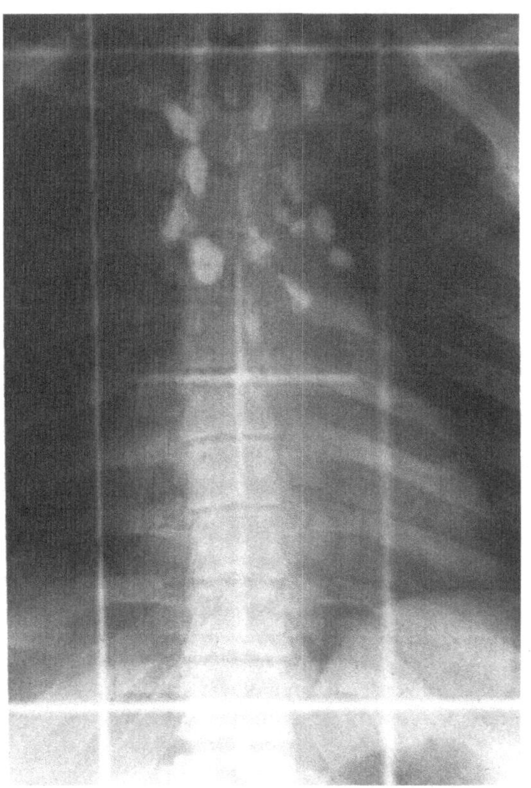

Abb. 69b. Darstellung eines Strahlenfeldes mit dem Therapiesimulator, welches die mediastinalen Lymphknotengruppen einschließt

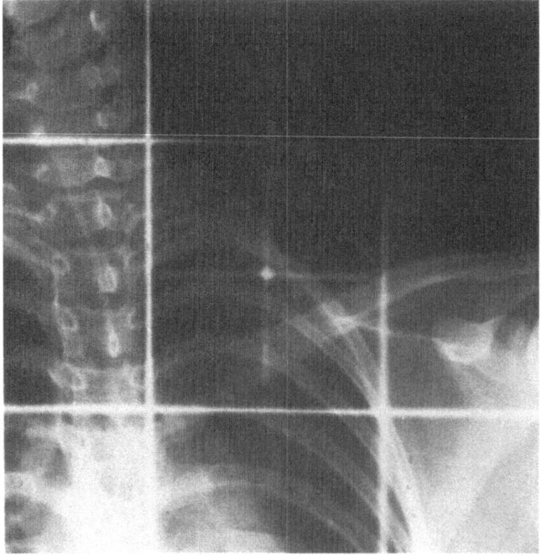

Abb. 69c. Darstellung eines Strahlenfeldes mit dem Therapiesimulator, welches die Lymphknoten im Bereich des Halsdreiecks links, zusammen mit der Virchowdrüse, gegebenenfalls auch rechts (S. 174)

Tabelle 67. Ergebnisse der Chemotherapie bei Hodenmalignomen. Fast alle Autoren geben die Behandlungsergebnisse von Patienten mit Nicht-Seminomen an. Nur bei einem Autor ist eine Aufschlüsselung der Ergebnisse in die unterschiedlichen Histologie-Typen möglich

Zahl der Patienten	Komplette Remissionen	Komplette plus partielle Remissionen	Art der durchgeführten Chemotherapie	Autor
23	7/23	12/23	Alkylierende Substanz, Antimetabolit, Actinomycin D	Li u.Mitarb., 1960
90	11/90		Actinomycin D, Actinomycin D + Chlorambucil, Actinomycin D + Chlorambucil + Methotrexat	MacKenzie, 1966
17	4/17	10/17	Vincristin + Actinomycin + Cyclophosphamid z.T. mit Mithramycin	Jakobs 1970
17	5/17	7/17	5-Fluorouracil, Cyclophosphamid, Vincristin, Methotrexat	Mendelson u.Serpick, 1970
52	15/52	25/52	Mithramycin	Kennedy, 1972
16	3/16	6/16	Actinomycin D	Merrin u.Murphy, 1974
16	5/16	8/16	Adriamycin, Bleomycin, Vincristin	Seeber u.Mitarb., 1975
21	1/21	4/21	Actinomycin D	Höffken u.Mitarb., 1976
107	28/62	54/62 §	Vinblastin/Bleomycin-Kombinationen	Samuels u.Mitarb., 1976
	17/45	27/45 §§	Vinblastin/Bleomycin-Kombinationen	
20	15/20	19/20	cis-Platin, Vincristin, Bleomycin	Einhorn u.Donohue, 1977

§ - Embryonale Karzinome
§§ - Teratokarzinome

Tabelle 68. Vorschlag einer zytostatischen Therapie bei Patienten mit metastasierten Hodentumoren (In Anlehnung an: Schmoll et al., Current Chemotherapie 1978, 1089). Bleomycin sollte als Dauerinfusion, Ifosfamid über eine jeweils 8stündige Infusion gegeben werden. Das Schema kann alle 3-4 Wochen wiederholt werden, insgesamt können 3-5 Schemata appliziert werden. (Zystitische Beschwerden lassen sich nahezu vollständig durch die Gabe von Uromitexan (R) (Asta-Werke-Bielefeld) beseitigen

	Vinblastin	Bleomycin	Ifosfamid
Mo	10 mg	15 mg	-
Di	10 mg	15 mg	3,0 g
Mi	-	15 mg	3,0 g
Do	-	15 mg	3,0 g
Fr	-	15 mg	-
So	-	-	-

scheint die hohe Nephrotoxizität problematisch, so daß Cis-Platin-Diamindichlorid in höheren Dosierungen nur unter besonderen Vorsichtsmaßnahmen anzuwenden ist (Hayes u.Mitarb., 1977). Allgemein gilt deshalb, daß Cis-Platin-haltige Schemata erst bei Patienten einzusetzen sind, bei denen andere Kombinationen nicht den erwünschten Erfolg zeigten.

Zur Zeit wird auch die Wirksamkeit alkylierender Substanzen zusammen mit Vincristin, Bleomycin und Adriamycin untersucht. Die bisher erhaltenen Ergebnisse ermutigen, die entsprechenden Versuche weiterzuführen (Jonas u.Mitarb., 1977). Die Autoren empfehlen auch, mit Hilfe des Impulszytophotometers die Reihenfolge der Gabe der einzelnen Zytostatika abzustimmen, um eine größere Wirksamkeit zu erreichen. Bis weitere Ergebnisse vorliegen, sollte jedoch das in Tabelle 68 aufgeführte Schema eingesetzt werden, erst wenn dieses Schema versagt, ist es berechtigt, auf ein anderes Behandlungsschema umzuwechseln. Ein entsprechendes Vorgehen hat sich besonders bei der Behandlung metastasierender Mammakarzinome bereits bewährt (Brunner u. Nagel, 1976).

Kombinationstumoren und maligne Teratome können hämatogene Metastasen verursachen, die durch ihre Größe und Lokalisation erhebliche Beschwerden verursachen. Hier ist es gerechtfertigt, eine lokal begrenzte Strahlentherapie durchzuführen. Die Strahlentherapie ist zuweilen sogar ebenso effektiv wie bei Seminomen, da die Kombinationstumoren Seminomanteile aufweisen können. Abb.52 zeigt, daß nach Bestrahlung lumbaler Lymphknotenpakete

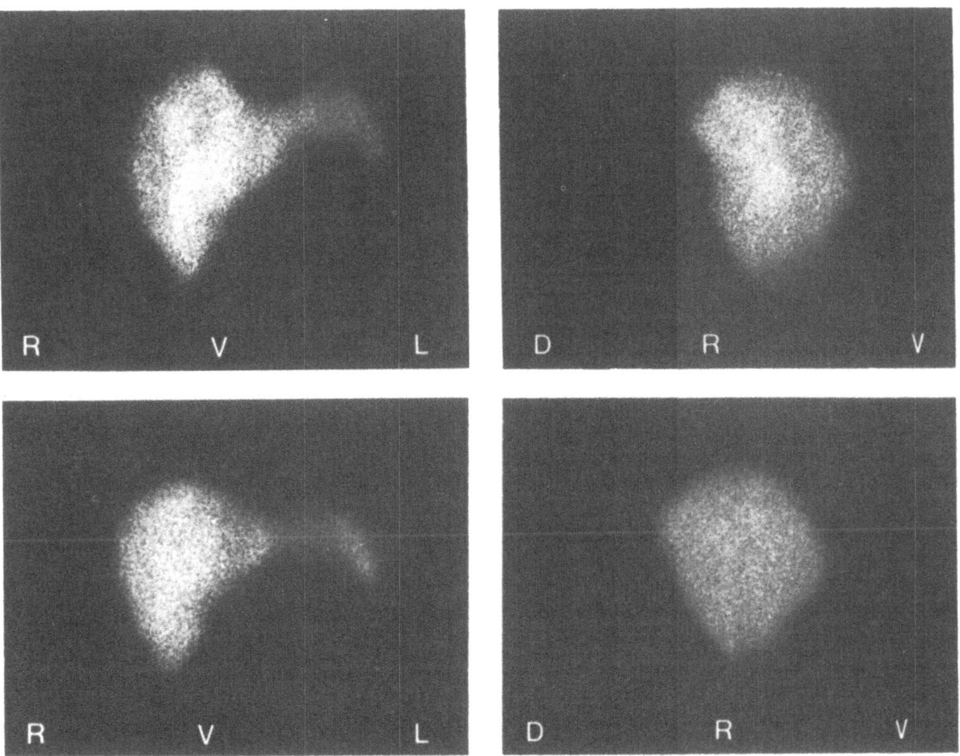

Abb. 70. Leberszintigraphie eines Patienten mit einem Kombinationstumor des Hodens. Man erkennt auf den beiden oberen Abbildungen Speicherdefekte innerhalb der Leber, die sich 3 Monate später nach einer zytostatischen Behandlung, Tabelle 68 entsprechend, zurückgebildet haben

sogar die Nierenfunktion partiell gebessert werden kann. In solchen Fällen schließt das Zielvolumen lediglich das Tumorvolumen ein. Abb.71 zeigt hämatogene Metastasen eines Kombinationstumors in der Spina iliaca. Das Knochenszintigramm läßt jedoch eine Ausdehnung der Metastasen bis zum Hüftgelenk erkennen, so daß es zweckmäßiger ist, das Zielvolumen dem knochenszintigraphischen Befund anzupassen. Beim Vorliegen von pulmonalen Metastasen empfiehlt sich im Rahmen der üblichen Chemotherapie eine Bestrahlung beider Lungen durchzuführen. Dies gelingt durch zwei große Felder, die einzustrahlende Herddosis bezogen auf Thoraxmitte sollte bei 30 Gy unter Beachtung einer sorgfältigen Fraktionierung liegen (van der Werf-Messing, 1972). Es ist jedoch zu beachten, daß die Autorin damals mit Actinomycin D gearbeitet hat, diese Substanz gilt heute bei Hodentumoren allgemein als weniger effektiv. Wenn zusammen mit einer zytostatischen Therapie eine Bestrahlung beider Lungen geplant ist, sollte berücksichtigt

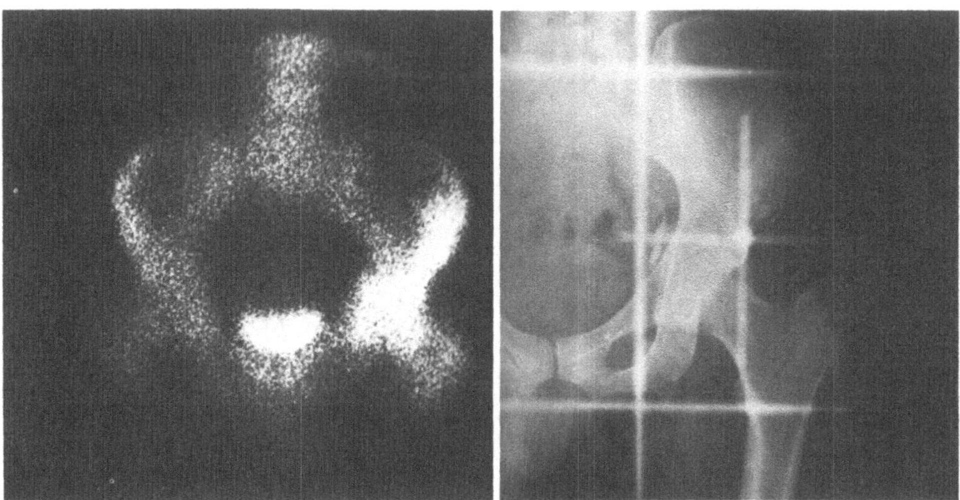

Abb. 71. Bei einem Patienten mit einem Kombinationstumor des Hodens fanden sich Osteolysen, die szintigraphisch besser als röntgenologisch zur Darstellung kamen. Deshalb richtet sich die Einstellung mit dem Therapiesimulator in diesem Fall nach dem szintigraphischen Befund

werden, daß Bleomycin eine Lungenfibrose verursachen kann, die unter Umständen durch eine simultane Strahlentherapie verstärkt wird.

Die Ergebnisse der Behandlung von Nicht-Seminomen und Kombinationstumoren sind, wie aus Tabelle 69 hervorgeht, etwas ungünstiger als es bei Seminomen der Fall ist. Im Durchschnitt liegen jedoch die von den verschiedenen Autoren angegebenen Zahlen bei einer Überlebensrate von 90% bezogen auf 5 Jahre, wenn der Tumor auf den Hoden beschränkt war. Lymphographisch oder klinisch nachweisbare Metastasen reduzieren die Überlebensrate bis auf 45%, allerdings scheint hier eine gewisse Abhängigkeit von der ausgeübten Behandlungsmethode zu bestehen. Sicher spielt hier, beim Vergleich der Zahlen anderer Autoren, ein unterschiedlicher mikroskopischer Befund eine wichtige Rolle. In den letzten Jahren haben sich mehrere Autoren auch mit der Möglichkeit einer Bestrahlung von Nicht-Seminomen ohne Lymphonodulektomie beschäftigt. So berichten, wie aus Tabelle 69 hervorgeht, Maier und Mittemeyer (1977) über drei Jahresüberlebensraten von 86% für auf den Hoden beschränkte Tumoren und von 82% für lymphographisch oder klinisch nachgewiesene Metastasen. Andere Autoren befassen sich mit der sogenannten Sandwich-Technik, d.h. Vorbestrahlung, Lymphonodulektomie und weitere Bestrahlung bis zum Erreichen der geplanten Gesamtdosis. Die entsprechenden Ergebnisse, die auch aus Tabelle 69 zu entnehmen sind, sind durchaus ermutigend, derartige Verfahren haben sich jedoch nicht allgemein durchsetzen können, da die Ergebnisse sehr von dem histologischen Befund abhängig sind. Der Nachteil einer Vorbestrahlung ist in jedem Fall die Tatsache, daß die histopatholo-

Tabelle 69. Überlebensraten bei Nicht-Seminomen in Abhängigkeit von den unterschiedlichen Behandlungstechniken, nämlich der alleinigen Strahlentherapie, der sog. Sandwich-Technik (Operation mit Vor- und Nachbestrahlung) und der alleinigen Lymphonodulektomie

Therapieverfahren	Zahl der Patienten	Zeit	Prozentuale Überlebensraten		Autor
			Tumor auf Hoden beschränkt	Lymphographisch oder klinisch nachweisbare Metastasen	
Radiatio	40	3	86	82	Maier u. Mittemeyer, 1977
"Sandwich-Technik"	51		97	81	Maier u. Mittemeyer, 1977
"Sandwich-Technik"	21	2	81	-	Weis u. Hinman, 1974
"Sandwich-Technik"	35	3	83		Nicholson u.Mitarb., 1974
Lymphonodulektomie ohne Radiatio	65	3	93	75	Staubitz u.Mitarb., 1974
Lymphonodulektomie, nur in einigen Fällen Radiatio	96	2	91		Skinner u.Mitarb., 1976
Lymphonodulektomie ohne Radiatio	72	5	91		Johnson u.Mitarb., 1976
Sammelstatistiken (Operation und Nachbestrahlung)	64	5	90	45	Van der Werf-Messing, 1976
	125	5	91	47	Pizzocaro u.Mitarb., 1975
	72	3	91	48	Smithers, 1972

gische Untersuchung der bei der Lymphonodulektomie zu entnehmenden Lymphknoten erschwert ist.

7.1.8 Durchführung und Ergebnisse der Behandlung für Chorionkarzinome

Chorionkarzinome unterscheiden sich von den anderen Keimzelltumoren dadurch, daß sie sehr früh hämatogen metastasieren. So kommt es, daß die Indikation einer Strahlentherapie bei diesen an sich strahlensensiblen Tumorformen nur selten gegeben ist (Buschke u. Parker, 1973). Im Vordergrund steht die Ablatio testis und daran anschließend eine Polychemotherapie. Die Strahlentherapie ist nur dann indiziert, wenn ein analgetischer Effekt erzielt werden soll oder wenn wegen einer akuten klinischen Symptomatik das Tumorgeschehen lokal zurückzubilden ist. In jedem Fall sind örtlich begrenzte Maßnahmen mit kurativer Zielsetzung wegen der schnellen hämatogenen Metastasierung nicht möglich. Dies gilt in den meisten Fällen auch für die bei Nicht-Seminomen angebrachte Lymphonodulektomie bzw. die erweiterte Semikastration.

Für die Polychemotherapie werden unterschiedliche Schemata empfohlen, die aber in der Regel als gemeinsam wirkende Substanz Bleomycin enthalten (Samuels u.Mitarb., 1976). Es erscheint am günstigsten, das in Tabelle 68 vorgestellte Schema anzuwenden. Wichtig ist, daß, wenn vorhanden, erhöhte Ausgangswerte für β-HCG ein guter Parameter zur Verlaufskontrolle der Effektivität der Chemotherapie sind. Allgemein gilt, daß die Polychemotherapie der Chorionkarzinome beim Mann weniger effektiv ist als beim Chorionkarzinom der Frau.

Die Prognose ist wesentlich schlechter als bei Kombinationstumoren und bei malignen Teratomen. Aufgrund einer Analyse von van der Werf-Messing (1976) liegen die 5-Jahresüberlebensraten unter 20%. Wichtig ist, daß die Untersuchung von van der Werf-Messing eine gewisse Abhängigkeit von dem Ausmaß der lumbalen Metastasierung zeigt. Die Autorin berichtet über 50%ige Überlebensraten, wenn keine pathologisch veränderten Lymphknoten vorliegen. In solchen Fällen wird sogar als Nachbehandlung keine Polychemotherapie, sondern eine Bestrahlung der lumbalen Lymphknotengruppen mit einer Herddosis von 40 Gy empfohlen.

7.1.9 Nachsorge und Nebenwirkungen der Behandlung

Grundsätzlich kommt der *Nachsorge* die gleiche Bedeutung zu, wie der eigentlichen Behandlung. Ziel der Nachsorge ist es, durch regelmäßige Kontrolle der Patienten Metastasen rechtzeitig zu erkennen und einer Behandlung zuzuführen.

Viele Autoren haben sich mit der Dauer, dem Umfang und der Frequenz von Nachsorgeuntersuchungen befaßt. Die Dauer von Nachsorge-Maßnahmen wird unterschiedlich angegeben, im allgemeinen sollten die Patienten zunächst zwei Jahre lang in engmaschigen Abständen kontrolliert werden, dann können die Abstände der Kontrolluntersuchungen vergrößert werden. Der Umfang von Nachsorgeuntersuchungen wird von Vahlensieck (1977) diskutiert, der Autor schlägt vor, neben der klinischen Untersuchung Röntgenaufnahmen des Thorax, eine Abdomenübersichtsaufnahme und folgende Laborwerte zu bestimmen: BSG, LDH, α-Fetoprotein, β-HCG und Phosphatasen (vergl. Tabelle 58).

Die meisten Autoren sind der Ansicht, daß 6 Wochen nach Abschluß der Behandlung eine erste Kontrolluntersuchung erfolgen sollte. Die Abstände können dann auf drei Monate vergrößert werden.

Quivey u.Mitarb. (1977) haben das Auftreten von Rezidiven bei 150 Patienten mit Keimzelltumoren untersucht. Sie fanden bei 58 Patienten mit Seminomen innerhalb von zwei Jahren in 7 Fällen Rezidive, die dann einer erneuten Behandlung frühzeitig zugeführt werden konnten. Bei den übrigen Patienten mit anderen Keimzelltumoren wurden ebenfalls Rezidive festgestellt. Wenn diese auftraten, dann betrug der Zeitraum zwischen Erstmanifestation und Rezidiv weniger als ein Jahr. Nach Untersuchungen von Lindsey und Glenn (1976) ist es jedoch erforderlich, die Nachuntersuchungen auch nach Ablauf von zwei Jahren weiterzuführen, da die Autoren bei 18% ihrer Fälle Rezidive auch nach mehr als zwei Jahren beobachten konnten.

Für die Nachsorge wichtig ist die Möglichkeit, daß der verbliebene Hoden vom Tumor befallen werden kann. Nach Ablauf mehrerer Jahre ist ein Rezidiv der Keimzellmalignome sehr unwahrscheinlich, es besteht jedoch ein erhöhtes Risiko eines neuen Hodentumors. Das British Testicular Panel von 1976 gibt eine Häufigkeit des Auftretens von Zweittumoren von 3% an. Allerdings gilt diese Zahl für simultan und sukzessiv aufgetretene Zweittumoren, sie liegt sicher für sukzessiv auftretende Tumoren unter 3%. Man ist jedoch verpflichtet, die Patienten auf dieses Risiko aufmerksam zu machen und die Nachuntersuchung auf mehrere Jahre, allerdings in einjährigen Abständen, auszudehnen.

Von großer Bedeutung sind Fragen der Patienten nach den *Folgezuständen* einer Bestrahlung. In der Regel konzentriert sich das Interesse der Patienten auf die Potentia coeundi und generandi. Deshalb haben sich viele Autoren mit dieser Fragestellung beschäftigt, einige haben sogar, um die psychische Belastung der Patienten in dieser Beziehung zu reduzieren, Schutzmaßnahmen aus Blei konstruiert (Franke, 1968). Eingehende Messungen anderer Autoren (Harter u.Mitarb., 1976) haben herausgestellt, daß die üblichen Bestrahlungstechniken, die bei Patienten mit Keimzellmalignomen in Frage kommen, nur eine geringe Strahlenexposition des gesunden Hodens verursachen. So ist der Streustrahlanteil bei der Bestrahlung der lumbalen Lymphknoten mit einer Dosis von 30 Gy nur 0,2 Gy im Bereich des gesunden Hodens. Wenn ein inguinales und iliakales Feld zusätzlich bestrahlt wird, beträgt der entsprechende Anteil 1,5 Gy. Diese Dosen beeinträchtigen in keiner Weise die Potentia coeundi. Wegen des raschen Zellumsatzes reagiert jedoch der Hoden bezüglich der Spermatogenese insofern, als die proliferierenden Zellen akut nach Bestrahlung geschädigt werden. Die Regeneration aus überlebenden Stammzellen erfolgt langsam. Nach Bestrahlung mit einigen Gy folgt deshalb auf eine fertile Phase mit sehr hohem Mutationsrisiko eine sterile Phase, bis die Regeneration nach Monaten abgeschlossen ist. Auch hier muß damit gerechnet werden, daß in den Spermatogonien Mutationen induziert worden sind. So ist es auch zu erklären, daß mehrere Autoren übereinstimmend im Anschluß an eine Strahlentherapie der iliakalen und inguinalen Region Fertilitätsstörungen im Sinne einer Aspermie, Azoospermie und Oligozoospermie beobachtet hatten. Die festgestellten Veränderungen haben sich jedoch nach einigen Monaten wieder zurückgebildet (Greiner u. Meyer, 1977). Während die Folgen für die Sexualfunktion nach Bestrahlung bis auf ein erhöhtes Mutationsrisiko und eine vorübergehende Fertilitätsstörung beschränkt bleibt, sind die entsprechenden Störungen nach Operation (Lymphonodulektomie) und u.U. Bestrahlung für Nicht-Seminom-Patienten erheblich schwerer. So berichten Bracken und Johnson (1976) über Fertilitätsstörungen bei 42 von 50 Patienten, die sich jedoch zum Teil wieder gebessert hatten. Bei diesen Patienten war auch die Potentia coeundi vorübergehend reduziert. Bei Patienten, die eine Chemotherapie zusätzlich erhalten haben, besteht ebenso wie bei den Patienten, die bestrahlt worden sind, ein erhöhtes Mutationsrisiko. Aus verständlichen Gründen gibt es hier noch keine exakten Zahlenangaben über das Ausmaß der Störung.

Allgemein gilt jedoch, daß bei der Bestrahlung mit Hochvoltgeräten mit einer gewissen Streustrahlung zu rechnen ist, der der gesunde Hoden ausgesetzt ist. Die entsprechende Strahlenexposition liegt zwischen 1 und 15% der auf die Lymphknoten applizierten Dosis. Die in Frage kommenden Dosen beeinträchtigen auf die Dauer nicht die Potentia generandi, die Patienten sind jedoch auf das erhöhte Mutationsrisiko hinzuweisen. Schutzmaßnahmen durch geeignete Bleiabschirmungen können die Strahlenexposition reduzieren, sie sind jedoch bei Anwendung von Hochvoltgeräten nicht in der Lage, die Strahlenexposition soweit zu reduzieren, daß ein genetisches Risiko nicht gegeben ist.

7.2 Seltene Hodentumoren

Histologisch können die seltenen Hodentumoren in Tumoren des Gonadenstromas, maligne Lymphome, paratestikuläre Tumoren und Metastasen anderer Primärtumoren eingeteilt werden. Im einzelnen gehören zu den Tumoren des Gonadenstromas die Leydig-Zell-Tumoren, die Sertoli-Zell-Tumoren, die Granulosa-Zell-Tumoren und die Gonadoblastome. Diese Tumorformen werden von Hedinger (1977) unter dem Sammelbegriff "Tumoren des spezialisierten Gonadenstromas" zusammengefaßt. Andere Autoren verwenden für diese Tumorformen auch den Begriff "Androblastom" (Teilum, 1976). Es handelt sich um äußerst seltene Tumoren (s. Tabelle 57).

Zu den seltenen Hodentumoren gehören auch die malignen Lymphome, die zusammen mit den sekundären retroperitonealen Tumorformen besprochen werden. Die Häufigkeit beträgt, Tabelle 57 entsprechend, 6%. In der Regel werden die malignen Lymphome des Hodens jedoch als Einzelbeobachtungen beschrieben (Adolphs u.Mitarb., 1977), so daß größere Zahlen nur aus Tumorregistern, wie z.B. dem British Testicular Panel, zu entnehmen sind. In der Regel sind diese Tumoren Ausdruck einer Systemerkrankung und kommen kaum als isolierter Hodenbefall vor (Warikoo u. Gonick, 1975). Nach Pugh, 1976, treten diese Tumoren mit einem Häufigkeitsmaximum in 60. bis 80. Lebensjahr auf.

Noch seltener als maligne Lymphome sind die paratestikulären Tumoren, die Häufigkeit beträgt entsprechend Tabelle 57 4%. Es handelt sich um die Adenomatoidtumoren, die Karzinoide, die hellzelligen papillären Zystadenome des Nebenhodens, die gutartigen mesenchymalen Tumoren, die Sarkome, die Nebenhodenkarzinome und die malignen Samenstrangtumoren (Hedinger, 1977). Das maligne Potential der Adenomatoidtumoren ist unklar, sie sind die häufigsten Nebenhodentumoren des Erwachsenen. Die Abstammung dieser Tumoren ist noch nicht klar, es werden Zusammenhänge mit dem

Müllerschen Gang und Mesotheltumoren diskutiert (De Klerk, 1975). Viprakasit u.Mitarb. (1974) halten den Adenomatoidtumor für eine im allgemeinen benigne Erkrankung.

Karzinoide kommen in der Regel im Verdauungstrakt vor, sie können ausnahmsweise primär auch im Hoden auftreten. In erster Linie muß deshalb an Metastasen gedacht werden (Hedinger, 1977).

Die hellzelligen papillären Zystadenome des Nebenhodens können mit Hypernephromen verwechselt werden, sie machen deshalb nicht unerhebliche differentialdiagnostische Schwierigkeiten, zumal auch Metastasen anderer Tumoren in Betracht gezogen werden müssen. Ein denkbarer Metastasierungsweg für Hypernephrome in die Nebenhoden geht aus Abb.24 hervor.

Metastasen anderer Tumoren in den Hoden sind mit 1%, Tabelle 57 entsprechend, sehr selten. Nach Pugh (1976) und Johnson (1972) kommen der Häufigkeit nach geordnet Metastasen von Prostatakarzinomen, Bronchialkarzinomen und Karzinomen des Gastrointestinaltraktes, wie z.B. auch sehr selten von Kolonkarzinomen (Cricco u. Kandzari, 1977) vor.

Zur Zeit wird eine *Klassifizierung* der Größe der Tumorinvasion von nichtgerminativen Hodentumoren nach dem TNM-System nicht durchgeführt. Gleiches gilt auch für die bisher benutzten Stadieneinteilungen. Maligne Lymphome werden, wie üblich, nach der ANN-ARBOR-Klassifizierung eingeteilt.

Eine *systematisierte Diagnostik* wie bei den Keimzelltumoren ist nicht praktikabel, insbesondere da die onkologischen Kennzeichen nicht genauer bekannt sind.

Einheitliche Richtlinien für die *Behandlungsplanung* gibt es nicht. Dies ist ebenfalls mit der Seltenheit zu begründen. Maligne Lymphome des Hodens sind stets als generalisierte Systemerkrankungen zu behandeln (Bach u.Mitarb., 1977). Dagegen genügt bei einigen Tumorformen, z.B. bei Tumoren des Gonadenstromas, im allgemeinen die einfache Ablatio testis ohne weiterführende Operation, Bestrahlung oder Chemotherapie.

Für die seltenen Hodentumoren existieren keine größeren Statistiken, so daß über *Ergebnisse* wenig Zahlen vorliegen. Die bisher berichteten schlechten Überlebensraten für maligne Lymphome des Hodens, die auch an einer Untersuchung von Sussman u. Mitarb. (1977) an 37 Patienten aus den Jahren 1942 bis 1972 zum Ausdruck kommen, beruhen auf der bisher noch nicht ausreichend angewendeten Chemotherapie.

7.3 Besonderheiten kindlicher Hodentumoren

Kindliche Hodentumoren sind sehr selten, die Zusammenstellung des British Testicular Panel gibt an, daß 130 kindliche Hodentumoren bei insgesamt 2941 Einsendungen untersucht worden sind. Die kindlichen Hodentumoren unterscheiden sich von denjenigen der Erwachsenen dadurch, daß sie zum Teil eine andere Prognose aufweisen und somit auch andere Behandlungsindikationen rechtfertigen. Darüber hinaus findet sich bei kindlichen Hodentumoren eine andere Häufigkeitsverteilung bezüglich des histologischen Typs als bei Erwachsenen.

Aus Tabelle 70 sind die verschiedenen *histologischen Formen* kindlicher Hodentumoren zu entnehmen. Die angegebenen Häufigkeiten werden vom British Testicular Panel angegeben. Am häufigsten kommt das Orchioblastom oder Yolk-Sac-Tumor vor. Andere

Tabelle 70. die häufigsten histologischen Typen der im British Testicular Panel analysierten kindlichen Hodentumoren. Erklärung der Abkürzungen TD, MTI, MTU siehe Tabelle 58 (nach Brown, 1976)

Yolk-Sac-Tumour (Orchioblastom)	40%
Paratestikuläre Sarkome	22%
Differenzierte Teratome (TD)	16%
Malignes Teratom (MTI,MTU)	5%
Sertoli-Zell-Tumor	5%
Seminome	3%
Maligne Lymphome	3%

Synonyma sind Endodermal-Sinus-Tumoren oder Adenokarzinom des kindlichen Hodens. Das Orchioblastom ist ein schnell wachsender Tumor und zeigt histologisch Strukturen eines tubulären oder papillären Adenokarzinoms. Häufig wird auch Schleimbildung beobachtet. Der Tumor kommt am häufigsten bei Kindern unter 5 Jahren vor und kann auch im Ovar, in der sakro-coccygealen Gegend, im Mediastinum oder im Corpus pineale vorkommen.

Bei der zweithäufigsten Gruppe, nämlich den paratestikulären Sarkomen, handelt es sich in der Regel um Rhabdomyosarkome. Nach Giebink und Ruymann (1974) ist die Häufigkeit von Rhabdomyosarkomen des Hodens ebenso groß wie die von Wilms-Tumoren und Neuroblastomen. 15% der Rhabdomyosarkome können bei Kindern im Urogenitaltrakt auftreten. Embryonale Rhabdomyosarkome sind sehr maligne Tumoren, die fast ausschließlich die ersten beiden Lebensdekaden betreffen, sie können extrem selten bei Patienten, die älter als 20 Jahre sind, auftreten. Die nächste Gruppe kindlicher Hodentumoren sind die differenzierten Teratome. Die prozentuale Häufigkeit dieser Tumorformen ist wesentlich größer als bei Erwachsenen, außerdem handelt es sich hier um eine ausgesprochene gutartige Erkrankung.

Maligne Teratome sind im Kindesalter demgegenüber sehr selten und unterscheiden sich somit bezüglich der prozentualen Häufigkeit auch von entsprechenden Tumoren des Erwachsenen. Seminome kommen im Kindesalter vor der Pubertät extrem selten vor. Viprakasit u.Mitarb. (1977) haben aufgrund einer Analyse der bis jetzt zur Verfügung stehenden Literatur 25 Seminome bei Kindern im Alter unter 15 Kahren registriert. Bemerkenswert ist bei den kindlichen Seminomen, daß sie sozusagen nie im retinierten Hoden vorkommen.

Die *Größe der Tumorinvasion* kindlicher Hodentumoren kann nach dem TNM-System der UICC dokumentiert werden, soweit es sich um Keimzelltumoren handelt. Für die anderen kindlichen Tumorformen gibt es noch keine Klassifizierungsvorschrift.

Auch für die *Diagnostik* ist es bei Kindern schwierig, Vorschläge und Richtlinien aus der Literatur zu entnehmen. Es zeichnen sich jedoch einige Gesichtspunkte ab, die bei Kindern zu beachten sind. Dies betrifft insbesondere die Lymphographie, die nur bei älteren Kindern durchführbar ist. Gleiches gilt für die Computertomographie, hier liegen jedoch noch keine eingehenderen Untersuchungen vor. Im übrigen gelten die üblichen diagnostischen Verhaltensregeln wie bei Erwachsenen.

Zur *Behandlung* kindlicher Hodentumoren bestehen sehr unterschiedliche Auffassungen. Zur Therapie der Orchioblastome steht die Orchiektomie im Vordergrund. Die Rolle der Strahlentherapie ist demgegenüber umstritten. Sie ist nur angebracht, wenn außerhalb der Hoden Tumorgewebe nachzuweisen ist. Allerdings ist in diesem Zustand auch die Prognose der Erkrankung ungünstig. Gleiches gilt für die Indikation der Polychemotherapie, sie wird nur empfohlen, wenn bereits Metastasen nachzuweisen sind. Die Überlebensraten werden mit 64%, bezogen auf drei Jahre vom British Testicular Panel, und mit 60%, bezogen auf vier Jahre von Hedinger (1977), angegeben.

Die Behandlungsplanung, die Durchführung und die Ergebnisse bei den paratestikulären Sarkomen werden an der entsprechenden Stelle der retroperitonealen Tumorformen behandelt. Im Gegensatz zu den retroperitonealen Rhabdomyosarkomen kann hier durch die Orchiektomie unter Umständen der Primärtumor vollständig beseitigt werden.

Wegen der ausgesprochenen Gutartigkeit differenzierter Teratome beim Kind kann die Tumorausschälung ausreichen, eine Strahlentherapie oder Chemotherapie kommt selten in Frage. Demgegenüber ist die Behandlung maligner Teratome schwieriger, da es sich hier um aggressive Tumorformen handelt, Nach Orchiektomie ist eine Lymphonodulektomie indiziert, beim Auftreten von hämatogenen Metastasen ist eine Polychemotherapie und unter Umständen auch eine Strahlentherapie angebracht. Nach der Zusammenstellung des British Testicular Panel kommen die Kinder mit malignen Teratomen erst dann zur Behandlung, wenn der Tumor bereits hämatogen metastasiert ist. Die durchschnittliche Überlebensrate der Kinder wird dann mit wenigen Monaten angegeben.

Zusammenfassend läßt sich jedoch sagen, daß die Ergebnisse der Behandlung von Hodentumoren im Kindesalter günstiger sind als bei histologisch vergleichbaren Tumoren der Erwachsenen (Bergami u.Mitarb., 1977).

8. Primär retroperitoneale Tumoren

Unter der Bezeichnung primär retroperitoneale Tumoren (PRT) werden alle nicht organgebundenen Tumoren des Retroperitonealraumes zusammengefaßt, die sich primär aus den lymphatischen und mesenchymalen Strukturen oder embryonalen Resten des Urogenitaltraktes herleiten (Schumpelick u.Mitarb., 1976). Somit sind Tumoren der Nieren, der Ureteren, der Nebennieren, der Leber, der Bauchspeicheldrüse, des Duodenums, der Milz oder Metastasen anderer Tumoren nicht als PRT zu bezeichnen (Duncan u. Evans, 1977). Von den meisten Autoren werden die malignen Lymphome nicht zu den PRT gerechnet, da sie in der Regel als Systemerkrankungen vorkommen. Deshalb werden auch retroperitoneale Metastasen und die malignen Lymphome anschließend in einem eigenen Abschnitt behandelt.

8.1 Histologie und Klassifizierung

Die mikroskopischen Befunde primär retroperitonealer Tumoren sind in Tabelle 71 zusammengestellt. Die PRT unterscheiden sich grundsätzlich durch ihr Ursprungsgewebe. So kennt man Tumoren mesodermaler Herkunft, Tumoren neurogenen Ursprungs und dysontogenetische Tumoren. Die PRT können eine benigne und eine maligne Komponente aufweisen. Für die Strahlentherapie sind die Sarkome mesodermalen Ursprungs und die Tumoren neurogener Herkunft von Bedeutung. PRT sind selten, von Schumpelick u.Mitarb. wird eine relative Häufigkeit von 0,02 bis 0,03% aller Blastome angegeben. Wichtig ist auch die Angabe, daß 10 bis 20% aller Tumoren des Retroperitoneums zu den primär retroperitonealen Tumoren zu rechnen sind. 80% aller PRT sind maligne.

Die genannten Autoren befassen sich auch mit der Häufigkeit der PRT in bezug auf das Herkunftsgewebe. So beträgt die Häufigkeit der Tumoren mesodermaler Herkunft 68%, gefolgt von der Gruppe der neurogenen Tumoren mit 24%. Demgegenüber kommen die dysontogenetischen Tumoren nur sehr selten vor. Die Neuroblastome kommen vorwiegend im Kindesalter vor, die dysontogenetischen Tumorformen, die Ganglioneurinome kommen im Alter von 20 bis 30 Jahren vor, alle anderen sind über das gesamte Lebensalter verteilt, es findet sich jedoch eine Dominanz der malignen Formen um das 60. Lebensjahr.

Eine Klassifizierung der Größe der Tumorinvasion nach dem TNM-System existiert zur Zeit nicht, eine Einteilung nach Stadien wird ebenfalls nicht empfohlen. Lediglich für die Lymphogranulomatose, die bei den sekundären Tumoren des Retroperitonealraumes behandelt wird, gibt es eine Einteilung nach Stadien.

Tabelle 71. Einteilung der primär retroperitonealen Tumoren (in Anlehnung an Duncan und Evans, 1977)

Herkunftsgewebe des Tumors	Gewebeart	Benigne Komponente	Maligne Komponente
I Tumoren mesodermaler Herkunft	Fettgewebe	Lipom	Liposarkom
	Glatte Muskulatur	Leiomyom	Leiomyosarkom
	Bindegewebe	Fibrom	Fibrosarkom
	Quergestreifte Muskulatur	Rhabdomyom	Rhabdomyosarkom
	Lymphgefäße	Lymphangiom	Lymphangiosarkom
	Lymphknoten		Malignes Lymphom
	Blutgefäße	Hämangiom	Hämangiosarkom, Hämangioperizytom
	Unklare Genese	Xanthogranulom	Xanthogranulom
II Tumoren neurogener Herkunft	Nervenhülle	Schwannom	Schwannom
		Abgekapseltes Neurilemmom	Malignes Neurilemmom
	Sympathisches Nervensystem	Ganglioneurinom	
		Sympathikoblastom	
		Neuroblastom	
III Dysontogenetische Tumoren		Teratom	Teratom
		Chordom	

8.2 Onkologische Kennzeichen

Die zunächst gutartigen Tumoren mesodermaler Herkunft neigen bei kontinuierlichem Wachstum zu maligner Entartung und sind rezidivfreudig. Deshalb muß durch sorgfältige histologische Untersuchung aller Operationspräparate und durch Serienschnitte aus verschiedenen Gewebearealen der wahre Charakter der Neubildung aufgedeckt werden (Heuck u. Hineß, 1975).

Demnach ist die histologische Einteilung in benigne und maligne Geschwülste nicht gleichzusetzen mit dem klinischen Verlauf. Besonders die Lipome und Fibrome zeigen eine starke Rezidivneigung. Diese Rezidive können sogar zur Inoperabilität oder durch Sekundärerscheinungen wie Ileus und Urämie zum Tode des Patienten führen. Außerdem können histologisch gutartige Tumoren in einzelnen Arealen maligne entarten (Wirbatz u.Mitarb., 1963).

Die Sarkome des mesenchymalen Gewebes zeigen bezüglich ihres Metastasierungsverhaltens einige Gemeinsamkeiten. So können sie mit einer Häufigkeit von bis zu 70% lokal auch nach sorgfältiger chirurgischer Entfernung rezidivieren. Trotzdem zielt die allgemeine Entwicklungstendenz darauf ab, ultraradikale Operationen zugunsten einer effektiven Radiotherapie und Chemotherapie zu reduzieren. Diese Entwicklung wird dadurch beeinflußt, daß die meisten Sarkome mit einer Häufigkeit von bis zu 80% innerhalb eines Jahres hämatogen metastasieren. Meuret (1977) geht sogar davon aus, daß bei den meisten Sarkomen mesodermalen Ursprungs mit bereits vorhandenen Mikrometastasen zum Zeitpunkt der Erstmanifestation zu rechnen ist. Demgegenüber ist eine Invasion in Lymphknoten weniger häufig und wird in der Regel klinisch wegen der weitaus gefährlicheren hämatogenen Metastasierung auch weniger berücksichtigt.

Im Gegensatz zu den anderen Tumoren läßt das Hämangioperizytom im histologischen Bild keine Rückschlüsse auf den Malignitätsgrad zu. Weder Zellreichtum, anaplastische Kernveränderungen noch die Mitoserate haben sich als Prognostikstützen erwiesen. Auch die Größe der Tumoren und die Dauer ihres Wachstums geben keinen Anhalt für späteres Verhalten. Rezidive nach 5 bis 27 Jahren sind nicht selten. Die alleinige Strahlen- ebenso wie die zytostatische Therapie gelten als ungenügend und sind auch im Zusammenhang mit chirurgischen Maßnahmen wegen der genannten Eigenschaften umstritten (Bittner u.Mitarb., 1976).

Noch weniger bekannt ist über die onkologischen Kennzeichen der Xanthogranulome. Dies ist durch die geringe Fallzahl zu erklären. Die Xanthogranulome nehmen eine Zwischenstellung zwischen maligner und benigner Komponente ein (Tabelle 71). Imahori u. Mitarb. (1973) berichten über zwei Patienten und halten den Tumor für überwiegend gutartig.

Bei den Tumoren neurogenen Ursprungs unterscheidet man zwischen Tumoren der Nervenhülle und des sympathischen Nervensystems. Zu den Tumorformen der Nervenhülle gehören die Schwannome und die Neurilemmome, die eine maligne und benigne Komponente aufweisen können. 15% aller malignen Schwannome kommen im Retroperitonealraum vor (Ghosh u.Mitarb., 1973). Auch maligne Schwannome zeichnen sich ebenso wie die Sarkome durch überwiegend hämatogene Metastasierung nach Darstellung der eben genannten Autoren aus. Lymphknotenmetastasen werden bei den malignen Schwannomen überhaupt nicht beobachtet.

Bei Neurilemmomen ist eine histologische Unterscheidung zwischen Tumoren mit malignem und benignem Verhalten schwierig, so daß hieraus wenig über das Metastasierungsverhalten zu entnehmen ist. Aus einer Analyse von 24 Fällen von D'Agostino u.Mitarb. (1963) geht hervor, daß die Tumoren durch radikale lokale Exzision behandelt werden können, eine hämatogene Metastasierung dieser Tumoren ist somit wenig wahrscheinlich. Nach Ansicht der genannten Autoren sind Neurilemmome zwischen Tumoren mit benigner und maligner Komponente zu setzen (Tabelle 71).

Zu den Tumoren des sympathischen Nervensystems gehören die Ganglioneurinome, die Sympathikoblastome und das Neuroblastom. Während das kongenitale Neuroblastom in den ersten 6 Lebensjahren erscheint, und sich zuweilen spontan zurückbildet, kann es auch beim Erwachsenen in Form des Phäochromozytoms als ausgereifter Tumor erscheinen. Beim Ganglioneurinom und beim Sympathikoblastom handelt es sich um gutartige Tumorformen mit ausgereiften Geweben. Das Neuroblastom ist der zweithäufigste bösartige Tumor bei Kindern, im Thoraxbereich der sogar am meisten vorkommende Tumor. Überhaupt werden Neuroblastome überwiegend im Kindesalter beobachtet. Bachmann (1962) fand bei Beobachtungen an 1030 Patienten mit Neuroblastomen, daß mehr als 75% im Alter von weniger als 4 Jahren erkrankten. Histologisch besteht ein polymorphes Bild vom entdifferenzierten malignen Neuroblastom bis zum benignen Ganglioneurom. Der Primärsitz der Neuroblastome ist mit einer Häufigkeit von 54% im Abdomen (Jaffe, 1976). Davon sind 36% in den Nebennieren zu finden, 18% außerhalb der Nebennieren. Auch die Neuroblastome zeichnen sich durch ein überwiegend hämatogenes Metastasierungsverhalten aus, man findet vor allen Dingen Infiltrate im Knochenmark, Lebermetastasen und Hautinfiltrate. Von großer Bedeutung ist die abnorm erhöhte Produktion von Dopa und Dopamin der meisten Neuroblastome.

Die letzte Gruppe der PRT, die Tumoren dysontogenetischen Ursprungs, sind sehr selten. Zu diesen Tumorformen gehören die Teratome und die Chordome. Während die Chordome in der Regel benigne sind, können die Teratome als benigne und maligne Formen vorkommen. Die Teratome können ein sehr uneinheitliches histologisches Bild aufweisen und kommen am vierthäufigsten im Retroperitonealraum vor, nach Hoden, Ovar und vorderem Mediastinum (Polsky u.Mitarb., 1976). Die Autoren beschreiben etwa 100 Fälle aus der Literatur. Der größte Teil der Tumoren wurde im Kindesalter beobachtet. 10% der Tumoren waren maligne. Bei den Chordomen handelt es sich um sehr langsam wachsende Tumorformen, die einer Operation zugeführt werden sollten.

8.3 Diagnostische Maßnahmen

Patienten mit retroperitonealen Tumoren kommen in der Regel sehr spät in die Klinik, da eine ausgeprägte klinische Symptomatik erst eintritt, wenn die Tumoren weit fortgeschritten sind. Auch von den meisten Autoren wird die klinische Symptomatik der primären retroperitonealen Tumoren allgemein als wenig charakteristisch beschrieben (Remé, 1973). PRT können sich in dorsoventraler Richtung jedoch ebenso zwerchfellwärts oder nach kaudal, aber nicht dorsalwärts ausbreiten, da das Planum vertebrale eine Schranke bildet. PRT, die sich im mittleren oder kaudalen

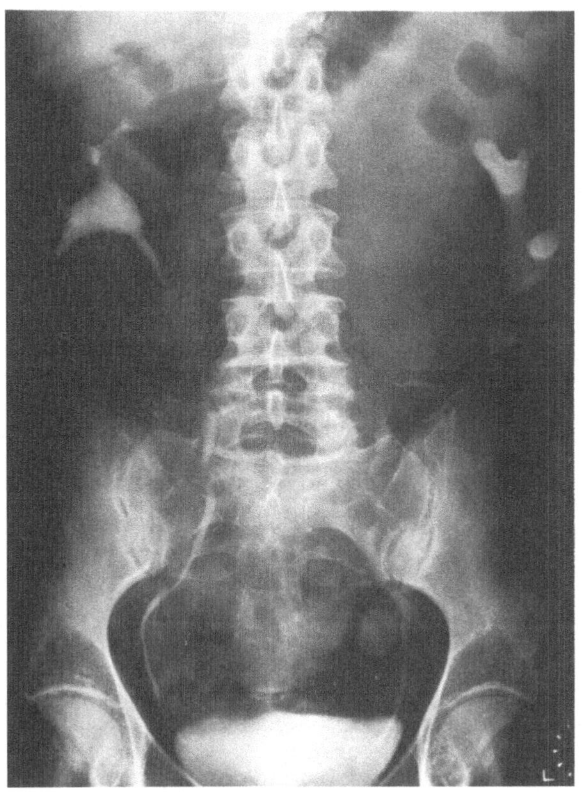

Abb. 72a. Ausscheidungsurogramm einer Patientin mit einer retroperitonealen Raumforderung. Man erkennt eine Verdrängung und Verlagerung des Nierenbeckenkelchsystems

Retroperitonealraum entwickeln, präsentieren sich daher in über 2/3 der Fälle als im Abdomen palpable Tumoren.

Übrige Zeichen, wie Schmerzen, Übelkeit, Erbrechen, Völlegefühl, sind uncharakteristisch und können möglicherweise die Diagnose erschweren. Die Diagnostik steht bei den palpablen Tumormassen im Abdomen vor der Schwierigkeit der Klärung, ob es sich um einen Tumor von Organen, wie Niere, Pankreas, Duodenum, Kolon handelt oder um einen PRT. Somit sind die erforderlichen radiologischen Techniken zum Nachweis von PRT praktisch vorgezeichnet.

Zunächst kann das Urogramm eine Verlagerung von Nieren und Ureteren demonstrieren (Abb.72a+b,73). Als bisher nächste Maßnahme waren Magen-Darmpassage und Kolon-Kontrastuntersuchungen zu nennen. Durch diese Maßnahmen können Verlagerungen und Verdrängungserscheinungen des Gastrointestinaltraktes untersucht werden. In der Regel wurde an diese Verfahren eome Angiographie angeschlossen. Die Angiographie diente nicht nur dazu, die Ausdehnung des Tumors darzustellen, sie sollte vielmehr auch die Raumforderung von Tumoren der Nieren und des harnableitenden

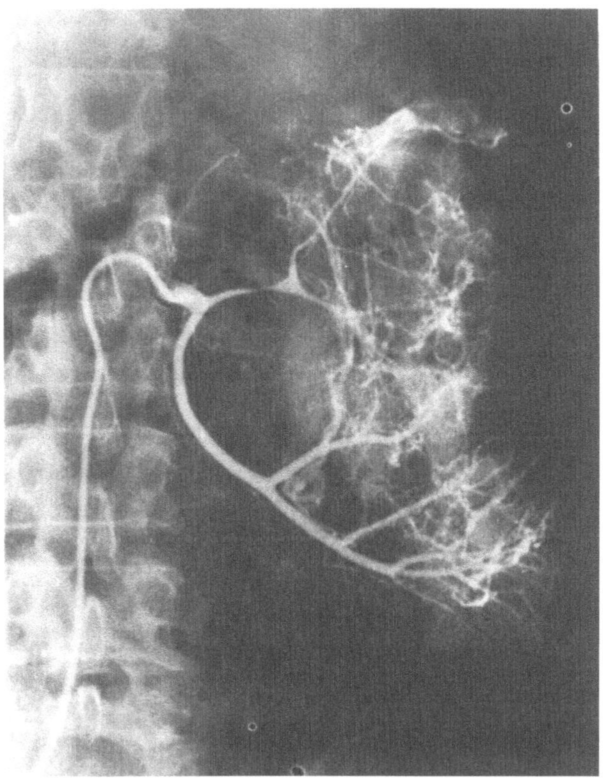

Abb. 72b. Die selektive Angiographie zeigt, daß der Tumor von der Niere ausgeht. Histologisch wurde ein Haemangioperizytom festgestellt (aus Hild u. Birkenheier, 1975)

Systems abgrenzen (Abb.72a+b,73). Zur Artdiagnose trug die Angiographie wenig bei. Nach Heuck (1975) ist es nur sehr schwer, angiographisch zwischen malignen und benignen Tumoren des Retroperitonealraumes zu unterscheiden. Auch neue Untersuchungen über die Angiographie bei retroperitonealen malignen Lymphomen von Levin u.Mitarb. (1976) zeigen, daß die Angiographie in der Regel keinen wesentlichen Beitrag zur Differentialdiagnose zwischen Lymphomen, Sarkomen, entzündlichen Pseudotumoren und Metastasen leisten kann.

Im allgemeinen wird jedoch auf die Angiographie verzichtet, wenn eine Systemerkrankung im Sinne von Lymphomen vorliegt. Wichtig ist jedoch die Lymphographie. Aber auch dieser Methode sind Grenzen gesetzt, sobald es sich um größere palpable Massen handelt, die durch die Bauchdecken hindurch tastbar sind. In solchen Fällen ist die Lymphographie nicht mehr in der Lage, die gesamte Ausdehnung des Tumors zu beschreiben (Abb.11).

Entscheidend verbessert ist die Diagnostik der PRT durch die Ganzkörper-Computertomographie (CT). Obwohl noch Untersuchungen an großen Patientenzahlen ausstehen, ist heute schon klar, daß Lage und Ausdehnung von PRT mit sehr hoher Treffsicherheit durch die CT zu bestimmen sind (Stephens u.Mitarb., 1977). Sie ist eine nicht invasive Untersuchungstechnik, mit der auch die Er-

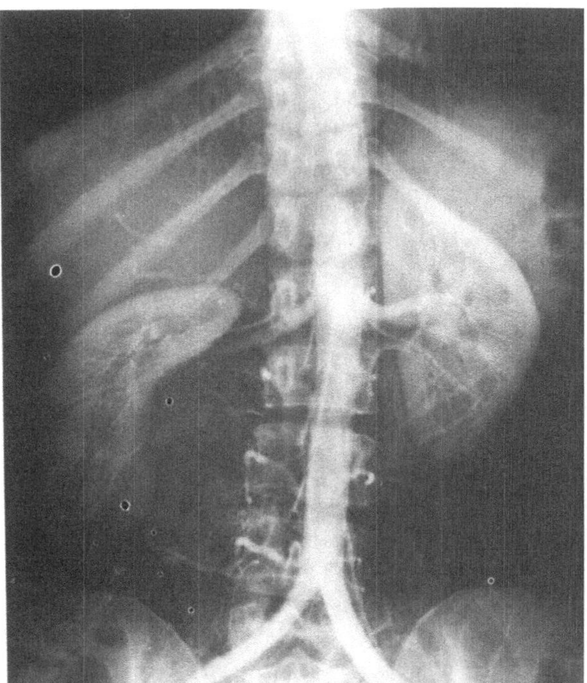
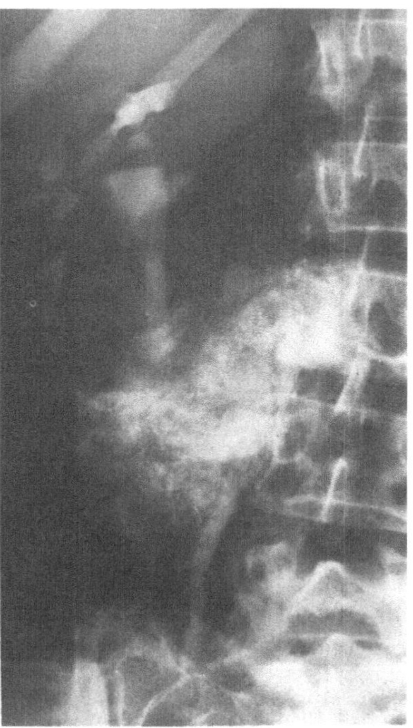

Abb. 73. Angiographie einer Patientin mit einem malignen Schwannom. Der Tumor hat zur Verdrängung und Verlagerung der linken Niere geführt, rechts erkennt man in der Parenchymphase die diffuse Infiltration des Tumors im Bereich des Retroperitonealraumes, der Tumor dringt auch destruierend in den 3. Lendenwirbelkörper ein

fassung von Rezidiven wesentlich erleichtert wird. Ob die CT zur Artdiagnose zum Beispiel von Liposarkomen durch Dichtemessungen beitragen kann, ist noch nicht entschieden.

Die Szintigraphie hat bei den PRT eine gewisse Bedeutung insofern, als durch Knochen- oder Leberszintigraphie präoperativ unter Umständen eine Invasion in Knochen oder Leber bzw. Fernmetastasen nachzuweisen ist. Der Primärtumor ist szintigraphisch nicht oder nur sehr schwer darzustellen, hier kann in seltenen Fällen die Szintigraphie mit tumoraffinen Radiopharmaka, wie Gallium-67 oder Tc-Bleomycin durchgeführt werden (Abb.17,74). Die Lymphoszintigraphie kann durchgeführt werden und u.U. eine gewisse Bedeutung für Verlaufskontrollen besitzen.

Von besonderer Bedeutung ist bei Tumoren des Retroperitonealraumes die Tatsache, daß zuweilen eine endokrinologische Symptomatik vorkommen kann. So sind Hypoglykämien bei Patienten mit Fibrosarkomen (Remé, 1973) oder Hämangioperizytomen (Hild u. Birkenheier, 1975) beobachtet worden. Die Hypoglykämien können so schwerwiegend sein, daß die Patienten zuerst durch eine psychiatrische Symptomatik auffallen. Die Hypoglykämien werden wahrscheinlich durch Sekretion eines insulinähnlichen Stoffes hervorgerufen.

Von weitaus größerer Bedeutung ist jedoch das endokrinologische Verhalten von Neuroblastomen. Besonders bei Ganglioneurinomen und

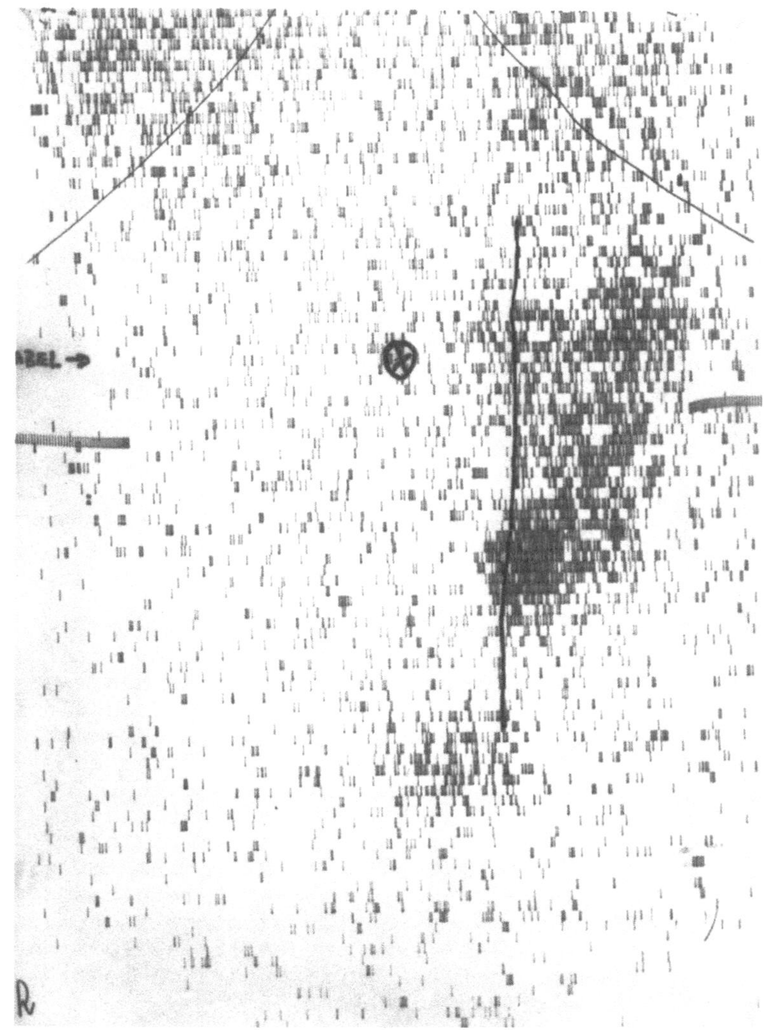

Abb. 74. Lokalisation eines retroperitonealen Karzinoms unbekannter Herkunft durch ^{57}Co-Bleomycin. Die Szintigraphie zeigt, daß der retroperitoneal gelegene Tumor deutlich Aktivität anreichert

Ganglioblastomen weist zunächst eine therapieresistente Diarrhoe auf den Tumor hin. Wichtig ist auch eine abnorm erhöhte Produktion von Katecholaminen der meisten Neuroblastome. Die entsprechenden Stoffwechselprodukte finden sich im Urin. Williams und Greer (1963) fanden bei 75 Patienten die Urinmetaboliten Homovanillinsäure und Vanillin-Mandelsäure. Bei 59% aller Patienten war eine der beiden Substanzen pathologisch erhöht, so daß die Kontrolle der Ausscheidung von Katecholaminen unerläßlich für die Bewertung eines Therapieverlaufes ist. Patienten mit einer wenig differenzierten Form des Neuroblastoms weisen keine erhöhten Katecholamin-Werte im Urin auf. Nach den Untersuchungen von Voûte, van Putten und Burgers (1975) ist die Prognose dieser Gruppe ungünstiger als bei Kindern mit erhöhter Katecholaminausscheidung.

Die Neuroblastome zeigen auch im Röntgenbild Besonderheiten insofern, als singuläre Knochenmetastasen manchmal zwiebelschalenartige Strukturen aufweisen können und daher mit Ewing-Sarkomen zu verwechseln sind.

8.4 Durchführung der Behandlung

Selbstverständlich steht bei allen Tumoren des Retroperitonealraumes mit Ausnahme der malignen Lymphome und der Neuroblastome eine möglichst radikale Entfernung des Tumors im Vordergrund. Ultraradikale Eingriffe werden weniger diskutiert, da die meisten Tumoren sehr rasch hämatogen metastasieren. Auch wegen der frühzeitigen Invasion in Nachbarstrukturen ist häufig ein radikaler operativer Eingriff, der über die Gewinnung von Gewebe zur histopathologischen Sicherung der Diagnose hinausgeht, nicht mehr möglich (Abb.73).

Die Strahlentherapie hat bei den meisten Tumoren des Retroperitonealraumes dann ihre Berechtigung, wenn ein radikaler operativer Eingriff nicht möglich gewesen ist. Sie beschränkt sich jedoch dann auf das begrenzte Tumorvolumen, um lokale Rezidive zu verhüten bzw. um die Progredienz des Tumors zu bremsen. Von diesem Konzept sind jedoch die malignen Lymphome und Neuroblastome auszunehmen.

Grundsätzlich gilt für die Strahlentherapie, daß man nicht mehr davon ausgehen sollte, daß es sich bei den retroperitonealen Tumoren um ausgesprochen wenig strahlensensible Tumorformen handelt. Buschke und Parker (1972) haben zeigen können, daß es durchaus Tumorformen geben kann, die auf eine Bestrahlung ansprechen. Dies gilt für Liposarkome und Rhabdomyosarkome. Allerdings ist nach Auffassung der Autoren nie vorauszusagen, ob es sich um strahlensensible Formen handelt. Deshalb ist nach nicht radikalchirurgischem Eingriff die Strahlentherapie immer berechtigt, um die Chance einer möglichen Strahlensensibilität wahrnehmen zu können. Es ist auch hervorzuheben, daß singuläre Fernmetastasen durchaus bestrahlt werden können. Auch wenn es nicht gelingt, durch die Strahlentherapie die Metastasen zu beseitigen, so kann doch die Progredienz derselben blockiert werden und auch lokal ein analgetischer Effekt zu erzielen sein (Abb.75).

Die Verbesserung lokaler Maßnahmen zur Beseitigung des Primärtumors, die nach der Operation vor allem auf der Bestrahlung mit Megavoltgeräten basieren, ändern nichts an der Tatsache, daß nur wenige Patienten mit malignen retroperitonealen Tumoren überleben. Es gilt heute als erwiesen, daß die adjuvante Chemotherapie die mit großer Wahrscheinlichkeit vorliegenden Mikrometastasen zu beherrschen in der Lage ist. Demgegenüber ist die Polychemotherapie bei fortgeschrittener Metastasierung nicht mehr in der Lage, die Tumorinvasion zu beherrschen, es ist jedoch zumindestens vorübergehend eine Blockierung der Progredienz zu erwarten.

Für die zytostatische Therapie bei Patienten mit Weichteilsarkomen wurde von Gottlieb (Cancer Chemother.Rep.6:271,1975) ein Schema mit Adriamycin, Dacarbacin (DTIC), Vincristin und Cyclophosphamid eingeführt. Dieses als CYVADIC benannte Schema wurde mit einer Modifikation ohne Vincristin und Cyclophosphamid (ADIC-Schema) verglichen. Die entsprechenden Ergebnisse der SWOG (South West Oncology Group) zeigten keine signifikanten Unterschiede. Das CYVADIC-Schema zeigte bei 178 Patienten eine Remissionsquote

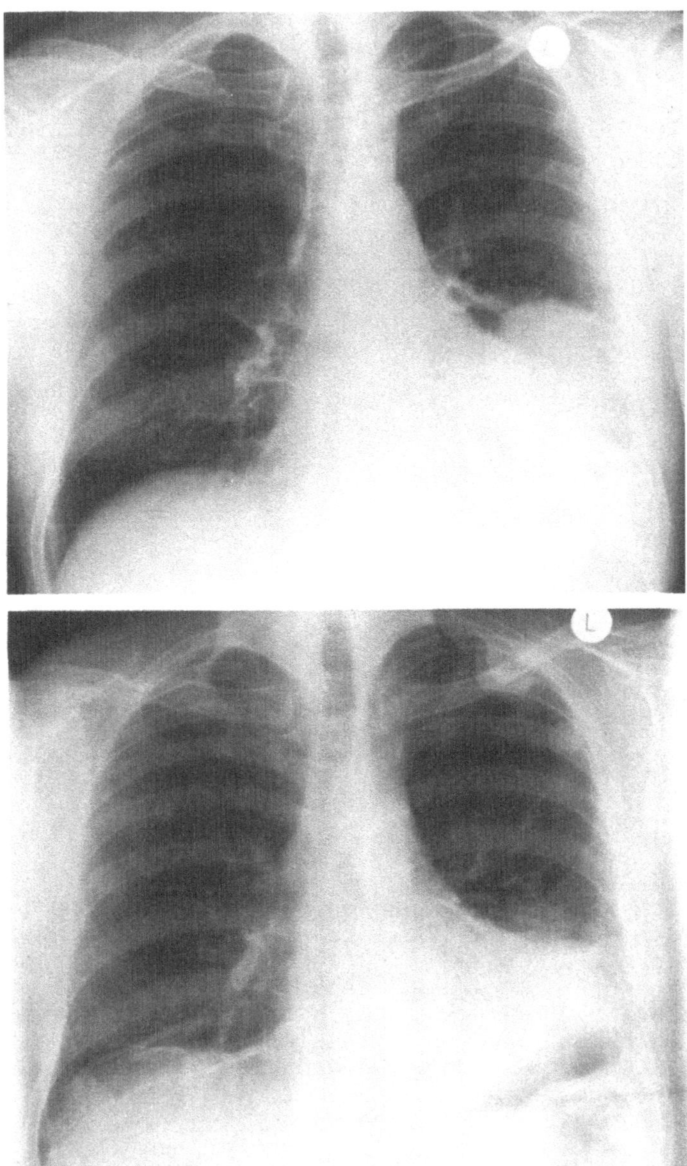

Abb. 75. Die Abbildung zeigt die pulmonale Metastase mit schmerzhafter Pleurabeteiligung eines Liposarkoms. Durch Bestrahlung mit einer Herddosis von 50 Gy konnte die Metastase, wie auf der unteren Abbildung ersichtlich ist, zurückgebildet werden. Allerdings haben die nicht bestrahlten Metastasen im linken Spitzenfeld an Größe zugenommen

Tabelle 72. Schema für die zytostatische Therapie bei Patienten mit Weichteilsarkomen. Es handelt sich um das ADIC-Schema, welches gleiche Resultate liefert wie das aggressivere und aufwendigere CYVADIC-Schema. Diese Kombinationen wurden von Gottlieb (Cancer Chemother. Rep. 6:271,1975) eingeführt und von der SWOG - South West Oncology Group - eingehend bezüglich ihrer Effektivität untersucht. Die von uns vorgeschlagenen Dosen sind etwas niedriger als üblich, da meist zusätzlich eine Bestrahlung durchgeführt wird. Es sind Gesamtdosen und nicht auf Quadratmeter bezogene Dosen. Das Schema kann nach 3 Wochen wiederholt und insgesamt 6 bis 10 mal angewendet werden.

	Adriamycin	DTIC
Mo	50 mg	300 mg
Di	--	300 mg
Mi	--	300 mg
Do	--	300 mg
Fr	--	300 mg
So	--	--

von 46% während mit dem ADIC-Schema eine Remissionsquote von 43% bei 185 Patienten erhalten wurde. Deshalb wird von uns das in Tabelle 72 dargestellte ADIC-Schema verwendet.

8.5 Ergebnisse

Insgesamt berichten die meisten Autoren, daß Sarkome, die im Retroperitonealraum auftreten, ähnliche onkologische Kennzeichen aufweisen wie andere primäre Lokalisationen. Wegen der geringen Fallzahlen sind jedoch nicht ausreichende Informationen über Behandlungsergebnisse anzugeben, darüber hinaus sind die neuen therapeutischen Richtlinien unter Einbeziehung der Polychemotherapie erst seit nur wenigen Jahren in größerem Umfang eingesetzt, so daß deren Behandlungsergebnisse noch abzuwarten sind.

Wenn die allgemeine therapeutische Strategie, d.h. Operation, dann Strahlentherapie, bei nicht radikal entfernten Tumoren und eine adjuvante Chemotherapie eingehalten wird, können zum Teil gute Behandlungsergebnisse erzielt werden. So beschreiben Ortega u.Mitarb. (1975) für Rhabdomyosarkome Überlebensraten von 70%, bezogen auf 5 Jahre; wenn allerdings nur eine Operation und Strahlentherapie erfolgt, liegen die Überlebensraten, bezogen auf die gleiche Zeit, nur bei 20%. Für Neuroblastome werden ähnlich günstige Ergebnisse beschrieben. Wenn die Tumoren allerdings primär im Abdomen auftreten, ist die Prognose infaust. Evans, D'Angio, Randolph (1971) geben Zwei-Jahres-Überlebensraten von 7% an.

9. Sekundär retroperitoneale Tumoren

9.1 Metastasen

Im Retroperitonealraum können Metastasen aller Malignome vorkommen. Sie wachsen entweder infiltrierend oder sie verdrängen durch Volumenzunahme andere Strukturen. In der Regel gehen die Metastasen von lumbalen Lymphknoten aus, bei besonders aggressiven Tumorformen sind jedoch auch hämatogene Metastasen möglich. Die diagnostischen Maßnahmen sind im Prinzip denjenigen ähnlich, die für primär retroperitoneale Tumore in Frage kommen. Die Behandlung richtet sich nach Lokalisation, übriger Ausbreitung und Histologie des Primärtumors.

Von urologischem Interesse ist die Tatsache, daß die retroperitoneale Fibrose bei 10% aller Patienten durch retroperitoneale Aussaat von Malignomen bedingt sein kann. Die retroperitoneale Fibrose wurde 1948 von Ormond als eigenes Krankheitsbild erkannt. Sie ist durch eine mediale Verlagerung der Ureteren in Höhe von L4/S1 gekennzeichnet. In der Regel findet sich ein bindegewebiges Korsett, welches den Ureter stenosiert und aus dem der Ureter ohne Schwierigkeiten operativ herauszulösen ist. Im Falle einer retroperitonealen Tumoraussaat findet sich jedoch ein invasives Wachstum (Wagenknecht, 1973; Usher u.Mitarb., 1977).

9.2 Maligne Lymphome

9.2.1 Histologie und Einteilung nach Stadien

Maligne Lymphome werden in Hodgkin- und Nicht-Hodgkin-Lymphome eingeteilt (Tabelle 73). Andere Einteilungen als die Kiel-Klassifizierung sind nicht mehr aktuell. Die Einteilung der Größe der Tumorinvasion ist durch die ANN-ARBOR-Klassifizierung von 1971 für die Lymphogranulomatose festgelegt. Die in Tabelle 74 dargestellte Einteilung nach Stadien kann auch für Nicht-Hodgkin-Lymphome mit aleukämischer Verlaufsform verwendet werden (Brunner u. Nagel, 1976).

9.2.2 Onkologische Kennzeichen

Maligne Lymphome können primär durch Befall lumbaler Lymphknoten klinisch manifest werden (Abb.76). Allerdings ist das primäre Auftreten maligner Lymphome im retroperitonealen Bereich selten. Es ist jedoch zu beachten, daß sie in 1 bis 15% der Fälle invasiv in benachbarte extralymphatische Strukturen einbrechen können. Dieser Ausbreitungsweg führt per continuitatem zu lokalisiertem Organ- und Gewebebefall (Musshoff u. Slanina, 1976).

Alle malignen Lymphome zeichnen sich durch eine gute Strahlensensibilität und Empfindlichkeit gegenüber einer Polychemotherapie aus. Allerdings können die Nicht-Hodgkin-Lymphome während der

Tabelle 73. Einteilung der lymphoretikulären Systemerkrankungen in Hodgkin- und Nicht-Hodgkin-Lymphome. Nur beim M.Hodgkin (Stadium I-III) und bei Nicht-Hodgkin-Lymphomen mit niedrigem Malignitätsgrad und mit aleukämischer Verlaufsform ist eine Strahlentherapie mit kurativer Zielsetzung möglich. Bei allen anderen Erkrankungen erfolgt die Bestrahlung bis zur Rückbildung der akuten klinischen Symptome durch Lymphknotenschwellungen, anschließend erfolgt die Chemotherapie

Kiel-Klassifikation	Herkömmliche deutsche Bezeichnung
A. Hodgkin-Lymphome	
B. Nicht-Hodgkin-Lymphome	
a) Niedriger Malignitätsgrad	
1. CLL (aleukämische oder leukämische Verlaufsform)	
2. Immunozytome (aleukämische oder leukämische Verlaufsform)	Makroglobulinämie Waldenström
3. Zentrozytisch/zentroblastisches Lymphom Zentrozytisches Lymphom	Brill-Symmers
b) Hoher Malignitätsgrad	
1. Zentroblastische Lymphome (aleukämische oder leukämische Verlaufsform)	Retikulosarkom
2. Immunoblastisches Sarkom (aleukämische oder leukämische Verlaufsform)	Retikulosarkom
3. Lymphoblastisches Sarkom Typ ALL (aleukämische oder leukämische Verlaufsform)	Lymphosarkom
4. Retikulosarkom (extrem selten)	Retikulosarkom

Behandlung entweder eine leukämische Verlaufsform annehmen oder in eine Form mit hohem Malignitätsgrad transformieren.

9.2.3 Systematisierte Diagnostik

Für die Klassifizierung des Morbus Hodgkin sind an diagnostischen Verfahren nach bioptischer Sicherung des histologischen Befundes erforderlich:

Laborwerte, Röntgenuntersuchungen des Thorax, Lymphographie, Urogramm, Leber- und Knochenszintigraphie, gegebenenfalls Röntgenaufnahmen des Skeletsystems. Von größter Wichtigkeit ist die explorative Laparotomie, bei der lymphographisch suspekte Lymphknoten zu entfernen sind. Gleichzeitig sind die der Lymphographie nicht zugänglichen Lymphknoten der Mesenterialwurzel und der Leberpforte zu revidieren. Leberbiopsien sollten entnommen werden, eine Splenektomie ist anzustreben. In gleicher Sitzung kann gegebenenfalls eine Beckenkammbiopsie erfolgen.

Die ganze Diagnostik sollte wegen der Progredienz der Erkrankung möglichst rasch erfolgen. Für Nicht-Hodgkin-Lymphome wird,

Tabelle 74. Stadieneinteilung für die Hodgkin-Lymphome

Stadium	Klassifikation des "Hodgkin Disease Staging Classification Committee" Ann Arbor 1971
I (ca 10%)	Befall einer einzelnen Lymphknotenregion (I) oder einer einzelnen extralymphatischen Region (Organ=I_E), von Lymphknotenregion ausgehend
II (ca 50%)	Befall von zwei oder mehreren Lymphknotenregionen auf der gleichen Seite des Zwerchfells (II), oder lokalisierter Befall extralymphatischer Organe auf der gleichen Seite des Zwerchfells (II_E)
III (ca 30%)	Befall von Lymphknotenregionen auf beiden Seiten des Zwerchfells (III) und (oder) Befall extralymphatischer Regionen (III_E) oder Milz (III_S)
IV (ca 10%)	Disseminierter Befall extralymphatischer Organe mit oder ohne Befall benachbarter Lymphknoten

A - Ohne Allgemeinerscheinungen
B - Mit Allgemeinerscheinungen (Gewichtsverlust, Fieber, Nachtschweiß)

Zur Kennzeichnung eines histologisch negativen oder positiven Befundes sind die folgenden Kennzeichen in Gebrauch: N-/+ = Lymphknotenbefall; H-/+ = Leberbefall; S-/+ = Milzbefall; M-/+ = Knochenmarkbefall; O-/+ = Knochenbefall; P-/+ = Pleurabefall; D-/+ = Hautbefall.

sofern es sich um Formen mit niedrigem Malignitätsgrad handelt, ein ähnliches Vorgehen empfohlen.

9.2.4 Systematisierte Behandlungsplanung

Operative Techniken zur kurativen Behandlung von Systemerkrankungen sind nach Ausarbeitung wirksamer strahlen- und chemotherapeutischer Techniken nicht mehr üblich. Die Entscheidung, Strahlentherapie oder Chemotherapie bzw. Kombination beider Techniken orientiert sich an der Größe der Tumorinvasion und an der histologischen Einteilung (Tabelle 73).

Für Hodgkin-Lymphome steht bei den Stadien I bis III A die Strahlentherapie im Vordergrund. Gleiches gilt für Nicht-Hodgkin-Lymphome mit aleukämischer Verlaufsform. Alle anderen Formen, auch Hodgkin-Lymphome im Stadium III B bis IV, werden einer Chemotherapie zugeführt. Die Strahlentherapie muß jedoch unter Umständen eine akute klinische Symptomatik (manchmal sogar vor histologischer Sicherung) bedingt durch Lymphknotenpakete vor oder während der Chemotherapie beseitigen (Ammon u. Karstens, 1977) (Abb.77).

Nach den Untersuchungen von Kaplan (1972) müssen der Lokalisation der befallenen Lymphknotengruppen entsprechend alle Lymphknotenstationen oberhalb bzw. unterhalb des Zwerchfells bestrahlt werden. Für eine derartige Bestrahlungstechnik wurde der Begriff "obere bzw. untere Abschnittsbestrahlung" geprägt, die einzustrahlenden Dosen liegen zwischen 40 und 50 Gy.

Für die Chemotherapie der malignen Lymphome, insbesondere für den Morbus Hodgkin, hat sich das von de Vita klinisch eingeführte Behandlungsschema bewährt (de Vita u.Mitarb., 1970). Es besteht aus der Kombination von Cyclophosphamid, Vincristin, Procarbazin

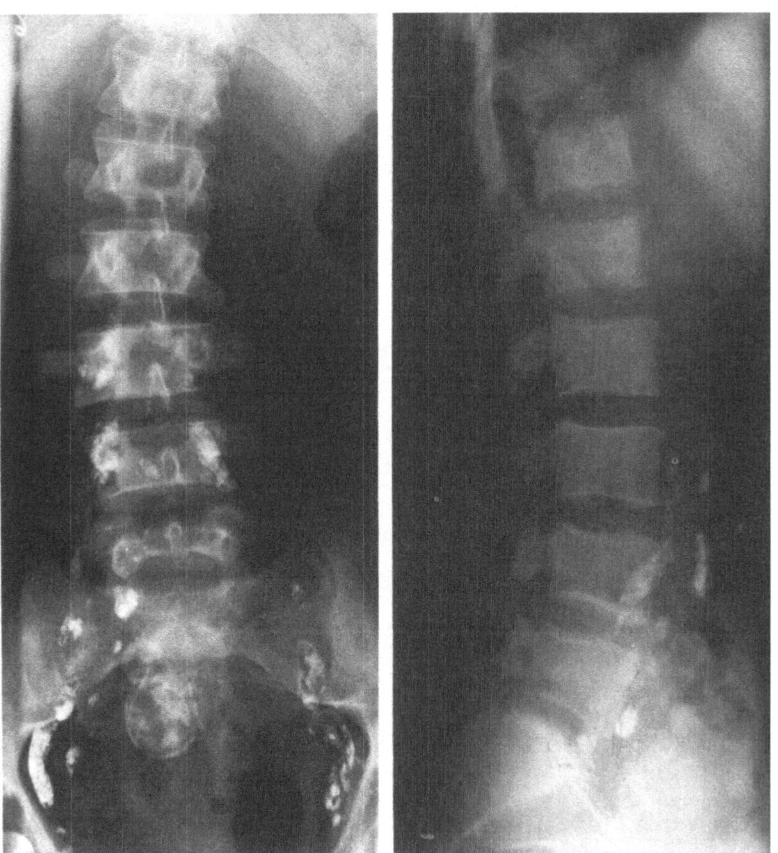

Abb. 76. Lymphographie bei einem Patienten mit einer Lymphogranulomatose. Die primär retroperitoneal aufgetretene Erkrankung hatte bereits den 3. Lendenwirbelkörper in seinem lateralen Anteil destruiert. Tabelle 74 entsprechend handelt es sich hier um ein Stadium II E

und Prednison. Das vorgeschlagene Schema führt bei 81% der Patienten zu Vollremissionen, die vier Jahre lang bei mehr als der Hälfte der Patienten anhalten. Für Patienten mit Nicht-Hodgkin-Lymphomen kann das De-Vita-Schema aus eingesetzt werden, hier ist es jedoch auch möglich, eine andere Behandlung durchzuführen, wobei häufig Schemata, die Adriamycin enthalten, zur Anwendung kommen (Tabelle 50,72).

9.2.5 Ergebnisse

Die Strahlentherapie des Morbus Hodgkin bringt beim Vergleich mit anderen Malignomen günstigere Ergebnisse. Im Bestrahlungsfeld finden sich mit einer Häufigkeit von nur 5% bezogen auf 10 Jahre Rezidive (Kaplan, 1972). Gleiches gilt für aleukämische Verlaufsformen von Nicht-Hodgkin-Lymphomen niedrigen Malignitätsgrades. Für andere Formen sind die Ergebnisse weniger günstig, jedoch wird z.B. durch systematische Behandlung der akuten lymphoblastischen Leukämie des Kindes eine Überlebenswahrscheinlichkeit von 62% bezogen auf einen Zeitraum von 6 Jahren nach Diagnosestellung erreicht (Riehm u.Mitarb., 1977).

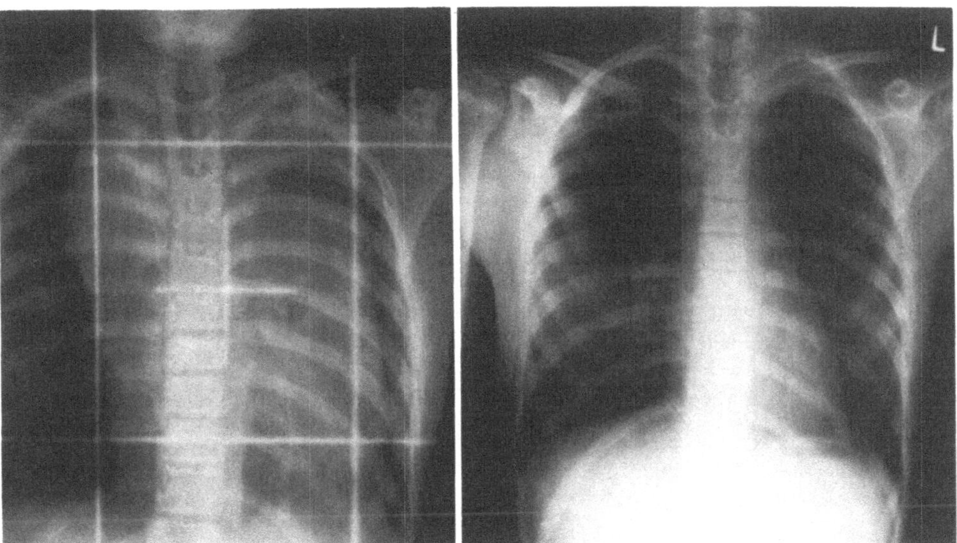

Abb. 77. Die Abbildung zeigt die extreme Strahlensensibilität von malignen Lymphomen mit hohem Malignitätsgrad. Hier wurde bei einer 14jährigen Patientin mit einem lymphoblastischen Sarkom innerhalb einer Woche der riesige Mediastinaltumor praktisch vollständig zurückgebildet, die eingestrahlte Dosis beträgt, bezogen auf 10 cm Tiefe, 30 Gy, die Einzeldosen lagen bei 0,6 Gy. Während der Bestrahlung wurde festgestellt, daß es sich um eine leukämische Verlaufsform handelte, deshalb wurde sofort nach Rückbildung des Mediastinaltumors die übliche zytostatische Behandlung eingeleitet

10. Penis- und Skrotumkarzinome

10.1 Penismalignome

10.1.1 Histologische Einteilung

Das Peniskarzinom ist nahezu ausschließlich ein Plattenepithelkarzinom. Nur vereinzelt kommen Basalzell- und Adenokarzinome vor. Präkanzerosen sind Leukoplakien und Keratosen. Als Carcinoma in situ gelten die Erythroplasie (Queryrat), der Morbus Bowen sowie die Balanitis xerotica obliterans. Das Kaposi-Sarkom des Penis wird nahezu ausschließlich in Afrika beobachtet. Der Buschke-Loewenstein-Tumor ist ein klinisch als Karzinom imponierendes riesiges Kondylom mit papillomatöser Epithelproliferation und oberflächlicher Verhornung. Im Kindesalter können als Rarität Sarkome auftreten.

10.1.2 Klassifizierung

Die internationale Einführung des TNM-Systems für die Klassifizierung des Peniskarzinoms schuf die Voraussetzung zur Gewinnung neuer Erkenntnisse des Krankheitsverlaufs durch kooperative Studien. Die Primärtumorkategorie T beschreibt in erster Linie die Tumorgröße in Zentimetern. Tis bedeutet das präinvasive Karzinom bzw. das Carcinoma in situ. Bei der Kategorie T0 ist kein Primärtumor zu lokalisieren, die Diagnose wird lediglich aufgrund von Lymphknoten- oder Fernmetastasen gestellt. Bei der Klassifizierung T1 hat der Tumor einen maximalen Durchmesser von 2 cm und ist noch oberflächlich bzw. exophytisch. Bei der Klassifizierung T2 liegt der Durchmesser des Tumors zwischen 2 und 5 cm und zeigt minimale Infiltrationen. Für T3 gelten tiefe Infiltrationen unter Einschluß der Urethra oder Durchmesser über 5 cm. Bei T4 werden benachbarte Strukturen infiltriert. Die Klassifizierung der Lymphknoten ist sehr differenziert, klinisch nicht routinemäßig praktikabel und ohne direkte Beziehung zur klinischen Realität und Prognose (Lichtenauer u.Mitarb., 1973). Nur etwa 50% der in der Leiste palpablen Lymphknoten sind auch histologisch vom Tumor befallen. Es bleibt abzuwarten, ob aus dieser Einsicht eine Modifikation der N-Kategorie eingeführt wird.

10.1.3 Onkologische Kennzeichen

Das Peniskarzinom ist ein relativ seltener Tumor. In westlichen, industrialisierten Ländern macht er lediglich 1% aller malignen Tumoren des Mannes aus. Dagegen kann in Gegenden mit schlechten hygienischen Verhältnissen die Häufigkeit bis auf 20% der malignen Tumoren des Mannes ansteigen. Es ist ein Tumor des älteren bis alten Mannes mit einem Häufigkeitsmaximum im 6. Lebensjahrzehnt. Der äthiologische Zusammenhang mit Phimosen und Smegmaverhaltungen ist gesichert, bei zirkumzidierten Männern ist dieser Tumor nahezu unbekannt. Der Krankheitsverlauf hängt entscheidend vom Vorliegen, bzw. Fehlen einer Metastasierung ab. Hämatogene Absiedlungen spielen dabei nur eine untergeordnete Rolle, da die Ausbreitung des Tumors in erster Linie auf lymphatischem Wege erfolgt. Die Leistenlymphknoten sind die regionalen Lymphknoten des Peniskarzinoms. Nur bei ausgedehnten Tumoren mit Übergreifen auf die Corpora cavernosa können auch direkt die tiefen, iliakalen Lymphknoten befallen werden. Die Leistenlymphknoten werden im allgemeinen sehr früh befallen, so daß drei Jahre nach Beginn der Therapie neue Metastasen nur extrem selten auftreten (Gregl u.Mitarb., 1977; Canabas, 1977).

10.1.4 Systematisierte Diagnostik

Grundvoraussetzung für alle weiteren Maßnahmen ist die bioptische Sicherung der Diagnose. Beim alleinigen Befall des Präputiums (T1,N0,M0) kann dies gleichzeitig die definitive Therapie bedeuten. Ein spezieller biochemischer Tumormarker ist für das Peniskarzinom derzeit nicht bekannt. Die Laboruntersuchungen beschränken sich daher auf die derzeit bekannten Parameter wie Blutbild, Transaminasen und Phosphatasen. Von entscheidender Bedeutung für Klassifizierung und Therapieplanung ist die Thoraxaufnahme zum Ausschluß einer hämatogenen Metastasierung sowie insbesondere die Fußrückenlymphographie, in seltenen Fällen auch die direkte Penislymphographie. Die Fußrückenlymphographie hat den Nachteil, daß die häufig so entscheidenden oberflächlichen inguinalen Lymphknoten nicht dargestellt werden (Abb.10). Der direkten Penislymphographie kommt allenfalls in besonders gelagerten Fällen eine gewisse Bedeutung zu. Eine wichtige Rolle spielen die Lymphknoten im Winkel zwischen der Vena saphena und der Vena epigastrica superficialis (Cabanas, 1977); der Autor berichtet, daß bei allen seiner 28 Patienten mit Lymphknotenmetastasen diese Lymphknotengruppe befallen war.

10.1.5 Behandlungsplanung und Durchführung

In der Therapieplanung des Peniskarzinoms ist zu berücksichtigen, daß das Schicksal des Patienten in erster Linie von der regionalen Lymphknotenmetastasierung abhängt. Problematisch wird die Wahl des operativen oder strahlentherapeutischen Vorgehens dadurch, daß lediglich in 50% der palpablen Leistenlymphknoten auch histologisch ein Tumorbefall nachgewiesen werden kann.

Stets wird durch operative Verfahren, je nach der Klassifizierung des Primärtumors, eine Zirkumzision, eine Tumorexzision oder eine subtotale Penisamputation durchgeführt. Lediglich bei T1 N0 M0 oder auch T2 N0 M0 kann die alleinige Hochvolttherapie ausreichend sein. Von besonderer Bedeutung ist die Tatsache, daß durch eine Monotherapie mit Bleomycin das Peniskarzinom mit den genannten Klassifizierungen definitiv auch ohne Operation - abgesehen von der Biopsie - geheilt werden kann (Ichikawa u.Mitarb., 1969; Rathert u.Mitarb., 1974). Die hieraus abgeleitete allzu große Hoffnung, auch bei Patienten mit fortgeschrittenen Peniskarzinomen eine bessere Prognose zu erreichen, hat sich leider bisher nicht erfüllt. Die Entscheidung zu einer routinemäßigen beidseitigen Leistenlymphknotendissektion wird dadurch erschwert, daß es im Gefolge dieser Operation zu teilweise schwierig zu behandelnden Wundheilungsstörungen mit Lymphödemen der unteren Extremität kommen kann. Dennoch sollte bei allen klinisch suspekten Lymphknoten die operative Freilegung angestrebt werden und unter fortlaufender histologischer Kontrolle die Dissektion vorangetrieben werden. Hierbei scheint den bereits erwähnten und von Cabanas (1977) beschriebenen Lymphknoten eine besondere Bedeutung zuzukommen. Nach der operativen Entfernung des Primärtumors empfiehlt sich stets die postoperative Strahlentherapie, um die relativ häufigen Lokalrezidive zu verringern. Mit zunehmendem Tumorstadium steigt die Zahl der Lokalrezidive. Der Bereich des Primärtumors und der Penisschaft werden in der Regel mit Elektronen bis zu Herddosen von 60 Gy bestrahlt. Bei fortgeschrittenen Tumoren (T3,T4) werden zusätzlich die inguinalen Lymphknotengruppen mit dem Telekobaltgerät bis zu Herddosen von 6000 rd behandelt (Lütloff u.Mitarb., 1976).

10.2 Skrotalhautkarzinome

Skrotalhautkarzinome sind extrem selten geworden, seit ihre Entstehung durch verschiedene Karzinogene (z.B. Ruß, Teersubstanzen) bekannt ist und eine entsprechende Prophylaxe getrieben wird. Historisch interessant ist die Tatsache, daß bereits 1775 Percival Pott den Schornsteinfegerkrebs als ersten Berufskrebs beschrieb (Dahl, 1972).

Die Therapie besteht in der operativen Entfernung des erkrankten Hautareals. In fortgeschrittenen Fällen ist die bilaterale Ausräumung der Leistenlymphknoten mit einer Nachbestrahlung indiziert.

10.3 Karzinome der Urethra

Karzinome der Urethra kommen sehr selten vor. Levine (Cancer, 45 (1980) 1965) hebt hervor, daß in der Literatur dieser Tumor 400 mal bei Männern und 1100 mal bei Frauen beobachtet worden ist. Histologisch handelte es sich in der Regel um Plattenepithelkarzinome. Bei der Literaturzusammenstellung wurde herausgestellt, daß anterior oder distal lokalisierte Tumoren in der Regel in die inguinalen Lymphknoten metastasierten, während posteriore oder proximale Tumoren meist in die Lymphknoten des kleinen Beckens metastasierten. Patienten mit anterior lokalisierten Tumoren haben im allgemeinen eine bessere Prognose als Patienten mit proximalen Tumoren. Eine haematogene Metastasierung ist beschrieben worden, sie kommt jedoch sehr selten vor.

Zur Behandlung stehen operative Verfahren im Vordergrund. Häufig gelingt eine vollständige Entfernung des Primärtumors, da bei Frauen im Falle einer distalen Tumorlokalisation 2/3 der Urethra entfernt werden können, ohne daß eine Harninkontinenz manifest wird. Die Lymphonodulektomie wird von den meisten Autoren abgelehnt. Eine Strahlentherapie ist zu diskutieren, wobei der präoperativen Bestrahlung zunehmend Bedeutung zugemessen wird. Wegen der Lokalisation des Zielvolumens ist auf eine sorgfältige physikalisch-technische Planung und eine sorgfältige Fraktionierung zu achten. Aufgrund der geringen Fallzahlen liegen verbindliche Zahlen über Behandlungsergebnisse nicht vor.

11. Geschichte des TNM-Systems*

Das TNM-System zur Klassifkation der malignen Tumoren wurde von P. Denoix (Frankreich) in den Jahren 1943 - 1952 entwickelt.

1950 bestellte die UICC ein *Committee on Tumour Nomenclature and Statistics*. Dieses Komitee machte sich für die Klassifizierung der klinischen Stadien die allgemeinen Definitionen der lokalen Ausdehnung maligner Tumoren zu eigen, wie sie von Subcommittee on the Registration of Cases of Cancer as well as their Statistical Presentation der WHO zur Registrierung von Krebserkrankungen und ihrer statistischen Erfassung vorgeschlagen wurden.

1953 fand ein gemeinsames Treffen dieses Komitees und der *International Commission on Stage-Grouping in Cancer and Presentation of the Results of Treatment of Cancer* statt, das vom Internationalen Radiologen-Kongreß veranstaltet wurde. Man einigte sich dabei auf eine allgemeine Methode der Klassifikation nach anatomischer Ausdehnung der Erkrankung auf der Basis des TNM-Systems.

1954 gründete die Forschungskommission der UICC ein eigenes *Committee on Clinical State Classification and Applied Statistics*, um "... die Studien auf diesem Gebiet fortzusetzen und die allgemeine Methode der Klassifizierung auf Krebserkrankungen aller Körperregionen auszudehnen." Dieses Komitee veröffentlichte im Zeitraum von 1954 - 1967 neun Broschüren, in denen die Klassifikation von 23 verschiedene Körperregionen beschrieben wurde. Es wurde empfohlen, die vorgeschlagene Klassifizierung einer jeden Region einer 5jährigen, prospektiven oder retrospektiven Erprobungsphase zu unterziehen.

1968 wurden diese Broschüren in einer Broschüre zusammengefaßt, dem "Livre de Poche". Ein Jahr später erschien ein Ergänzungsband mit Empfehlungen für die Durchführung von Feldstudien, für die Veröffentlichung der Endergebnisse und für die Bestimmung bzw. Darstellung von Überlebensraten. Das "Livre de Poche" wurde nach und nach in 11 Sprachen übersetzt.

1974 erschien die 2. Auflage mit Klassifikationen neuer Regionen und Verbesserungen früher veröffentlichter Klassifikationen.

Nationale Komitees und internationale Organisationen interessieren sich immer mehr für das TNM-System; sie sind in diesem Band mit ihren Abkürzungen zitiert:

AJC - American Joint Committe for Cancer Staging and End-Results Reporting

CNC - Canadian National TNM Committee

DSK - Deutschsprachiges TNM-Komitee

---

* Aus: UICC, TNM Klassifikation der malignen Tumoren. Dritte, überarbeitete und erweiterte Auflage. Berlin, Heidelberg, New York: Springer 1979

FIGO - Fédération Internationale de Gynécologie et d'Obstétrique

ICPR - International Commission on the Presentation of Results of the International Congress of Radiology

JJC - Japanese Joint Committee

EORTC - European Organisation for Research on Treatment of Cancer

SIOP - Société Internationale d'Oncologie Pédiatrique

Die in dieser Ausgabe beschriebenen 28 Klassifikationen von Tumoren verschiedener Lokalisationen wurden von den nationalen Komitees (CNC, DSK, ICPR, JJC) anerkannt.

Das AJC hat generell seine Zustimmung zu allen Klassifikationen gegeben, bei denen nicht eine signifikante Abweichung von den im "Manual for Staging of Cancer" (1977) enthaltenen Empfehlungen des AJC vorliegt.

Die UICC ist sich bewußt, daß viele Kliniker der Meinung sind, die Klassifikation sollte nur dann geändert werden, wenn dies unvermeidlich erscheint. Deshalb soll die in diesem Buch veröffentlichte Klassifikation wenigstens während 10 Jahren unverändert bleiben, wenn nicht bedeutende Fortschritte in Diagnose oder Behandlung - bezogen auf einen bestimmten Organtumor - die jetzige Klassifikation als nicht mehr anwendbar erscheinen lassen.

Der Aufbau und die Weiterentwicklung eines allgemein anerkannten Klassifikationssystems können nur auf der Basis engster Zusammenarbeit aller nationalen und internationalen Komitees gelingen. Nur so ist zu erreichen, daß Onkologen beim Vergleich ihres klinischen Materials und ihrer Behandlungsresultate eine einheitliche Sprache sprechen. Nach wie vor bemüht sich die UICC um allgemeine Zustimmung zur Klassifikation der Krankheitsausdehnung.

Mitglieder der internationalen UICC Committees, die sich mit dem TNM-System der klinischen Klassifikation beschäftigt haben

1950 bestellte die UICC ein *Committee on Tumour Nomenclature and Statistics*. 1954 wurde dieses Komitee in *Committee on Clinical Stage Classification and Applied Statistcs* umbenannt; seit 1966 nennt es sich *Committee on TNM Classification*.

Mitglieder dieses Komitees zwischen 1950 und 1978 sind bzw. waren

Anderson,W.A.D.	USA	Imai,T.	Japan
Baclesse,F.	Frankreich	Ishikawa,S.	Japan
Barajas-Vallejo,E.	Mexico	Junqueira,A.C.C.	Brasilien
Bucalossi,P.	Italien	Kottmeier,H.L.	Schweden
Copeland,M.M.	USA	Koszarowski,T.	Polen
Costachel,O.	Rumänien	Lima-Basto,E.	Portugal
Denoix,P.	Frankreich	Logan,W.P.D.	England
Fischer,A.W.	Deutschland	McWhirter,R.	England
Gentil,F.	Brasilien	Perazzo,D.I.	Argentinien
Hamperl,H.	Deutschland	Perez-Modrego,S.	Spanien
Harmer,M.H.	England	Perry,I.H.	USA
Hayat,M.	Frankreich	Rakov,A.I.	UdSSR
Hultberg,S.	Schweden	Roxo-Nobre,M.O.	Brasilien

Sellers,A.H.	Kanada	Wagner,R.I.	UdSSR
Spiessl,B.	Schweiz	Watson,T.A.	Kanada
Van der Werf-Messing,B.	Niederlande		

Mitglieder des Deutschsprachigen TNM-Komitees (DSK)

Bokelmann,D.	(Chirurgie)	Daum,R.	(Kinderchirurgie)
Gögler,E.	(Chirurgie)	Spiessl,B.	(Mund- und Kieferchirurgie)
Ott,G.	(Chirurgie)		
Scheibe,O.	(Chirurgie)	Piotrowski,W.	(Neurochirurgie)
Heite,H.J.	(Dermatologie)	Karrer,K.	(Onkologie)
Proppe,A.	(Dermatologie)	Schwab,W.	(Oto-Rhino-Laryngologie)
Wagner,G.	(Dokumentation/Statistik)	Baumann,R.P.	(Pathologie)
Stoll,P.	(Gynäkologie)	Seifert,G.	(Pathologie)
Susemihl,D.	(Gynäkologie)	Arnal,M.L.	(Radiologie)
Dold,U.	(Innere Medizin)	Vogt-Moykopf,J.	(Thoraxchirurgie)

12. TNM-Klassifizierung

UROLOGISCHE TUMOREN *

Einführende Bemerkungen

In diesem Kapitel sind die folgenden, mit den entsprechenden Code-Nummern des ICD-O-Klassifikationsschlüssels versehenen Regionen enthalten:

Niere	ICD-O 189
Harnblase	ICD-O 188
Prostata	ICD-O 185
Hoden	ICD-O 186
Penis	ICD-O 187

Die Tumoren dieser Region (außer Penis) können nach einem gemeinsamen Schema klassifiziert werden. Dieses wurde 1974 auf Empfehlung einer internationalen urologischen Studiengruppe erstellt und mit einer beachtlichen retrospektiven Datensammlung untermauert. Den hier veröffentlichten Klassifikationen haben alle Organisationen zugestimmt, die unter den einzelnen Regionen aufgeführt sind. Die Klassifikationen werden mindestens während 10 Jahren unverändert bleiben.

Jede Region wird nach folgendem Schema beschrieben

- Regeln zur Klassifikation mit den Minimalerfordernissen zur Bestimmung der T-, N- und M-Kategorien. Zusätzliche Methoden können angewandt werden, wenn sie die Genauigkeit der Befunderhebung vorgängig der definitiven Behandlung verbessern
- Einteilung nach anatomischer Region bzw. Bezirk, wo erforderlich
- Definition der regionären und juxtaregionären Lymphknoten
- Prätherapeutische klinische Klassifikation: TNM

---

* Auszug der S. 103 – 124 aus UICC: TNM Klassifikation der malignen Tumoren. Dritte, überarbeitete und erweiterte Auflage. Berlin, Heidelberg, New York: Springer 1979

- Postoperative histopathologische Klassifikation: pTNM
- Kurzfassung der Klassifikation

Fernmetastasen: Für alle Regionen können die Kategorien M1 und pM1 wie folgt spezifiziert werden:

Lunge	: PUL	Knochenmark	: MAR
Knochen	: OSS	Pleura	: PLE
Leber	: HEP	Haut	: SKI
Hirn	: BRA	Augen	: EYE
Lymphknoten	: LYM	Andere	: OTH

Zusätzliche Kennzeichen

Gegebenenfalls können bei der Klassifikation die Präfixe y, r, sowie der C-Faktor angewandt werden.

NIERE (ICD-O 189)

Klassifiziert 1974, bestätigt 1978
(Anerkannt von CNC, DSK, ICPR, JJC)

Regeln zur Klassifikation

Die Klassifikation gilt nur für Nieren-Carcinome. Adenome sind extra anzuführen.

Histologische Verifikation ist erforderlich. Histologisch nicht verifizierte Fälle sind gesondert anzuführen.

Im folgenden werden die Minimalerfordernisse zur Bestimmung der T-, N- und M-Kategorien aufgeführt. Können diese nicht erreicht werden, so werden die Zeichen TX, NX oder MX angewendet.

T-Kategorien: Klinische Untersuchung, Urographie und Arteriographie vor der endgültigen Behandlung. Venocavographie wird empfohlen.

N-Kategorien: Klinische Untersuchung, Röntgendiagnostik, Lymphographie und Urographie.

M-Kategorien: Klinische Untersuchung und Röntgendiagnostik. Bei fortgeschrittenen Primärtumoren bzw. wenn es der klinische Verdacht erfordert, sollten radiologische oder szintigraphische Untersuchungen durchgeführt werden.

Regionäre und juxtaregionäre Lymphknoten

Regionäre Lymphknoten sind die para-aortalen und paracavalen Lymphknoten.

Juxtaregionäre Lymphknoten sind die Lymphknoten im Becken und Mediastinum sowie die supraclaviculären Lymphknoten.

Prätherapeutische klinische Klassifikation: TNM

T – Primärtumor

Wenn keine Arteriographie vorliegt, soll das Symbol TX verwendet werden:

T0 Keine Evidenz für einen Primärtumor
T1 Evidenz für einen kleinen Tumor, ohne Nierenvergrößerung. Es bestehen geringfügige Kelch-Distorsion oder -verformung und umschriebene Gefäßveränderungen, umgeben von Nierenparenchym
T2 Evidenz für einen großen Tumor mit Verformung *und/oder* Vergrößerung der Niere, *oder* Befall des Kelchsystems *oder* des Nierenbeckens. Arteriographisch ist die Kontinuität des Cortex erhalten
T3 Evidenz für Ausbreitung in das Fettgewebe der Niere, des Nierenbeckens oder in die Nieren-Hilus-Gefäße
T4 Evidenz für Befall benachbarter Organe oder der Bauchwand
TX Die Minimalerfordernisse zur Bestimmung des Primärtumors liegen nicht vor

N – Regionäre Lymphknoten und juxtaregionäre Lymphknoten

N0 Keine Evidenz für einen Befall der regionären Lymphknoten
N1 Befall eines einzelnen homolateralen regionären Lymphknotens
N2 Befall kontralateraler *oder* bilateraler *oder* mehrerer regionärer Lymphknoten
N3 Fixierte regionäre Lymphknoten (bestimmbar nur nach chirurgischer Exploration)
N4 Befall von juxta-regionären Lymphknoten

NX Die Minimalerfordernisse zur Beurteilung der regionären *und/oder* juxtaregionären Lymphknoten liegen nicht vor

M – Fernmetastasen

M0 Keine Evidenz für Fernmetastasen
M1 Fernmetastasen vorhanden
MX Die Minimalerfordernisse zur Feststellung von Fernmetastasen liegen nicht vor

Postoperative histopathologische Klassifikation: pTNM

pT – Primärtumor

Die pT-Kategorien entsprechen den T-Kategorien.

G – Histopathologisches Grading

G1 Hoher Grad der Differenzierung
G2 Mittlerer Grad der Differenzierung
G3 Geringer Grad der Differenzierung *oder* Entdifferenzierung
GX Differenzierungsgrad kann nicht bestimmt werden

V – Befall der Venen

V0 Venen enthalten keinen Tumor
V1 Nierenvene enthält Tumor
V2 Vena cava enthält Tumor
VX Das Ausmaß des Befalls kann nicht bestimmt werden

pN – Regionäre und juxtaregionäre Lymphknoten

Die pN-Kategorien entsprechen den N-Kategorien.

pM – Fernmetastasen

Die pM-Kategorien entsprechen den M-Kategorien.

Stadiengruppierung

Eine Stadiengruppierung wird derzeit nicht empfohlen.

Kurzfassung

	Niere
T1	Kleiner Tumor/keine Nierenvergrößerung
T2	Großer Tumor/Cortex erhalten
T3	Ausdehnung in das Nierenbecken-Fettgewebe oder in die Nieren-Hilusgefäße
T4	Ausdehnung auf benachbarte Organe
N1	Einzelner, homolateraler regionärer Lymphknoten
N2	Kontralaterale oder bilaterale/multiple regionäre Lymphknoten
N3	Fixierte regionäre Lymphknoten
N4	Juxtaregionäre Lymphknoten
V1	Nierenvene befallen
V2	Vena cava befallen

HARNBLASE (ICD-O 188)

Klassifiziert 1974, bestätigt 1978
(Anerkannt von CNC, DSK, ICPR, JJC)

Regeln zur Klassifikation

Die Klassifikation gilt nur für epitheliale Tumoren. Histologische oder cytologische Verifikation ist erforderlich. Nicht verifizierte Fälle sind gesondert aufzuführen.

Bei den Papillomen ist die Klassifikation nicht anwendbar. Diese Fälle sind unter Kategorie G0 einzuordnen. Papilläre, nichtinvasive Karzinome sind unter Kategorie TA aufzuführen.

Im folgenden werden die Minimalerfordernisse zur Bestimmung der T-, N- und M-Kategorien aufgeführt. Können diese nicht erreicht werden, so werden die Zeichen TX, NX oder MX angewendet.

T-Kategorien: Klinische Untersuchung, Urographie, Cystoskopie, bimanuelle Untersuchung in Narkose und Biopsie *oder* transurethrale Resektion des Tumors (falls angezeigt) vor definitiver Behandlung.

N-Kategorien: Klinische Untersuchung, Röntgendiagnostik einschl. Lymphographie und Urographie.

M-Kategorien: Klinische Untersuchung und Röntgendiagnostik. Bei fortgeschrittenen Primärtumoren, oder wenn klinischer Verdacht besteht, sollten röntgenologische oder szintigraphische Untersuchungen durchgeführt werden.

Regionäre und juxtaregionäre Lymphknoten

Regionäre Lymphknoten sind die Beckenlymphknoten unterhalb der Verzweigung der A. iliaca communis.

Juxtaregionäre Lymphknoten sind die Lnn. inguinales superficiales et profundi, die Lnn. iliacae communes und die paraaortalen Lymphknoten.

Prätherapeutische klinische Klassifikation: TNM

T – Primärtumor

Tis Flacher Tumor. Präinvasives Carcinom (Carcinoma in situ)

TA Papilläres noninvasives Carcinom

T0 Keine Evidenz für Primärtumor

T1 Bei bimanueller Untersuchung: freibewegliche Masse; nach kompletter transurethraler Resektion (TUR) sollte sie nicht mehr tastbar sein; *und/oder* mikroskopisch: Keine Invasion über die Lamina properia hinaus

T2 Bei bimanueller Untersuchung: Verhärtung der Blasenwand, die jedoch beweglich ist; nach kompletter transurethraler Resektion bleibt keine Verhärtung zurück *und/oder* mikroskopisch: Invasion der oberflächlichen Muskulatur

T3 Bei bimanueller Untersuchung: Bewegliche, verhärtete oder knotige Tumormasse in der Blasenwand, die auch nach der transurethralen Resektion des exophytischen Anteils des Tumors bestehen bleibt, *und/oder* mikroskopisch: Invasion der tiefen Muskulatur *oder* Blasenwand

- T3a Invasion der tiefen Muskulatur
- T3b Perforierende Invasion der Blasenwand

T4 Tumor fixiert oder Ausbreitung in die benachbarten Strukturen *und/oder* mikroskopisch:

- T4a Invasion von Prostata, Uterus oder Vagina
- T4b Fixation an der Beckenwand und/oder der Bauchwand

Anmerkung: Das Symbol (m) kann der entsprechenden T-Kategorie beigefügt werden, wenn multiple Tumoren vorhanden sind, z. B. T2(m).

TX Die Minimalerfordernisse zur Bestimmung des Primärtumors liegen nicht vor

N – Regionäre und juxtaregionäre Lymphknoten

N0 Keine Evidenz für einen Befall der regionären Lymphknoten
N1 Befall eines einzelnen, homolateralen regionären Lymphknotens
N2 Befall kontralateraler *oder* bilateraler *oder* multipler regionärer Lymphknoten
N3 Fixierte regionäre Lymphknoten (fixierte Masse auf der Beckenwand mit freiem Zwischenraum zwischen der Masse und dem Tumor)
N4 Befall juxtaregionärer Lymphknoten
NX Die Minimalerfordernisse zur Beurteilung der regionären *und/oder* juxtaregionären Lymphknoten liegen nicht vor

M – Fernmetastasen

M0 Keine Evidenz für Fernmetastasen
M1 Fernmetastasen vorhanden
MX Die Minimalerfordernisse zur Feststellung von Fernmetastasen liegen nicht vor

Postoperative histopathologische Klassifikation: pTNM

pT – Primärtumor

pTis Präinvasives Carcinom (Carcinoma in situ)
pTA Papilläres, nicht-invasives Carcinom
pT0 Keine Evidenz für Primärtumor bei histologischer Untersuchung des Resektats
pT1 Tumorausdehnung nicht über die Lamina propria hinaus
pT2 Tumor mit Invasion der oberflächlichen Muskulatur (nicht mehr als die Hälfte des Muskelmantels)

pT3 Tumor mit Invasion der tiefen Muskulatur (mehr als die Hälfte des Muskelmantels) *oder* mit Invasion des perivesikulären Gewebes
pT4 Tumor mit Invasion der Prostata oder anderer Strukturen außerhalb der Harnblase
pTX Tumorinvasion kann nicht bestimmt werden

G – Histopathologisches Grading

G0 Papillome, keine Evidenz einer Anaplasie
G1 Hoher Grad der Differenzierung
G2 Mittlerer Grad der Differenzierung
G3 Geringer Grad der Differenzierung *oder* Entdifferenzierung
GX Differenzierungsgrad kann nicht bestimmt werden

L – Invasion der Lymphgefäße

L0 Keine Evidenz für Lymphgefäß-Invasion
L1 Oberflächliche Invasion der Lymphgefäße
L2 Tiefe Invasion der Lymphgefäße
LX Lymphgefäß-Invasion kann nicht bestimmt werden

pN – Regionäre und juxtaregionäre Lymphknoten

Die pN-Kategorien entsprechen den N-Kategorien.

pM – Fernmetastasen

Die pM-Kategorien entsprechen den M-Kategorien.

Stadiengruppierung

Eine Stadiengruppierung wird derzeit nicht empfohlen.

Kurzfassung

	Harnblase
Tis	„Flacher Tumor“, in situ
TA	Papillär, non-invasiv
T1	Frei bewegliche Masse, nach TUR nicht mehr tastbar. Lamina propria
T2	Verhärtung der Blasenwand, nach TUR nicht mehr tastbar. Oberflächliche Muskulatur
T3	Masse/Verhärtung, auch nach TUR tastbar
T4	Fixiert. Ausdehnung auf benachbarte Strukturen
N1	Einzelner, homolateraler regionärer Lymphknoten
N2	Kontra- oder bilaterale/multiple regionäre Lymphknoten
N3	Fixierte regionäre Lymphknoten
N4	Juxtaregionäre Lymphknoten

PROSTATA (ICD-O 185)

Klassifiziert 1974, bestätigt 1978
(Anerkannt von CNC, DSK, ICPR, JJC)

Regeln zur Klassifikation

Die Klassifikation gilt nur für Carcinome. Histologische Verifikation ist erforderlich. Nicht verifizierte Fälle sind gesondert aufzuführen.

Im folgenden werden die Minimalerfordernisse zur Bestimmung der T-, N- und M-Kategorien aufgeführt. Können diese nicht erreicht werden, so werden die Zeichen TX, NX oder MX angewendet.

T-Kategorien: Klinische Untersuchung, Urographie, Endoskopie und Biopsie (falls angezeigt) vor definitiver Behandlung.

N-Kategorien: Klinische Untersuchung, Röntgendiagnostik einschl. Lymphographie und/oder Urographie.

M-Kategorien: Klinische Untersuchung, Röntgendiagnostik, Skeletstatus und entsprechende biochemische Laboruntersuchungen.

Regionäre und juxtaregionäre Lymphknoten

Regionäre Lymphknoten sind die Becken-Lymphknoten unterhalb der Verzweigung der A. iliaca communis.

Juxtaregionäre Lymphknoten sind die Lnn. inguinales superficiales et profundi, die Lnn. iliacae communes und die paraaortalen Lymphknoten.

Prätherapeutische klinische Klassifikation: TNM

T – Primärtumor

Tis Präinvasives Carcinom (Carcinoma in situ)
T0 Kein tastbarer Tumor

Anmerkung: Diese Kategorie schließt solche Fälle ein, bei denen ein Carcinom zufällig in einem Operations- oder Biopsiepräparat festgestellt wurde. Diese Fälle sollten auch unter der entsprechenden pT-Kategorie erfaßt werden.

T1 Intrakapsulärer Tumor, umgeben von normaler Drüse als Tastbefund
T2 Tumor ist auf Drüse beschränkt. Weiche Knötchen verformen die Kontur, aber seitliche Sulci und Samenblasen sind nicht befallen
T3 Tumor mit Ausbreitung über die Kapsel hinaus, mit oder ohne Befall der seitlichen Sulci *und/oder* der Samenblasen
T4 Fixierter Tumor oder Ausbreitung auf benachbarte Strukturen

Anmerkung: Das Symbol (m) sollte den entsprechenden T-Kategorien beigefügt werden, wenn multiple Tumoren vorhanden sind, z. B. T2(m).

TX Die Minimalerfordernisse zur Bestimmung des Primärtumors liegen nicht vor

N – Regionäre und juxtaregionäre Lymphknoten

N0 Keine Evidenz für einen Befall der regionären Lymphknoten
N1 Befall eines einzelnen, homolateralen regionären Lymphknotens
N2 Befall kontralateraler *oder* bilateraler *oder* multipler regionärer Lymphknoten

N3 Fixierte regionäre Lymphknoten. (Fixierte Masse an der Beckenwand, mit einem freien Raum zwischen der Masse und dem Tumor)
N4 Befall juxtaregionärer Lymphknoten

Anmerkung: Falls die Lymphographie eine Ausdehnung auf die juxtaregionären Lymphknoten anzeigt, wird eine Scalenus-Lymphknoten-Biopsie empfohlen.

NX Die Minimalerfordernisse zur Beurteilung der regionären *und/oder* juxtaregionären Lymphknoten liegen nicht vor

M – Fernmetastasen

M0 Keine Evidenz für Fernmetastasen
M1 Fernmetastasen vorhanden
MX Die Minimalerfordernisse zur Feststellung von Fernmetastasen liegen nicht vor

Postoperative histopathologische Klassifikation: pTNM

pTis Präinvasives Carcinom
pT0 Keine Evidenz für einen Primärtumor bei histologischer Untersuchung des Resektats
pT1 Einzelner oder multiple Carcinomherd(e)
pT2 Ausgebreitetes Carcinom mit oder ohne Ausdehnung bis zur Kapsel
pT3 Tumor mit Invasion über die Kapsel hinaus *und/oder* mit Invasion der Samenblasen
pT4 Tumor mit Invasion der benachbarten Organe
pTX Tumorinvasion kann nicht bestimmt werden

G – Histopathologisches Grading

G1 Hoher Grad der Differenzierung
G2 Mittlerer Grad der Differenzierung

G3 Geringer Grad der Differenzierung *oder* Entdifferenzierung
GX Differenzierungsgrad kann nicht bestimmt werden

pN – Regionäre und juxtaregionäre Lymphknoten

Die pN-Kategorien entsprechen den N-Kategorien.

pM – Fernmetastasen

Die pM-Kategorien entsprechen den M-Kategorien.

Stadiengruppierung

Eine Stadiengruppierung wird derzeit nicht empfohlen.

Kurzfassung

	Prostata
T0	Zufällig festgestelltes (latentes) Carcinom
T1	Intrakapsulär/normale Drüse
T2	Intrakapsulär/verformte Drüse
T3	Ausdehnung über Kapsel hinaus
T4	Ausdehnung auf benachbarte Strukturen/fixiert
N1	Einzelner, homolateraler regionärer Lymphknoten
N2	Kontra- oder bilaterale/multiple regionäre Lymphknoten
N3	Fixierte regionäre Lymphknoten
N4	Juxtaregionäre Lymphknoten

HODEN (ICD-O 186)

Klassifiziert 1974, bestätigt 1978
(Anerkannt von CNC, DSK, ICPR, JJC)

Regeln zur Klassifikation

Ursprungsregion ist der Hoden exklusiv Nebenhoden.

Histologische Verifikation ist erforderlich, damit die Fälle histologisch klassifiziert werden können. Histologisch nicht verifizierte Fälle sind gesondert aufzuführen.

Maligne Lymphome sind auszuschließen.

Im folgenden werden die Minimalerfordernisse zur Bestimmung der T-, N- und M-Kategorien aufgeführt. Können diese nicht erreicht werden, so werden die Zeichen TX, NX oder MX angewendet.

T-Kategorien: Klinische Untersuchung und radikale Orchidektomie (die in diesem Falle als Biopsie betrachtet wird).

N-Kategorien: Klinische Untersuchung, Röntgendiagnostik einschl. Lymphographie und Urographie.

M-Kategorien: Klinische Untersuchung, Röntgendiagnostik und entsprechende biochemische Laboruntersuchungen.

Regionäre und juxtaregionäre Lymphknoten

Regionäre Lymphknoten sind die para-aortalen Lymphknoten. Nach einem chirurgischen Eingriff am Scrotum werden auch die Leistenlymphknoten zu den regionären Lymphknoten gerechnet.

Juxtaregionäre Lymphknoten sind die Lymphknoten im Becken, Mediastinum und in der Supraclaviculargrube.

Prätherapeutische klinische Klassifikation: TNM

T – Primärtumor

Anmerkung: Falls keine Orchidektomie vorgenommen wurde, findet das Symbol TX Anwendung.

T0 Keine Evidenz für einen Primärtumor
T1 Der Tumor beschränkt sich auf den eigentlichen Hoden
T2 Tumor mit Invasion über die Tunica albuginea hinaus
T3 Tumor mit Invasion des Rete testis oder des Nebenhodens
T4 Tumor mit Infiltration des Samenstrangs *und/oder* der Scrotalwand
 T4a Infiltration des Samenstrangs
 T4b Infiltration der Scrotalwand
TX Die Minimalerfordernisse zur Bestimmung des Primärtumors liegen nicht vor.

N – Regionäre und juxtaregionäre Lymphknoten

N0 Keine Evidenz für einen Befall regionärer Lymphknoten
N1 Befall eines einzelnen, homolateralen regionären Lymphknotens (beweglich, falls inguinal gelegen)
N2 Befall kontralateraler *oder* bilateraler *oder* multipler regionärer Lymphknoten (beweglich, falls inguinal lokalisiert)
N3 Tastbare Masse im Abdomen, *oder* es bestehen fixierte inguinale Lymphknoten
N4 Befall der juxtaregionären Lymphknoten
NX Die Minimalerfordernisse zur Beurteilung der regionären *und/oder* juxtaregionären Lymphknoten liegen nicht vor

M – Fernmetastasen

M0 Keine Evidenz für Fernmetastasen
M1 Fernmetastasen vorhanden
MX Die Minimalerfordernisse zur Feststellung von Fernmetastasen liegen nicht vor

Postoperative histopathologische Klassifikation: pTNM

pT – Primärtumor

Die pT-Kategorien entsprechen den T-Kategorien.

G – Histopathologisches Grading

G1 Hoher Grad der Differenzierung
G2 Mittlerer Grad der Differenzierung
G3 Geringer Grad der Differenzierung *oder* Entdifferenzierung
GX Differenzierungsgrad kann nicht bestimmt werden

pN – Regionäre und juxtaregionäre Lymphknoten

Die pN-Kategorien entsprechen den N-Kategorien.

pM – Fernmetastasen

Die pM-Kategorien entsprechen den M-Kategorien.

Stadiengruppierung

Eine Stadiengruppierung wird derzeit nicht empfohlen.

Kurzfassung

	Hoden
T1	auf Hoden beschränkt
T2	Über Tunica albuginea hinaus
T3	Infiltriert den Nebenhoden
T4	Befällt Samenstrang/Scrotalwand
N1	Einzelner, homolateraler regionärer Lymphknoten
N2	Kontra- oder bilaterale/multiple regionäre Lymphknoten
N3	Fixierte regionäre Lymphknoten
N4	Juxtaregionäre Lymphknoten

PENIS (ICD-O 187)

Klassifiziert 1967
(Anerkannt von CNC, DSK, ICPR, JJC)

Die 1967 vorgelegte Klassifikation wurde wenig angewandt. Sie wird hier wiedergegeben, da die Bewertung der Klassifikation noch bevorsteht.

Regeln zur Klassifikation

Die Klassifikation gilt nur für Carcinome. Histologische Verifikation ist erforderlich. Histologisch nicht verifizierte Fälle sind gesondert aufzuführen.

Im folgenden werden die Minimalerfordernisse zur Bestimmung der T-, N- und M-Kategorien aufgeführt. Können diese nicht erreicht werden, so werden die Zeichen TX, NX oder MX angewendet.

T-Kategorien: Klinische Untersuchung.
N-Kategorien: Klinische Untersuchung und Röntgendiagnostik.
M-Kategorien: Klinische Untersuchung und Röntgendiagnostik.

Anatomische Regionen

1. Präputium (187.1)
2. Glans penis (187.2)
3. Penisschaft (187.3)

Regionäre Lymphknoten

Die regionären Lymphknoten sind die Leistenlymphknoten.

Prätherapeutische klinische Klassifikation: TNM

T – Primärtumor

Tis Präinvasives Carcinom (Carcinoma in situ)
T0 Keine Evidenz für einen Primärtumor
T1 Tumor mißt in seiner größten Ausdehnung 2 cm oder weniger, er wächst rein oberflächlich oder exophytisch
T2 Tumor mißt in seiner größten Ausdehnung mehr als 2 cm, aber weniger als 5 cm, *oder* Tumor mit minimaler Tiefenausdehnung
T3 Tumor mißt in seiner größten Ausdehnung mehr als 5 cm, *oder* Tumor zeigt stärkere Tiefenausdehnung unter Einschluß der Urethra
T4 Tumor infiltriert benachbarte Strukturen
TX Die Minimalerfordernisse zur Bestimmung des Primärtumors liegen nicht vor.

N – Regionäre Lymphknoten

N0 Keine Evidenz für einen Befall der regionären Lymphknoten
N1 Bewegliche, homolaterale regionäre Lymphknoten
N2 Bewegliche, bilaterale regionäre Lymphknoten
N3 Fixierte regionäre Lymphknoten
NX Die Minimalerfordernisse zur Beurteilung der regionären Lymphknoten liegen nicht vor

M – Fernmetastasen

M0 Keine Evidenz für Fernmetastasen
M1 Fernmetastasen vorhanden
MX Die Minimalerfordernisse zur Feststellung von Fernmetastasen liegen nicht vor

Postoperative histopathologische Klassifikation: pTNM

pT – Primärtumor

Die pT-Kategorien entsprechen den T-Kategorien.

pN – Regionäre Lymphknoten

Die pN-Kategorien entsprechen den N-Kategorien.

pM – Fernmetastasen

Die pM-Kategorien entsprechen den M-Kategorien.

Stadiengruppierung

Eine Stadiengruppierung wird derzeit nicht empfohlen.

Kurzfassung

	Penis
T1	$\leq$ 2 cm
T2	> 2 – 5 cm
T3	> 5 cm/Tiefenausdehnung
T4	Befall benachbarter Strukturen
N1	Homolateral beweglich
N2	Bilateral beweglich
N3	Fixiert

13. Adressen zentraler Register und Verbundstudien Urologischer Tumoren

Es wird für Interessenten jeweils nur eine Kontaktadresse stellvertretend auch für die anderen beteiligten Institute aufgeführt:

1. Prostata

   Pathologisches Institut der Universität des Saarlandes, Homburg/Saar
   Prof. Dr. G. Dhom
   6650 Homburg (Saar)

2. Blase

   Abteilung Urologie der Rheinisch-Westfälischen Technischen Hochschule Aachen
   Prof. Dr. W. Lutzeyer
   5100 Aachen

3. Hoden

   Urologische Klinik der Universität Bonn
   Prof. Dr. W. Vahlensieck
   5300 Bonn

4. Niere

   Urologische Klinik der Universität Mainz
   Prof. Dr. R. Hohenfellner
   6500 Mainz

Literaturverzeichnis

Abbatucci,J.-S., Quint,R., Bloquel,J., Roussel,A., Urbajtel,M.: Techniken der kurativen Telekobalttherapie. Stuttgart: Enke 1976

Aberle,B., Höfer,R., Willvonseder,R.: Diagnostik von Knochenmetastasen bei Prostatacarcinom und Strontium 87m und Angerkamera. Helv Chir Acta 4/5, 534 (1970)

Abeshouse,B.S.: Primary benign and malignant tumors of the ureter. Am J Surg 91, 237 (1956)

Adolphs,H.-D., Lindenfelser,R., Steffens,L., Rübben,H.: Immunoblastisches Sarkom mit klinischer Erstmanifestation am Hoden. Urol Int 32, 8 (1977)

Alken,C.E., Dhom,G., Kopper,B., Rehker,H., Dietz,R., Kopp,S., Ziegler,M.: Verlaufskontrolle nach Hochvolttherapie des Prostatacarcinoms. Urologe [A] 16, 272 (1977)

Alken,C.E., Dhom,G., Straube,W., Braun,J.S., Kopper,B., Rehker,H.: Therapie des Prostata-Carcinoms und Verlaufskontrolle (III). Urologe [A] 14, 112 (1975)

Almgard,L.E., Fernström,I., Haverling,M., Ljungqvist,A.: Treatment of renal adenocarcinoma by embolic occlusion of the renal circulation. Br J Urol 45, 474 (1973)

Althausen,A.F., Prout Jr.,G.R., Daly,J.J.: Non-invasive papillary carcinoma of the bladder associated with carcinoma in situ. J Urol 116, 575 (1976)

Altwein,J.E.: Hormontherapie urogenitaler Tumoren. Experimentelle Untersuchungen. Darmstadt: Dr.D.Steinkopff Verlag 1976

Altwein,J.E., Kurth,K.H., Hohenfellner,R.: Blasencarcinom: Therapeutisches Konzept der Urologischen Universitätsklinik Mainz. Urologe [A] 16, 180 (1977)

Ambrose,J.A.E.: Computerized transverse axial scanning (tomography). Part II. Clinical application. Br J Radiol 46, 1023 (1973)

Ammon,J., Erb,W.: Szintigraphische Befunde bei internistischen Lebererkrankungen. In: Aktuelle Berichte aus dem Gebiet der Verdauungs- und Stoffwechselkrankheiten. Stuttgart: Thieme 1971

Ammon,J., Karstens,J.H.: Systematisierte Strahlentherapie der häufigsten Malignome im Bereich der Chirugie. Aktuel Chir 12, 71 (1977)

Ammon,J., Oberhausen,E.: Strahlenschutz bei Anwendung offener radioaktiver Stoffe. In: Strahlenschutzkurs für Ärzte. Berlin: Hildegard-Hoffman-Verlag 1977

Ammon,J., zum Winkel,K., Giesen,M., Schwab,W., Palme,G.: Klinische Ergebnisse der synchronisierten Strahlentherapie unter Berücksichtigung ihrer theoretischen und experimentellen Basis. Laryngol Rhinol Otol (Stuttg) 52, 825 (1973)

Ammon,J., Karstens,J.-H., Rathert,P.: TNM-orientierte radiologische Behandlungsplanung beim Prostata-Karzinom. Urologe [A] 16, 73 (1977)

Ammon,J., Karstens,J.-H., Rübben,H.: Unterstützung einer am TNM-System orientierten Bestrahlungsplanung urologischer Tumoren durch die Computer-Tomographie. Fortschr Röntgenstr 129, 253 (1978)

Ammon,J., Frik,W., Karstens,J.-H., Rübben,H., Schoffers,J.: Ganzkörper-Computertomographie bei Erkrankungen des urogenitalen Systems. Urologe [A] 18, 1 (1979)

Andrews,J.R.: Combined Cancer Radiotherapy and Chemotherapy: the relevance of cell population kinetics and pharmacodynamics. Cancer Treat Rep 53, 313 (1969)
Arduino,L.J., Glucksman,M.A.: Lymph node metastases in early carcinoma of the prostate. J Urol 88, 91 (1962)
Arndt,J.: Indikationen und Grenzen der Strahlentherapie bösartiger Neubildungen. Stuttgart: Thieme 1973
Arkless,R.: Renal carcinoma: how it metastasizes. Radiology 84, 496 (1965)
Arner,O., Blanck,C., von Schreeb,T.: Renal adenocarcinoma, morphology-grading of malignancy-prognosis: a study of 197 cases. Acta Chir Scand (Suppl) 346, 1 (1965)
Bach,D., Weißbach,L., Vahlensieck,W., Illiger,H.J.: Das maligne Lymphom des Hodens-Organmanifestation einer Systemerkrankung. Aktuel Urol 8, 253 (1977)
Bachmann,K.D.: Neuroblastoma of the sympathetic nervous system. Clinical aspects and prognosis of 1030 cases. Kinderheilkunde 86, 710 (1962)
Baert,A., Jeanmart,L., Wackenheim(Ed.),A.: Clinical computer tomography. Berlin,Heidelberg,New York: Springer 1978
Baert,A.L., Ponette,E., Pringot,J., Marchal,G., Dardenne,A., Coenen,Y.: Axiale computer-gesteuerte Tomometrie bei akuter und chronischer Pankreatitis. Radiologe 17, 181 (1977)
Bagshaw,M.A., Kaplan,H.S.: Radical external radiotherapy of localized prostatic carcinoma. Presented at the Seventh International Congress of Radiology, Montreal,Canada,Sept.15-18,1962
Bagshaw,M.A., Ray,G.R., Salzman,J.R., Meares,E.M.: Extended-field radiation therapy for carcinoma of the prostate. Cancer Treat Rep 59, 165 (1975)
Bardenheuer,B.: Der extraperitoneale Explorativschnitt. Stuttgart: Enke 1887
Barnes,R., Hadley,H., Dick,A., Johnston,O., Dexter,J.: Changes in grade and stage of recurrent bladder tumors. J Urol 118, 177 (1977)
Barnes,R.P., Hirst,A., Rosenquist,R.: Early carcinoma of the prostate: comparison of stages A and B. J Urol 115, 404 (1976)
Barnes,R.W., Ninan,C.A.: Carcinoma of the prostate: biopsy and conservative therapy. J Urol 108, 897 (1972)
Barney,J.D., Churchill,E.J.: Adenocarcinoma of the kidney with metastasis to lung cured by nephrectomy and lobectomy. J Urol 42, 269 (1939)
Bartels,H., Möller,G.U.: Komplikationen nach retroperitonealer Lymphknotenausräumung bei malignen Hodentumoren. Urologe [A] 13, 75 (1974)
Barzell,W., Bean,M.A., Hilaris,B.S., Whitmore Jr.,W.F.: Prostatic adenocarcinoma: relationship of grade and local extent to the pattern of metastases. J Urol 118, 278 (1977)
Batson,O.V.: The function of vertebral veins and their role in the spread of metastases. Ann Surg 112, 138 (1940)
Bell,E.T.: Renal diseases. Philadelphia: Lea and Febiger 1950
Bennington,J.L., Beckwith,J.B.: Tumors of the kidney, renal pelvis, and ureter. Atlas of tumor pathology, sec.series, fascicle 12. Washington D.C.: Armed Forces Institute of Pathology 1975
Bennington,J.L., Kradjian,R.M.: Renal Carcinoma. W.B.Sauners Company Philadelphia and London 1967
Bergami,F., Caione,P., Rivosecchi,M.: Testicular tumors in infancy and childhood. Report of 18 cases. Z Kinderchir 20, 57 (1977)
Berger,M., Buu-Hoi,N.P.: Treatment of prostatic cancer with alpha-bromo-alpha, beta, beta-triphenylethylene (Y 59). Lancet 2, 172 (1947)
Billroth,T.: Extirpation eines Harnblasenmyoms nach vorausgehendem tiefem und hohem Blasenschnitt (C.Gussenbauer). Arch Klin Chir 18, 411 (1875)
Bishop,M.C., Fellows,G.J.: Urine hydroxyproline excretion-a marker of bone metastases in prostatic carcinoma. Br J Urol 49, 711 (1977)
Bittner,R., Gögler,H., Nasseri,M., Niedobitek,F.: Ein retroperitoneales Hämangiopericytom. Cirurg 47, 351 (1976)

Bixler,L.C., Stenstrom,K.W., Creevy,C.D.: Malignant tumors of the kidney: review of 117 cases. Radiology 42, 329 (1944)
Blackard,C.E., Byar,D.P., and the Veterans Administration Cooperative Urological Research Group: Results of a clinical trial of surgery and radiation in stages II and III carcinoma of the bladder. J Urol 108, 875 (1972)
Bloedorn,F.G.: Carcinoma of bladder. In: Fletcher,G.H.(Ed.): Textbook of radiotherapy,Sec.Ed. Philadelphia: Lea and Febiger: 1973
Bloedorn,F.G., Munzenrider,J.E., Tak,W.K., Bene,J.B.: The role of interstitial therapy in present day radiotherapy. Am J Roentgenol 128, 291 (1977)
Bloom,H.J.G.: Medroxyprogesterone Acetate (Provera) in the treatment of metastatic renal cancer. Br J Cancer 25, 250 (1971)
Bloom,H.J.G., Hendry,W.F.: Possible role of hormones in the treatment of metastatic testicular teratomas: tumour regression with medroxyprogesteron-acetat. Brit Med J 3, 563 (1973)
Bloom,H.J.G., Wallace,D.M.: Tumours of the urinary tract. In: Diethelm,L., Olsson,O., Strand,F., Vieten,H., Zuppinger,A.(Hrsg.): Handbuch der medizinischen Radiologie, Band XIX,Teil 3. Berlin,Heidelberg,New York: Springer 1971
Böcker,R., Huth,F., Jünemann,A.: Eine neue Methode zur Darstellung der regionalen Lymphknoten der Harnblase. Dtsch Med Wochenschr 101, 1030 (1976)
Böttiger,L.E.: Prognosis in renal carcinoma. Cancer 26, 780 (1970)
Bowles,W.T., Silber,I.: Carcinoma of the bladder: a computer analysis of 516 patients. J Urol 107, 245 (1972)
Boxer,R.J.: Adenocarcinoma of the prostate gland. Urol Surv 27, 75 (1977)
Boxer,R.J., Kaufman,J.J., Goodwin,W.E.: Radical prostatectomy for carcinoma of the prostate:1951-1976. A review of 329 cases. J Urol 117, 208 (1977)
Bracken,R.B., Johnson.D.E.: Sexual function and fecundity after treatment for testicular tumors. Urology 7, 35 (1976)
Bracken,R.B., Johnson,D.E., Rodriguez,L., Samuels,M.L., Ayala,A.: Treatment of multiple superficial tumors of bladder with intravesical Bleomycin. Urology 9, 161 (1977)
Braun,J.S., Habig,H., Crüsemann,D.: Die diagnostische Bedeutung der sauren Phosphatasen im Serum beim Prostatacarcinom. Urologe [A] 13, 236 (1974)
Bredin,H.C., Prout Jr.,G.R.: One-stage radical cystectomy for bladder carcinoma: operative mortality, cost/benefit analysis. J Urol 117, 447 (1977)
Brehmer,B., Hossfeld,D.K., Kersting,D.: Kombinierte operative und zytostatische Therapie bei Patienten mit fortgeschrittenen metastasierten nicht-seminomatösen Hodentumoren. Urologe [A] 16, 331 (1977)
Breit,A.: Die Strahlentoleranz des Rückenmarks. In: Deutscher Röntgenkongreß 1965,Teil B,S.77. München,Berlin,Wien: Urban und Schwarzenberg 1966
Brown,N.J.: Miscellaneous tunours of epithelial type. In: Pugh,R.C.B.(Ed.): Pathology of the testis. Oxford,London,Edinburgh,Melbourne: Blackwell Scientific Publications 1976
Bruce,A.W., O'Cleireachain,F., Morales,A., Awad,S.A.: Carcinoma of the prostate: a critical look at staging. J Urol 117, 319 (1977)
Brühl,P., Scheef,W., Albert,H., Bücheler,E.: Therapie und Prognose des hypernephroiden Nierenkarzinoms. Med Klin 70, 873 (1975)
Brunner,K.W., Nagel,G.A.: Internistische Krebstherapie. Berlin,Heidelberg, New York: Springer 1976
Buck,A.C., Chisholm,G.D., Merrick,M.V., Lavender,J.P.: Serial 18-Fluorine bone scans and acid phosphatase in the follow up of carcinoma of the prostate. Br J Urol 47, 287 (1975)
Buck,A.S., Schamber,D.T., Maier,J.G., Lewis,E.L.: Supraclavicular node biopsy and malignant testicular tumors. J Urol 107, 619 (1972)
Bumpus,H.C.Jr.: Carcinoma of the prostate: a clinical study of one thousant cases. Surg Gynecol Obst 43, 150 (1926)

Bumpus,H.C.Jr.: The apparent disappearance of pulmonary metastasis in a case of hypernephroma following nephrectomy. J Urol 20, 185 (1928)

Busch,F.M., Sayegh,E.S.: Roentgenographic visualization of human testicular lymphatics: a preliminary report. J Urol 89, 106 (1963)

Busch,M., Makoski,B., Schulz,U., Sauerwein,K.: Das Essener Nachlade-Verfahren für die intracavitäre Strahlentherapie. Strahlentherapie 153, 581 (1977)

Buschke,F., Parker,R.G.: Radiation therapy in cancer management. New York, London: Grune and Stratton 1972

Byar,D.P.: The Veterans Administration Cooperative Urological Research Group's studies of cancer of the prostate. Cancer 32, 1126 (1973)

Cabanas,D.D.: An approach for the treatment of penile carcinoma. Cancer 39, 456 (1977)

Caldwell,W.L.: Radiotherapy: Definitive, integrated and palliative therapy. Urol Clin North Amer 3. 129 (1975)

Cameron,K.M., Pugh,R.C.B.: Miscellaneous lesions. In: Pugh,R.C.B.(Ed.): Pathology of the testis. Oxford,London,Edinburgh,Melbourne: Blackwell Scientific Publications 1976

Cannon,P.J., Baumgartner,G., Wajsman,Z., Merrin,C.: Nonhormonal chemotherapy for disseminated renal cell carcinoma. Urology 7, 18 (1976)

Carl,P., Klein,U., Gebauer,A., Schmiedt,E.: The value of lymphography for TNM classification of renal carcinoma. Eur Urol 3, 286 (1977)

Carlton,C.E.: Radiotherapy in the management of prostate cancer. Read at annual UCLA Advanced Seminar in Urology. Lake Arrowhead,California,August 15-18, 1976

Carlton,C.E.Jr., Dawoud,F., Hudgins,P., Scott,R.Jr.: Irradiation treatment of carcinoma of the prostate: a preliminary report based on 8 years of experience. J Urol 108, 924 (1972)

Carlton,C.E.Jr., Hudgins,P.T., Guerriero,W.G., Scott,R.Jr.: Radiotherapy in the management of stage C carcinoma of the prostate. J Urol 116, 206 (1976)

Castro,J.R.: Tumors of the testis. In: Fletcher,G.H., Textbook of Radiotherapy. Philadelphia: Lea and Febiger 1973

Catane,R., Kaufman,J., West,C., Merrin,C., Tsukada,Y., Murphy,G.P.: Brain metastasis from prostatic carcinoma. Cancer 38, 2583 (1976)

Cerny,J.C., Farah,R., Rian,R., Weckstein,M.L.: An evaluation of lymphangiography in staging carcinoma of the prostate. J Urol 113, 367 (1975)

Chevassu,M.: Deux cas d'épithéliome du testicule traité par la castration et l'ablation des ganglions lombo-aortiques. Bull Mem Soc Chir Paris 36, 236 (1910)

Chisholm,G.D., O'Donoghue,E.P.N., Kennedy,C.L.: The treatment of oestrogen-escaped carcinoma of the prostate with estramustine phosphate. Br J Urol 49, 717 (1977)

Chlepas,S., Hermanek,P., Sigel,A.: Regionale Lymphknotenmetastasen beim Nierenparenchymkrebs. Morphologische Befunde und klinische Konsequenzen. Urologe [A] 16, 208 (1977)

Clark,P., Houghton,L.: Subcapsular orchidectomy for carcinoma of the prostate. Br J Urol 49, 419 (1977)

Clarkson,B.D., Fried,J.: Changing concepts of treatment in acute leukemia. Med Clin North Am 55, 561 (1971)

Clayson,D.B.: Experimental studies in urothelial cancer. In: Cooper,E.H., Williams,R.E.(Ed.): The Biology and clinical management of bladder cancer. Oxford,London,Edinburgh,Melbourne: Blackwell Scientific Publications 1975

Cleaves,M.A.: Methods of roentgen ray treatment of malignant disease of the uterus, rectum and bladder with description of tubes. Phila Med J 11, 679 (1903)

Cochran,J.S., Walsh,P.C., Porter,J.C., Nicholson,T.C., Madden,J.D., Peters, P.C.: The endocrinology of human chorionic gonadotropin - secreting testicular tumors: new methods in diagnosis. J Urol 114, 549 (1975)

Colby,F.H.: Carcinoma of the prostate: results of total prostatectomy. J Urol 69, 797 (1953)
Colby,F.H., Schulz,M.D.: A review of carcinoma of the bladder treated by supervoltage x-rays over a five-year period. Radiology 41, 371 (1943)
Coley,W.B.: The present status of the x-ray treatment of malignant tumors. Med Rec Eng 63, 441 (1903)
Colston,J.A.C., Leadbetter,W.F.: Infiltrating carcinoma of the bladder. J Urol 36, 669 (1936)
Committee on Carcinoma Registry. Carcinoma of the bladder. J Urol 31, 433 (1934)
Cooling,C.I.: Review of 150 post-mortems of carcinoma of the urinary bladder. In: Wallace,D.M.(Ed.): Tumors of the bladder. Neoplastic disease at various sites,Vol 2. E. and S.Livingstone Ltd:Edinburgh 171, Baltimore: The Williams and Wilkins Company 1959
Cosgrove,M.D., Kaempf,M.J.: Prostatic cancer revisited. J Urol 115, 79 (1976)
Creevy,C.D.: Confusing clinical manifestations of malignant renal neoplasms. Arch Intern Med 55, 895 (1935)
Creutzig,H.: Vergleichende Untersuchungen mit osteotropen Radiopharmaka. III. Szintigraphie mit F-18 and Tc-99m-EHDP bei malignen und nichtmalignen Erkrankungen. Fortschr Röntgenstr 123, 462 (1975)
Cricco,R.P., Kandzari,S.J.: Secondary testicular tumors. J Urol 118, 489 (1977)
Cross,R.J., Glashan,R.W., Humphrey,C.S., Robinson,M.R.G., Smith,P.H., Williams,R.E.: Treatment of advanced bladder cancer with Adriamycin and 5-Fluorouracil. Br J Urol 48, 609 (1976)
Culp,O.S.: Radical perineal prostatectomy: its past, present and possible future. J Urol 98, 618 (1968)
Cummings,K.B., Correa Jr.,R.J., Gibbons,R.P., Stoll,H.M., Wheelis,R.F., Mason,J.T.: Renal pelvic tumors. J Urol 113, 158 (1975)
Cummings,K.B., Taylor,W.J., Correa Jr.,R.J., Gibbons,R.P., Mason,J.T.: Observations on definitive cobalt 60 radiation for cure of bladder carcinoma: 15-year follow-up. J Urol 115, 152 (1976)
D'Agostino,A.N., Soule,E.H., Miller,R.H.: Primary malignant neoplasms of nerves (malignant neurilemomas) in patients without manifestations of multiple neurofibromatosis (von Recklinghausen's disease). Cancer 16, 1003 (1963)
Dahl,D.S.: Percival Pott (1714-1789). Invest Urol 10, 247 (1972)
Das,G., Chisholm,G.D., Sherwood,T.: Can angiography stage renal carcinoma? Br J Urol 49, 611 (1977)
Davies,W.H., Scardino,P.L., Carlton,F.E.: Radical perineal prostatectomy: a 20-year overview. J Urol 108, 604 (1972)
Dayan,A.D., Marshall,A.H.E., Miller,A.A., Pick,F.J., Rankin,N.E.: Atypical teratomas of the pineal and hypothalamus. J Pathol 92, 1 (1966)
Dees,J.E.: Radical perineal prostatectomy for carcinoma. J Urol 104, 160 (1970)
DeVita,V.T., Serpick,A.A., Carbone,P.P.: Combination chemotherapy in the treatment of advanced Hodgkin's disease. Ann Intern Med 73, 881 (1970)
DeWeerd,J.H., Colby Jr.,M.Y.: Bladder carcinoma treated by irradiation and surgery: interval report. J Urol 109, 409 (1973)
DeWeerd,J.H., Colby Jr.,M.Y., Myers,R.P., Cupps,R.E.: Cystectomy after radiotherapeutic ablation of invasive transitional cell cancer. J Urol 118, 260 (1977)
Dhom,G.: Pathology and classification of prostatic carcinoma. In: Marberger, H.(Ed.): Prostatic disease. New York: A.R.Liss 1976
Dhom,G., Hautumm,B.: Die Morphologie des klinischen Stadiums O des Prostatacarcinoms (incidental carcinoma). Urologe [A] 14, 105 (1975)
Dienstl,E., Hinteregger,H., Bergmann,M., Herbinger,W.: Szintigraphische Darstellung von Knochenmetastasen beim Prostatakarzinom. Wien Med Wochenschr 125, 388 (1975)

stellung von Knochenmetastasen beim Prostatakarzinom. Wien Med Wochenschr 125, 388 (1975)

Dixon,F.J., Moore,R.A.: Tumors of the male sex organs. Atlas of tumor pathology, section VIII, fascicles 31b and 32. Washington D.C.: Armed Forces Institute of Pathology 1952

Donohue,R.E., Pfister,R.R., Weigel,J.W., Stonington,O.G.: Supraclavicular node biopsy in testicular tumors. Urology 9, 546 (1977)

Doppelfeld,E., Frik,W.: Erfahrungen beim Einsatz eines Therapiesimulators zur Bestrahlungsplanung. Strahlentherapie 152, 504 (1976)

Duncan,R.E., Evans,A.T.: Diagnosis of primary retroperitoneal tumors. J Urol 117, 19 (1977)

Duncan,R.E., Bennett,D.W., Evans,A.T., Aron,B.S., Schellhas,H.F.: Radiation-induced bladder tumors. J Urol 118, 43 (1977)

Earle,J.D., Bagshaw,M.A., Kaplan,H.S.: Supervoltage radiation therapy of the testicular tumours. Am J Roentgenol 117, 653 (1973)

Edsmyr,F.: Radiotherapy in the management of bladder cancer. In: Cooper,E.H., Williams,R.E.(Ed.): The biology and clinical management of bladder cancer. Oxford,London,Edinburgh,Melbourne: Blackwell Scientific Publications 1975

Edsmyr,F., Espoti,P.L., Wadström,L.: Combined oestrogen and supervoltage radiotherapy in poorly differentiated carcinoma of the prostate. A preliminary report. Scand J Urol Nephrol 4, 179 (1970)

Edsmyr,F., Huber,W., Menander,K.B.: Orgotein efficacy in ameliorating side effects due to radiation therapy. I. Double-blind, placebo-controlled trial in patients with bladder tumors. Cur Ther Res 19, 198 (1976)

Eichhorn,H.J., Lessel,A., Rotte,K.-H.: Einfluß verschiedener Bestrahlungsrhythmen auf Tumor- und Normalgewebe in vivo. Strahlentherapie 143, 614 (1972)

Einhorn,L.H., Donohue,J.P.: Improved chemotherapy in dissiminated testicular cancer. J Urol 117, 65 (1977)

Ekelund,L., Jonsson,K.: How is renal carcinoma detected? Int Urol Nephrol 9, 3 (1977)

Elke,M., Lüning,M., Richter,J., Röder,K., Sieber,F.: Metastasen von Malignomen der männlichen Geschlechtsorgane. In: Lüning,M., Wiljasalo,M., Weissleder,H. (Hrsg.): Lymphographie bei malignen Tumoren. Mit einem Beitrag über endolymphatische Radionuklidtherapie. Stuttgart: Thieme 1976

Elke,M., Lüning,M., Röder,K., Wiljasalo,S., Zyb,F.A.: Metastasen von Malignomen des urologischen Systems. In: Lüning,M., Wiljasalo,M., Weissleder,H.(Hrsg.): Lymphographie bei malignen Tumoren. Stuttgart: Thieme 1976

Elkin,M., Mueller,H.P.: Metastases from cancer of the prostate. Cancer 1246 (1954)

Ellis,F.: Nominal standard dose and the ret. Br J Radiol 44, 101 (1971)

Emmet,J.L., Greene,L.F., Papantoniou,A.: Endocrine therapy in carcinoma of the prostate gland: a 10-year survival studies. J Urol 83, 471 (1960)

EORTC Urological Group B: The treatment of advanced carcinoma of the bladder with a combination of Adriamycin and 5-Fluorouracil. Eur Urol 3, 276 (1977)

Erbe,W., Burchardt,P.: Lymphogene Metastasierung des Prostatacarcinoms. Urologe [A] 13, 127 (1974)

Evans,A.E., D'Angio,G.J., Randolph,J.: A proposed staging for children with neuroblastoma. Cancer 27, 374 (1971)

Faber,D.D., Wahman,G.E., Bailey,T.A., Flocks,R.H., Culp,D.A., Morrison,R.T.: An evaluation of the strontium 85 scan for the detection and localisation of bone metastases from prostatic carcinoma: a preliminary report of 93 cases. J Urol 97, 526 (1967)

Fein,R.L., Taber,D.O.: Foot lymphography in the testis tumor patient. Cancer 24, 248 (1969)

Ferguson,R.S.: Treatment of cancer of the bladder by divided doses of roentgen rays at long distances. Am J Roentgenol 36, 73 (1936)

Fetter,T.R., Bogaev,J.H., McCuskey,B., Seres,J.L.: Carcinoma of the bladder: sites of metastases. J Urol 81, 746 (1959)
Firusian,N., Mellin,P., Schmidt,C.G.: Results of 89-Strontium therapy in patients with carcinoma of the prostate and incurable pain from bone metastases: a preliminary report. J Urol 116, 764 (1976)
Flocks,R.H.: Carcinoma of the bladder. Can Med Assoc J 45, 348 (1946)
Flocks,R.H.: Radiation therapy for prostatic cancer. Urol Clin North Am 2, 181 (1975)
Flocks,R.H., Kadesky,M.C.: Malignant neoplasms of the kidney: an analysis of 353 patients followed five years or more. J Urol 79, 196 (1958)
Flocks,R.H., Kerr,H.D., Elkins,H.B., Culp,D.: Treatment of carcinoma of the prostate by interstitial radiation with radioactive gold (198 Au): a preliminary report. J Urol 68, 510 (1952)
Flocks,R.H., Culp,D., Porto,R.: Lymphatic spread from prostatic cancer. J Urol 81, 194 (1959)
Frank,H.G.: Policy and results of treatment by radiotherapy of carcinoma of the bladder in Leeds. Clin Radiol 21, 425 (1970)
Franke,H.D.: Klinische Gesichtspunkte zum Strahlenschutz von Patient und Personal bei der Anwendung von Telecurie-Einheiten. In: Strahlenschutz Forsch Prax 8, 49 (1968)
Franke,H.D.: Die Strahlenempfindlichkeit des Nervensystems. In: Strahlenschutz in Forschung und Praxis,Band XIII,S.172. Stuttgart: Thieme 1973
Franke,H.D.: Tumoren der männlichen Genitalorgane. In: Scherer,E.(Hrsg.): Strahlentherapie. Radiologische Onkologie. Berlin,Heidelberg,New York: Springer 1976
Franke,H.D., Müllenberg,W., Kohlhoff,K.: Methoden und Ergebnisse der Strahlenbehandlung germinaler Hodentumoren. Deutscher Röntgenkongreß in Baden-Baden 1974
Franks, L.M.: The spread of prostatic carcinoma to the bones. J Pathol 66, 91 (1953)
Freed,S.Z., Feldman,J.A., Sprayragen,S.: Follow-up of patients after nephrectomy for renal cell carcinoma. Urology 9, 500 (1977)
Friedman,M.: The superior value of supervoltage irradiation in special situations: carcinoma of the mouth and carcinoma of the testis. Radiology 67, 484 (1956)
Friedman,M.: Radioisotopic techniques. Intracavitary placement of radium, interstitial implantations and instillations. JAMA 206, 2722 (1968)
Fröscher,W.: Die Strahlenschädigung des Rückenmarks. Fortschr Neurol Psychiatr 44, 94 (1976)
Frohmüller,H., Ackermann,R.: Zur Diagnostik und Therapie des Sarcoma botryoides Urol Int 30, 420 (1975)
Frommhold,H., Gauwerky,F.: Zur Strahlenbehandlung der Epipharynxtumoren. Strahlentherapie 144, 509 (1972)
Fossa,S.D., Haveland,H., Miller,A., Urianstad,M.K., Aakvaag,A.: External high-voltage radiotherapy of carcinoma of the prostate and the regional lymph nodes. Strahlentherapie 152, 338 (1976)
Foti,A.G., Cooper,J.F., Herschman,H., Malvaez,R.R.: Detection of prostatic cancer by solide-phase radioimmunoassay of serum prostatic acid phosphatase. N Engl J Med 297, 1357 (1977)
Fuchs,W.A.: Complications in lymphography with oily contrast media. Acta Radiol [Diagn] (Stockh) 57, 427 (1962)
Fuchs,W.A.: Die Lymphographie bei Harnblasentumoren. Radiologe 8, 180 (1968)
Fuchs,W.A.: Diagnoses of cancer metastases in lymphe nodes. In: Fuchs,W.A., Davidson,J.W., Fischer,H.W.: Lymphography in cancer. Recent results in cancer research. Berlin,Heidelberg,New York: Springer 1969

Galleher,,Earl P.Jr., Young,J.D.Jr., Campbell,E.W.Jr., Wizenberg,M.J., Jacobs,J.A., Millstein,D.I.: Pre-cystectomy radiation for carcinoma of the bladder: 17-year experience. J Urol 118, 179 (1977)
Gambarelli,J., Guérinel,G., Chevrot,L., Mattèi,M.: Computerized Axial Tomography. Berlin,Heidelberg,New York: Springer 1977
Georgi,P., Stöhrer,H., Gerhard,P., Sinn,H.: Szintigraphischer Nachweis von Knochenmetastasen bei Patienten mit Prostatakarzinom. In: Höfer,R.: Radioaktive Isotope in Klinik und Forschung.XI.Band. München,Berlin,Wien: Urban und Schwarzberg 1975
Gerstenberg,E.: Die Tumorverdopplungszeit, ihre röntgenologische Bestimmung und ihre Bedeutung für die Röntgendiagnostik. Fortschr Röntgenstr 101, 39 (1964)
Ghosh,B.C., Ghosh,L., Huvos,A.G., Fortner,J.G.: Malignant Schwannoma. A clinicopathologic study. Cancer 31, 184 (1973)
Giebink,G.S., Ruymann,F.B.: Testicular tumors in childhood. Review and report of three cases. Am J Dis Child 127, 433 (1974)
Gill,W.B., Thomsen,S., Lu,C.T.: Retrograde brushing: a new technique for obtaining histologic and cytologic material from ureteral, renal pelvic and renal calyceal lesions. J Urol 109, 573 (1973)
Gill,W.B., Marks,J.E., Straus,F.H., Sylora,H.O., Diamond,H.M.: Radical retropubic prostatectomy and retroperitoneal lymphadenectomy following radiotherapy conversion of stage C to stage B carcinoma of the prostate. J Urol 111, 656 (1974)
Girmann,G., Gratzl,M., Pees,H., v.Seebach,H.-B., Scheurlen,P.G.: Beitrag zur Ätiologie der "reversiblen hepatischen Dysfunktion" (Stauffer-Syndrom) bei Nierentumoren. Dtsch Med Wochenschr 100, 480 (1975)
Glashan,R.W., Houghton,A.L., Robinson,M.R.G.: A toxicity study of the treatment of T3 bladder tumours with a combination of radiotherapy and chemotherapy. Br J Urol 49, 669 (1977)
Goffinet,D.R., Schneider,M.J., Glatstein,E.J., Ludwig,H., Ray,G.R., Dunnick, N.R., Bagshaw,M.A.: Bladder cancer: results of radiation therapy in 384 patients. Radiology 117, 149 (1975)
Graber,P., Rutishauser,G., Baumann,J.M.: Eine vergleichende Bewertung von saurer Serumphosphatase, konventioneller Röntgendiagnostik, Knochenbiopsie und Sr-85-Szintigraphie als Methoden zum Nachweis von Knochenmetastasen beim Prostatacarcinom. Urologe [A] 10, 60 (1971)
Graham,A.P.: Malignancy of the kidney: survey of 195 cases. J Urol 58, 10 (1947)
Graham,S., Gibson,R., West,D., Swanson,M., Burnett,W., Dayal,H.: Epidemiology of cancer of the testis in Upstate New York. J Natl Cancer Inst 58, 1255 (1977)
Gregl,A., Heitmann,D.: Indikation zur Lymphographie in der Urologie unter besonderer Berücksichtigung des Peniskarzinoms. Fortschr Röntgenstr 126, 339 (1977)
Gregl,A., Kienle,J., Yu,D., Grabner,F., Truss,F.: Lymphographie beim Blasencarcinom. Urologe [A] 8, 303 (1969)
Gregl,A., Heitmann,D., Truss,F.: Das Peniskarzinom, Symptomatik, Therapie und Prognose. Strahlentherapie 153, 513 (1977)
Greiner,R., Meyer,A.: Reversible und irreversible Azoospermie nach Bestrahlung des malignen Hodentumors. Strahlentherapie 153, 257 (1977)
Grossman,I., von Phul,R., Fitzgerald,J.P., Masih,S., Turner,A.F., Kurohara, S.S., George,F. III: The early lymphatic spread of manifest prostatic carcinoma. Am J Roentgenol 120, 673 (1974)
Grout,D.C., Grayhack,J.T., Moss,W., Holland,J.M.: Radiation therapy in the treatment of carcinoma of the prostate. J Urol 105, 411 (1971)

Günther,M., Friedrich,A., Jenssen,H.-L., Werner,H., Köhler,H., Seyfarth,M., Erdmann,Th.: Zur Immundiagnostik urologischer Tumoren. Z Urol Nephrol 70, 225 (1977)

Gursel,E.O., Rezvan,M., Veenema,R.J.: Comparative evaluation of bone marrow acid phosphatase and bone scanning in staging of prostatic cancer. J Urol 111, 53 (1974)

Hajdu,S.I., Thomas,A.G.: Renal cell carcinoma at autopsy. J Urol 97, 978 (1967)

Hall,R.R., Schade,R.O.K., Swinney,J.: Effects of hyperthermia on bladder cancer. Br Med J 2, 593 (1974)

Harter,D.J., Hussey,D.H., Delclos,L., Eagle,D.F., Moore,E.B.: Device to position and shield the testical during irradiation. Int J Radiat Oncol Biol Phys 1, 361 (1976)

Hauri,D., Zingg,E.: Mamillenbestrahlung bei Hormonbehandlung des Prostatakarzinoms. Schweiz Med Wochenschr 101, 571 (1971)

Hautmann,R., Kisters,R., Lutzeyer,W.: Diagnosis of renal tumor by Gamma-glutamyl-transpeptidase (EC 2.3.2.2.). Urology 7, 12 (1976)

Hayes,D.M., Cvitkovic,E., Colbey,R.B., Scheiner,E., Helson,L., Krakoff,I.H.: High dose cis-platinum diammine dichloride. Amelioration of renal toxicity by mannitol diuresis. Cancer 39, 1372 (1977)

Hedinger,C.: Pathologie der testikulären und paratestikulären Tumoren. Dtsch Med Wochenschr 102, 489 (1977)

Heinze,H.G., Fock,J.: Malignome des Hodens. Ergebnisse nach Megavolt-Strahlentherapie von 1960-1972. Strahlentherapie 148, 215 (1974)

Hellriegel,W.: Lokale Strahlenreaktionen. In: Strahlenschutz in Forschung und Praxis 1, 106 (1961). Freiburg: Verlag Rombach 1961

Helmstein,K.: Treatment of bladder carcinoma by a hydrostatic pressure technique. Br J Urol 44, 434 (1972)

Hering,H., Hering,F.J., Weidner,W.: CEA-Bestimmung in Urin und Plasma bei Patienten mit Tumoren des Urogenitaltraktes. Urologe [A] 15, 300 (1976)

Hermanek,P., Sigel,A.: Pathologische Befunde bei Tumorhephrektomien. Verh Dtsch Ges Pathol 59, 557 (1975)

Hermanek,P., Sigel,A., Chlepas,S.: Renal cell carcinoma-invasions of veins. Eur Urol 2, 142 (1976)

Hermanek,P., Sigel,A., Chlepas,S.: Histological grading of renal cell carcinoma. Eur Urol 2, 189 (1976)

Heuck,F., Hineß,R.: Beitrag zur Röntgendiagnostik primärer retroperitonealer Sarkome im Erwachsenenalter. Radiologe 15, 287 (1975)

Hild,F., Birkenheier,H.: Hémangiopéricytome rénal cause d'hypoglycémie. Association Française d'Urologie,69.Session,Paris, 5 Octobre-8 Octobre 1975. Paris: Masson 1975

Höffken,K., Schmidt,C.G.: Klassifikation und Stadieneinteilung der Hodentumoren. Dtsch Med Wochenschr 102, 249 (1977)

Höffken,K., Tingelhoff,J., Seeber,S., Schmidt,C.G.: Actinomycin-D-Monotherapie bei malignen Hodentumoren. Urologe [A] 15, 61 (1976)

Hounsfield,G.N.: Computerized transverse axial scanning (tomography). (1) Description of system. Br J Radiol 46, 1016 (1973)

Hovsepian,J.A., Byar,D.P., The Veterans Administration Cooperative Urological Research Group: Carcinoma of the prostate. Correlation between radiologic quantitation of metastases and patient survival. Urology 6, 11 (1975)

Howard,A., Pelc,S.R.: Nuclear incorporation of P-32 as demonstrated by autoradiographs. Exp Cell Res 2, 178 (1951)

Huggins,C., Hodges,C.V.: Studies on prostatic cancer.I.The effect of castration, of estrogen and of androgen injections on serum phosphatases in metastatic carcinoma of the prostate. Cancer Res 1, 293 (1941)

Huggins,C., Scott,W.W.: Bilateral adrenalectomy in prostatic cancer: clinical features and urinary excretion of 17-ketosteroids and estrogen. Ann Surg 122, 1031 (1945)

Hultén,L., Rosencrantz,M., Seemann,T., Wahlqvist,L., Åhrén,Ch.: Occurrence and localisation of lymph node metastases in renal carcinoma. Scand J Urol 3, 129 (1969)
Hultén,L., Kindblom,L.-G., Lindhagen,J., Rosencrantz,M., Seeman,T., Wahlqvist,L.: Funicular and pedal lymphography in testicular tumours. Acta Chir Scand 139, 746 (1973)
Ichikawa,T., Nakano,I., Hirokawa,F.: Bleomycin treatment of the tumors of penis and scrotum. J Urol 102, 699 (1969)
Imahori,S., Holyoke,E.A., PicKren,J.W.: Retroperitoneal Xanthogranuloma. N Y State J Med 1, 2361 (1973)
Irikura,H., Matsui,K., Iio,M., Chiba,K., Yamada,H.: Bone surveys of prostate cancer: a comparison of 99m Tc-pyrophosphate scan and x-ray. Tokyo and Kyoto: Proc First World Congress Nuclear Medicine 1974
Ishibe,T.: Alkaline phosphatase in serum of patients with prostatic carcinoma. Urology 10, 227 (1977)
Jacobi,W.: Strahlenschutzpraxis. München: Thiemig-Verlag 1961
Jacobs,E.M.: Combination chemotherapy of metastatic testicular germinal cell tumors and soft part sarcomas. Cancer 25, 324 (1970)
Jaffe,N.: Neuroblastom: review of the literature and an examination of factors contributing to its enigmatic character. Cancer Treat Rev 3, 61 (1976)
Jewett,H.J.: The case for radical perineal prostatectomy. J Urol 103, 195 (1970)
Jewett,H.J.: The present status of radical prostatectomy for stages A and B prostatic cancer. Urol Clin North Am 2, 105 (1975)
Jewett,H.J., Strong,G.H.: Infiltrating carcinoma of the bladder: relation of depth of penetration of the bladder wall to incidence of local extension and metastases. J Urol 55, 366 (1946)
Johnson,D.E.: Testicular tumors. Bern,Stuttgart,Vienna: Hans Huber Publishers 1972
Johnson,D.E., Haynie,T.P.: Phosphorus-32 for intractable pain in carcinoma of prostate. Urology 9, 137 (1977)
Johnson,D.E., Bracken,R.B., Blight,E.M.: Prognosis for pathologic stage I non-seminomatous germ cell tumor of the testis managed by retroperitoneal lymphadenectomy. J Urol 116, 63 (1976)
Johnson,D.E., Kaesler,K.E., Kaminsky,S., Jing,B.-S., Wallace,S.: Lymphangiography as an aid in staging bladder carcinoma. South Med J 69, 28 (1976)
Johnson,D.E., Lamy,S., Bracken,R.B.: Salvage cystectomy after radiation failure in patients with bladder carcinoma. South Med J 70, 1279 (1977)
Jonas,U., Körner,F., Lund,S.: Therapie der metastasierenden Hodentumoren. Aktuelle Urologie 8, 25 (1977)
Jönsson,G., Högberg,B., Nilsson,T.: Treatment of advanced prostatic carcinoma with estramustine phosphate (Estracyt (R)). Scand J Urol Nephrol 11, 231 (1977)
Jonsson,K., Ingemansson,S., Ling,L.: Lymphography in patients with testicular tumours. Br J Urol 45, 548 (1973)
Juusela,H., Malmio,K., Alfthan,O., Oravisto,K.J.: Preoperative irradiation in the treatment of renal adenocarcinoma. Scand J Urol Nephrol 11, 277 (1977)
Kademian,M., Wirtanen,G.: Accuracy of bipedal lymphangiography in testicular tumors. Urology 9, 218 (1977)
Kärcher,K.H.: Aktuelle Probleme der klinischen Strahlenbiologie. Berlin,Heidelberg,New York: Springer 1970
Kantor,A.F.: Current concepts in the epidemiology and etiology of primary renal cell carcinoma. J Urol 117, 415 (1977)
Kaplan,H.S.: Hodgkins disease. Cambridge, Massachusetts: Harvard University Press 1972
Karstens,J.H., Ammon,J., Hoff,K.-D., Rathert,P.: TNM-orientierte radiologische Behandlungsplanung beim Blasenkarzinom. Med Welt 28, 1461 (1977)

Karstens,J.H., Ammon,J., Rübben,H., Bubenzer,J.: TNM-orientierte radiologische Behandlungsplanung beim Blasenkarzinom. Berücksichtigung des Grading. Med Welt 28, 172 (1978)
Kastendieck, Altenähr,E., Burchardt,P., Becker,H., Franke,H.D., Klosterhalfen, H.: Morphologische und klinische Behandlungsergebnisse nach kombinierter Hormon- und Strahlentherapie des Prostatakarzinoms. Dtsch Med Wochenschr 101, 571 (1976)
Kay,S.: Renal carcinoma. A 10-year study. Am J Clin Pathol 50, 428 (1968)
Keinert,K., Köhler,K., Platzbecker,H.: Komplikationen und Kontraindikationen. In: Lüning,M., Wiljasalo,M., Weissleder,H.(Hrsg.): Lymphographie bei malignen Tumoren. Stuttgart: Thieme 1976
Keiser, D.von: Renal Tumors. In: Rüttimann, (Hrsg.): Progress in Lymphology. Stuttgart: Thieme 1967
Kennedy,B.J.: Mithramycin therapy in testicular cancer. J Urol 107, 429 (1972)
Kinmonth,J.B.: Lymphography in man: a method of outlining lymphatic truncs at operation. Clin Sci Mol Med 11, 13 (1952)
Klein,H.O., Lennartz,K.J., Gross,R., Eder,M., Fischer,R.: In-vivo-und-in-vitro-Untersuchungen zur Zellkinetik und Synchronisation menschlicher Tumorzellen. Dtsch Med Wochenschr 97, 1273 (1972)
Klein,U.: Lymphographische Untersuchungen bei Hodentumoren. Röntgen-Ber 2, 156 (1973)
Klerk,D.P.de, Nime,F.: Adenomatoid tumors (Mesothelioma) of testicular and paratesticular tissue. Urology 6, 635 (1975)
Klosterhalfen,H.: The conservative treatment of prostatic carcinoma. In: Grundmann,E., Vahlensieck,W.(Ed.): Recent results in cancer research. Berlin,Heidelberg,New York: Springer 1977
Knappenberger,S.T., Uson,A.C., Melicow,M.M.: Primary neoplasms occurring in vesical diverticula: a report of 18 cases. J Urol 83, 153 (1960)
Körner,F.: Diagnose und Therapie der malignen Hodentumoren. Stuttgart: Enke 1970
Kopecky,A.A., Laskowski,T.Z., Scott,R.Jr.: Radical retropublic prostatectomy in the treatment of prostatic carcinoma. J Urol 103, 641 (1970)
Koss,L.G.: Tumors of the urinary bladder. In: Atlas of tumor pathology, second series, fascicle 11. Washington D.C.: Armed Forces Institute of Pathology 1975
Koss,L.G., Nakanishi,I., Freed,S.Z.: Non papillary carcinoma in situ and atypical hyperplasia in cancerous bladders. Urology 9, 442 (1977)
Kozoll,D.D., Kirshbaum,J.D.: Relationship of benign and malignant hypernephroid tumors of the kidney: clinical and pathological study of 77 cases in 12885 necropsies. J Urol 44, 435 (1940)
Krebs,A.: Strahlenbiologie. Berlin,Heidelberg,New York: Springer 1968
Kurohara,S.S., Webster,J.H., Babib,A., Boctor,Z., Woodruff,M.W.: J Urol 101, 587 (1969)
Kurth,K.H., Altwein,J.E., Skodula,D., Hohenfellner,R.: Follow-up of irradiated prostatic carcinoma by aspiration biopsy. J Urol 117, 615 (1977)
Kurz,R., Mutz,I., Pichler,E.: Wilms-Tumor: Diagnose, Therapie und Prognose an Hand von 43 Patienten. Wien Klin Wochenschr 89, 3 (1977)
Kuttig,H.: Hodentumoren. Langenbecks Arch Chir 322, 811 (1968)
Kuttig,H., Hamzei,A.: Zur Methodik der Telecobalttherapie der Nierenregion. Strahlentherapie 125, 400 (1964)
Lamerz,R., Staehler,G., Hiermeyer,L., von Lieven,H.: Radioimmunologische Serumbestimmungen von Alpha-Fetoprotein bei Patienten mit Hodentumoren. Urologe [A] 16, 213 (1977)
Lampert,F.: Krebs im Kindesalter. München,Wien,Baltimore: Urban & Schwarzenberg 1977
Lang,E.K.: The roentgenographic assessment of bladder tumors. A comparison of the diagnostic accuracy of roentgenographic techniques. Cancer 23, 717 (1969)

Langhammer,H., Sintermann,R., Kempken,K., Hör,G., Pabst,H.W., Fendl,M.: Kameraszintigraphische Metastasendiagnostik am Skelettsystem beim Prostatacarcinom. Med Klin 72, 942 (1977)
LaPlante,M., Brice,M.: The upper limits of hopeful application of radical cystectomy for vesical carcinoma: does nodal metastasis always indicate incurability? J Urol 109, 261 (1973)
Larsson,L.G., Sundbohm,C.M.: Roentgen irradiation of the male breast. Acta Radiol [Diagn] (Stockh) 58, 253 (1962)
Ledley,R.S.: Innovation and creativeness in scientific research: My experience in developing computerized axial tomography. Comput Biol Med 4, 133 (1974)
Legge,D.A., Good,C.A., Ludwig,J.: Roentgenologic features of pulmonary carcinomatosis from carcinoma of the prostate. Am J Roentgenol 111, 360 (1971)
Lemerle,J., Tournade,M.F., Sarrazin,D., Valayer,J.: Tumours of the kidney. In: Bloom,H.J.G., Lemerle,J., Neidhardt,M.K., Voûte,P.A.(Ed.): Cancer in children. Berlin,Heidelberg,New York: Springer 1975
Lentle,B.C., McGowan,D.G., Dierich,H.: Technetium-99m Polyphosphate in bone scanning in carcinoma of the prostate. Br J Urol 46, 543 (1974)
Levin,D.C., Gordon,D.H., Kinkhabwala,M., Becker,J.A.: Arteriography of retroperitoneal lymphoma. Am J Roentgenol 126, 368 (1976)
Li,M.C., Whitmore,W.F.Jr., Golbey,R., Grabstald,H.: Effects of combined drug therapy on metastatic cancer of testis. JAMA 174, 1291 (1960)
Lichtenauer,P., Ott,G., Dröge,K.H.: Zur Klassifizierung, Verlauf und Behandlung des Peniskarzinoms (statistische Auswertung von 317 bioptisch nachgewiesenen Peniskarzinomen). Urologe [A] 12, 66 (1973)
Lien,H.H., Kolbenstvedt,A.: Phlebography, urography and lymphography in the diagnosis of metastases from testicular tumors. Acta Radiol [Diagn] (Stockh) 18, 177 (1977)
Lieven,H.von: Klinische Ergebnisse der präoperativen Bestrahlung beim Adenokarzinom der Niere. Strahlentherapie 154, 1 (1978)
Lieven,H.von, Lissner,J.: Strahlentherapie beim Adenokarzinom der Niere. Strahlentherapie 153, 245 (1977)
Lindenberg,K., Hauri,D., Pfluger,N.: Zum Problem der Radiozystitis beim nachbestrahlten Harnblasenkarzinom. Schweiz Rundschau Med (Praxis) 66, 1385 (1977)
Lindsey,C.M., Glenn,J.F.: Germinal malignancies of the testis: experience, management and prognosis. J Urol 116, 59 (1976)
Loening,S.A., Schmidt,J.D., Brown,R.C., Hawtrey,C.E., Fallon,B., Culp,D.A.: A comparison between lymphangiography and pelvic node dissection in staging of prostatic cancer. J Urol 117, 752 (1977)
Lucké,B., Schlumberger,H.B.: Tumors of the kidney, renal pelvis, and ureter. Atlas of tumor pathology, fascicle 30. Washington D.C.: Armed Forces Institute of Pathology 1957
Ludvik,W., Hohenfellner,R.: Die Lymphographie beim Blasencarcinom. Urologe [A] 4, 77 (1965)
Ludvik,W., Zaunbauer,W.: Die Bedeutung der Lymphographie für die chirugischen Disziplinen: Ein Dreijahresbericht. Fortschr Röntgenstr 105, 614 (1966)
Lüning,M., Wiljasalo,M., Weissleder,H.: Lymphographie bei malignen Tumoren. Stuttgart: Thieme 1976
Lütloff,U.M., Glanzmann,Ch., Horst,W.: Radiotherapie des Peniskarzinoms, Indikationen und Resultate. Strahlentherapie 152, 333 (1976)
Luft,R., Olivecrona,H.: Experiences with hypophysectomy in man. J Neurosurg 10, 301 (1953)
Lutzeyer,W., Rübben,H.: Diagnosis and therapy of urothelial urinary bladder tumors according to TNM-system. 14th Congress of the American Confederation of Urology, 25th-30th September 1977, Buenos Aires
Lutzeyer,W., Schiffer,A.: Heutige Problematik des Prostatacarcinoms. Urologe [A] 9, 303 (1970)

MacDonald,J.S., Higgs,B.: Lymphography in tumours of the kidney and bladder. In: Progress in Lymphology II. Stuttgart: Thieme 1970
MacDonald,J.S., Wallace,E.N.K.: Lymphangiography in tumours of the kidney, bladder and testicle. Br J Radiol 38, 93 (1965)
MacKenzie,A.R.: Chemotherapy of metastatic testis cancer results in 154 patients. Cancer 19, 1369 (1966)
Maier,J.G., Mittemeyer,B.: Carcinoma of testis. Cancer 39, 981 (1977)
Maier,J.G., Schamber,D.T.: The role of lymphangiography in the diagnosis and treatment of malignant testicular tumors. Am J Roentgenol 114, 482 (1972)
Maier,J.G., Mittemeyer,B.T., Sulak,M.H.: Treatment and prognosis in seminoma of testis. J Urol 99, 72 (1968)
Makhyoun,N.A., Veenema,R.J., Wechsler,M.: Microscopic foci of cancer in prostatectomy for benign disease. Diagnostic and surgical considerations. Urology 9, 140 (1977)
Malkin,R.B.: Regression of renal carcinoma following radiation therapy. J Urol 114, 782 (1975)
Marberger,M., Georgi,M., Günther,R., Schäfer,R., Hohenfellner,R.: Die intraluminare Ballonokklusion der Nierenarterie. Urologe [A] 16, 146 (1977)
Marshall,F.F., Walsh,P.C.: Extrarenal manifestations of renal carcinoma. J Urol 117, 439 (1977)
Marshall,V.F.: The relation of the preoperative estimate to the pathological demonstration of the extent of vesicle neoplasms. J Urol 68, 714 (1952)
Marshall,W.H.Jr., Breiman,R.S., Harell,G.S., Glatstein,E., Kaplan,H.S.: Computed tomography of abdominal paraaortic lymphe node disease: preliminary observations with a 6 second scanner. Am J Roentgenol 128, 759 (1977)
Masch,F.: Klinik, Therapie und Prognose der bösartigen Hodentumoren und ihren Rezidiven. Strahlentherapie 113, 217 (1960)
Mathé,G.: Active immunotherapy of cancer: its immunoprophylaxis and immunorestoration. Berlin,Heidelberg,New York: Springer 1976
Mauermayer,W., Tauber,R.: Die Tumoren der Harnblase-Indikation, Technik und Ergebnisse der transurethralen Therapie. Urologe [A] 16, 185 (1977)
Mauermayer,W., Tauber,R., Steuer,G.: Epitheliale Harnblasentumoren im Kindesalter und beim Jugendlichen. Urologe [A] 16, 286 (1977)
Mayor,G.: Zur Therapie des Blasenkarzinoms. Urologe [A] 16, 175 (1977)
McCullough,D.L., Prout,G.R.Jr., Daly,J.J.: Carcinoma of the prostate and lymphatic metastases. J Urol 111, 65 (1974)
McLaughlin,A.P., Saltzstein,S.L., McCullough,D.L., Gittes,R.F.: Prostatic carcinoma: incidence and location of unsuspected lymphatic metastases. J Urol 115, 89 (1976)
McLaughlin,M., Hazra,T., Schirmer,H.K.A., Scott,W.W.: Telecobalt therapy for prostatic cancer: rationale, results and future considerations. J Urol 113, 378 (1975)
Melchior,H.: Tubular cystourethroneostomy after total prostatectomy. Urol Int 30, 54 (1975)
Melchior,H.: Die operative Therapie der Blasentumoren. Therapiewoche 26, 4342 (1976)
Melicow,M.M.: Primary tumors of the retroperitoneum. Int Surg 19, 401 (1953)
Melicow,M.M.: Tumors of the bladder: a multifaceted problem. J Urol 112, 467 (1974)
Melicow,M.M., Uson,A.C.: Nonurologic symptoms in patients with renal cancer. JAMA 172, 146 (1960)
Mendelson,D., Serpick,A.A.: Combination chemotherapy of testicular tumors. J Urol 103, 619 (1970)
Merrin,C.E., Murphy,G.P.: Metastatic testicular carcinoma: single-agent chemotherapy (Actinomycin D) in treatment. NY State J Med 74, 654 (1974)

Merrin,C., Takita,H., Beckley,S., Kassis,J.: Treatment of recurrent and widespread testicular tumor by radical reductive surgery and multiple sequential chemotherapy. J Urol 117, 291 (1977)
Meuret,G.: Therapie der Sarkome. Dtsch Med Wochenschr 103, 308 (1978)
Miki,M., Machida,T., Minami,T.: Evaluation of Technetium-labelled pyrophosphate scintigraphy for detection of bone metastases from prostatic carcinoma. J Nucl Biol Med 15, 517 (1974)
Miller,L.S.: Bladder cancer. Superiority of preoperative irradiation and cystectomy in clinical stages B2 and C. Cancer 39, 973 (1977)
Miller,L.S., Johnson,D.E.: Megavoltage irradiation for bladder cancer: alone, postoperative or preoperative? Seventh National Cancer Congress Proceedings 771. Philadelphia: Lippincott 1973
Mollenkamp,J.S., Cooper,J.F., Kagan,A.R.: Clinical experience with supervoltage radiotherapy in carcinoma of the prostate: a preliminary report. J Urol 113, 374 (1975)
Morales,A., Eidinger,D., Bruce,A.W.: Intracavitary Bacillus Calmette-Guerin in the treatment of superficial bladder tumors. J Urol 116, 180 (1976)
Mostofi,F.K.: Die Pathologie des Prostatakarzinoms. In: Raspe,G., Brosig,W. (Hrsg.): Prostatakarzinom. Internationales Symposium über die Behandlung des Prostatakrebses. Berlin, 13-15 November 1969. Life Sciences Monographs 1. Braunschweig: Pergamon Press, Vieweg 1972
Mostofi,F.K., Price,E.B.: Tumors of the male genital system. Atlas of tumor pathology, second series, fascicle 8. Washington D.C.: Armed Forces Institute of Pathology 1973
Mostofi,F.K., Sobin,L.H., Torloni,H.: Histological typing of urinary bladder tumours. Geneva: World Health Organization 1973
Mukerjee,M.G., Mittemeyer,B.T.: Experience in staging testis tumors with bleomycin-57-Cobalt and present role of 67-Gallium scan. J Urol 116, 467 (1976)
Murphy,G.P.: The current status of bladder cancer. Surg Annu 7, 175 (1975)
Musshoff,K., Slanina,J.: Maligne Systemerkrankungen. In: Scherer,E.(Hrsg.): Strahlentherapie. Radiologische Onkologie. Berlin,Heidelberg,New York: Springer 1976
Nagel,R.: Gedanken zur Diagnostik und Behandlung des Prostata-Carcinoms. Urologe [B] 12, 122 (1972)
Nagel,R.: Urologische Aspekte des fortgeschrittenen Blasencarzinoms. Urologe [A] 12, 45 (1973)
Nathan,B.E., Levander,J.P.: Bone scanning using fluoridine-18 and the gamma camera in the detection of metastatic disease. Proc of the Second International Symp of Nuclear Medicine. Prague: Charles University 1973
Nesbit,R.M., Baum,W.C.: Endocrine control of prostate carcinoma: clinical and statistical survey of 1818 cases. JAMA 143, 1317 (1950)
Nesbit,R.M., Plumb,R.T.: Prostatic carcinoma: a follow-up on 795 patients treated prior to the endocrine era and a comparison of survival rates between these and patients treated by endocrine therapy. Surgery 20, 263 (1946)
Neves-Netto,E.: Place de la lymphographie dans l'étude du cancer rénal. J Urol Nephrol (Paris) 10, 833 (1972)
Nicholson,T.C., Walsh,P.C., Rotner,M.B.: Lymphadenectomy combined with preoperative and postoperative Cobalt 60 Teletherapy in the management of embryonal carcinoma and teratocarcinoma of the testis. J Urol 112, 109 (1974)
Nilsson,J.: Beckenangiographie bei Untersuchungen von Blasentumoren. Radiologe 8, 171 (1968)
Nitze,H.R., Ganzer,U., Vosteen,K.-H.: Die Strahlenbehandlung maligner Tumoren nach Synchronisation des Zellteilungsrhythmus. Strahlentherapie 143, 329 (1972)

Nitze,M.: Über eine neue Beleuchtungs- und Untersuchungsmethode für Harnröhre, Harnblase und Rectum. Wien Med Wochenschr 29, 649 (1879)

Nöcker,D., Hobrecker,M.: Therapieplanung und Prognosebeurteilung bei bösartigen Nierengeschwülsten. Strahlentherapie 152, 498 (1976)

Novak,D., Hilweg,D., Haug,H.P.: The role of roentgenographic procedures in staging of carcinoma of urinary bladder by TNM-system. Urol Int 26, 149 (1971)

Oberndorfer,S.: Die Prostata. Hdb.path.Anat. VI/3. Berlin: Springer 1931

O'Donoghue,E.P.N., Pugh,R.C.B.: Early diagnosis of prostatic carcinoma: the role of transurethral resection. Br J Urol 49, 705 (1977)

O'Donoghue,E.P.N., Shridhar,P., Sherwood,T., Williams,J.P., Chisholm,G.D.: Lymphography and pelvic lymphadenectomy in carcinoma of the prostate. Br J Urol 48, 689 (1976)

Oeser,H., Krokowski,E., Gerstenberg,E.: Die Bedeutung der Verdopplungszeit von Tumoren für die Krebsbekämpfung. Münch Med Wochenschr 106, 675 (1964)

Ormond,J.K.: Bilateral ureteral obstruction due to envelopment and compression by inflammatory retroperitoneal process. J Urol 59, 1072 (1948)

Ortega,J.A., Rivard,G.E., Isaacs,H., Hittle,R.E., Hays,D.M., Pike,M.C., Karon,M.R.: The influence of chemotherapy on the progress of rhabdomyosarcoma. Med Pediatr Oncol 1, 227 (1975)

Palme,G., Liss,E., Oeff,K.: Die Proliferationskinetik von Ehrlich-Ascites-Tumorzellen unter der Einwirkung alkylierender Zytostatika. 5th Int Congr of Chemotherapy,Wien,26.6.-1.7.1967,Proc.Vol.II/1,18

Palme,G., Schiller,S., Roßdorf,B.: Der Effekt alkylierender Stoffe auf den nicht proliferierencen Pool von Ehrlich Karzinom Zellen. In: Wüst,G.(Hrsg.): Aktuelle Probleme der Therapie maligner Tumoren. Internationales Symposium in Münster/Westfalen 1972. Stuttgart: Thieme 1973

Pasteau,O., DeGrais: Radium in treatment of prostatic cancer. J Urol Nephrol (Paris) 4, 341 (1913)

Paxton,R.M., Williams,G., MacDonald,J.S.: Role of lymphography in carcinoma of prostate. Br Med J 1, 120 (1975)

Peeling,W.B., Mantell,B.S., Shepheard,B.G.F.: Post-operative irradiation in the treatment of renal cell carcinoma. Br J Urol 41, 23 (1969)

Petkovic,S.D.: An anatomical classification of renal tumors in the adult as a basis for prognosis. J Urol 81, 618 (1959)

Pizzocaro,G., Lattuada,A., Musumeci,R., Zanoni,F., Monfardini,S., Bonadonna,G.: Risultati a distanza e pianificazione terapeutica dei tumori seminali del testicolo. Tumori 61, 271 (1975)

Polsky,M.S., Shackelford,G.D., Weber,C.H., Ball,T.P.: Retroperitoneal teratoma. Urology 8, 618 (1976)

Powel-Smith,C.J., Reid,E.C.: Preoperative irradiation and radical cystectomy in carcinoma of the bladder. Cancer 25, 781 (1970)

Praetorius,M., Faul,P., van Lieven,H., Buttler,R.: Zur Strahlenbehandlung niederdifferenzierter Prostatakarzinome. Münch Med Wochenschr 116, 27 (1974)

Priestley,J.T.: Survival following removal of malignant renal neoplasms. JAMA 113, 902 (1939)

Prout,G.R.Jr.: Diagnosis and staging of prostatic carcinoma. Cancer 32, 1096 (1973)

Prout,G.R.Jr.: The surgical management of bladder carcinoma. Urol Clin North Am 3, 149 (1976)

Prout,G.R.Jr.: Bladder carcinoma and a TNM system of classification. J Urol 117, 583 (1977)

Prout,G.R.Jr., Slack,N.H., Bross,I.D.J.: Preoperative irradiation and cystectomy for bladder carcinoma,IV: results in a selected population. In: Seventh National Cancer Conference Proceedings. Philadelphia: J.B.Lippincott Co 1973

Pugh,R.C.B.: Pathology of the testis. Oxford,London,Edinburgh,Melbourne: Blackwell Scientific Publications 1976

Pugh,R.C.B., Cameron,K.M.: Teratoma. In: Pugh,R.C.B.(Ed.): Pathology of the testis. Oxford,London,Edinburgh,Melbourne: Blackwell Scientific Publications 1976

Quastler,H.: The nature of intestinal radiation deaths. Radiat Res 4, 303 (1956)

Quivey,J.M., Fu,K.K., Herzog,K.A., Weiss,J.M., Phillips,T.L.: Malignant tumors of the testis: analysis of treatment results and sites and causes of failure. Cancer 39, 1247 (1977)

Rafla,S.: Renal cell carcinoma. Natural history and results of treatment. Cancer 25, 26 (1970)

Rahlf,G., Aeikens,B., Truss,F., Gregl,A.: Die klinische Bedeutung extratesticulär entstehender Hodentumoren. Urologe [A] 15, 87 (1976)

Rajewsky,B.: Weitere Untersuchungen an der Strahlenreaktion des Eiweißes. Strahlentherapie 33, 326 (1929)

Rassow,J.: Physikalisch-methodische Grundlagen. In: Scherer,E.(Hrsg.): Strahlentherapie. Berlin,Heidelberg,New York: Springer 1976

Rassow,J., Harder,D.: Zur Einführung der radiologischen Maßeinheiten Gray und Becquerel. Strahlentherapie 152, 509 (1977)

Rathert,P., Terhorst,B., Lutzeyer,W.: Bleomycin bei malignen Genitaltumoren des Mannes. Urologe [A] 13, 67 (1974)

Rathert,P., Melchior,H., Lutzeyer,W.: Phenacetin: a carcinogen for the urinary tract? J Urol 113, 653 (1975)

Ray,B., Hajdu,S.I., Whitmore,W.F.Jr.: Distribution of retroperitoneal lymph node metastases in testicular germinal tumors. Cancer 33, 340 (1974)

Ray,G.R., Cassady,J.R., Bagshaw,M.A.: Definitive radiation therapy of carcinoma of the prostate. A report on 15 years of experience. Radiology 106, 407 (1973)

Ray,G.R., Cassady,J.R., Bagshaw,M.A.: External-beam megavoltage radiation therapy in the treatment of post-radical prostatectomy residual or recurrent tumor: preliminary results. J Urol 114, 98 (1975)

Rehn,L.: Blasengeschwülste bei Anilinarbeitern. Arch Klin Chir 50, 588 (1895)

Remé,H.: Klinische Symptomatologie und Differentialdiagnose retroperitonealer Tumoren. Langenbecks Arch Chir 334, 141 (1973)

Renner,H., Hassenstein,E.: Blutbildveränderungen während der postoperativen Lymphabflußbestrahlung bei Seminompatienten. Strahlentherapie 144, 595 (1972)

Richards,M.J.S., Miller,R.C., Joo,P.: Radical partial renal irradiation. Cancer 38, 2093 (1976)

Riches,E.W., Griffiths,I.H., Thackray,A.C.: New growths of the kidney and ureter. Br J Urol 23, 297 (1951)

Rider,W.D., Evans,D.H.: Radiotherapy in the treatment of recurrent bladder cancer. Br J Urol 48, 595 (1976)

Riedel,B., Krafft,P., Pust,R., Heinau,H., Richter-Reichhelm,M., Rall,E., Rost,A., Knuth,O., Vincke,E., Kelami,A.: Rezidivprophylaxe des Blasenpapilloms mit Triäthylenthiophosphoramid (Thiotepa-R-). Urologe [A] 14, 87 (1975)

Riehm,H., Gadner,H., Welte,K.: Die West-Berliner Studie zur Behandlung der akuten lymphoblastischen Leukämie des Kindes. Erfahrungsbericht nach 6 Jahren. Klin Paediatr 189, 89 (1977)

Roberts,J.B.: Excision of the lumbar lymphatic nodes and spermatic vein in malignant disease of the testicle. Ann Surg 36, 539 (1902)

Robinson,M.R.G., Constable,A.R.: Strontium 87m and the gamma camera in the study of bone metastases from carcinoma of the prostate. Br J Urol 45, 173 (1973)

Robson,C.J.: Radical nephrectomy for renal cell carcinoma. J Urol 89, 37 (1963)

Robson,C.J., Churchill,B.M., Anderson,W.: The results of radical nephrectomy for renal cell carcinoma. J Urol 101, 297 (1969)

Rodriguez-Antunez,A., Cook,S.A., Jelden,G.L., Hunter,T.W., Straffon,R.A., Stewart,B.H.: Management of primary and metastatic carcinoma of the prostate by the radiotherapist. Am J Roentgenol 113, 876 (1973)
Rosen,G., Wollner,N., Tan,C., Wu,S.J., Hajdu,S.I., Cham,W., D'Angio,G.J., Murphy,M.L.: Disease-free survival in children with Ewing's sarcoma treated with radiation and adjuvant four-drug sequential chemotherapy. Cancer 33, 384 (1974)
Rost,A., Kelami,A., Tröger,J., Taenzer,V.: Lymphographische Befunde beim Harnblasenkarzinom. Therapiewoche 26, 4328 (1976)
Roy,R.R., Nathan,B.E., Beales,J.S.M., Chisholm,G.D.: 18-F total body scans in patients with carcinoma of the prostate. Br J Urol 43, 58 (1971)
Rübben,H., Bubenzer,J., Lutzeyer,W.: Das Blasentumorrezidiv: Schicksal von Patienten mit mehr als 10 Rezidiven. 29.Kongreß der Deutschen Gesellschaft für Urologie, 21.-24.September 1977,Stuttgart
Rummelhardt,J.: Therapie des Blasenkarzinoms. Urologe [A] 16, 183 (1977)
Rummelhardt,S.: Die Lymphangioadenographie in der Urologie. Acta Chir Aust 2, 31 (1971)
Rummelhardt,S., Fussek,H.: Die Lymphangioadenographie in der Urologie. Urologe [A] 9, 333 (1970)
Rush,B.F., Greenlaw,R.H.(Hrsg.): Cancer therapy by integrated radiation and operation. Springfield Ill.: Charles C.Thomas 1968
Sack,H., Röttinger,E.M.: Die kurative Strahlenbehandlung des Prostatacarcinoms in den lokalisierten Stadien. Radiologe 17, 263 (1977)
Safer,M., Green,J., Crews,Q., Hill,D.: Lymphangiographic accuracy in the staging of testicular tumors. Cancer 35, 1603 (1975)
Sakashita,S., Nishi,S., Hirai,H., Tsuji,I.: Synthesis of alpha-fetoprotein and some other serum proteins in testicular tumors. Invest Urol 15, 2 (1977)
Samuels,M.L., Lanzotti,V.J., Holoye,P.Y., Boyle,L.E., Smith,T.L., Johnson, D.E.: Combination chemotherapy in germinal cell tumors. Cancer Treat Rev 3, 185 (1976)
Scheibe,O.: Die Nachsorge Krebskranker in Klinik und Praxis. Internist 17, 683 (1977)
Schellhammer,P.F., Whitmore,W.F.Jr.: Transitional cell carcinoma of the urethra in men having cystectomy for bladder cancer J Urol 115, 56 (1976)
Schellhammer,P.F., Bean,M.A., Whitmore,W.F.Jr.: Prostatic involvement by transitional cell carcinoma: pathogenesis, patterns and prognosis. J Urol 118, 399 (1977)
Scherer,E.: Strahlentherapie. Stuttgart: Thieme 1973
Schinz,R., Wideröe,R.: Züricher Vorschläge zur Radiometrie und Dosimetrie. Strahlentherapie 127, 1 (1965)
Schmidt,J.D., Gibbons,R.P., Johnson,D.E., Prout,G.R., Scott,W.W., Murphy,G.P. (The National Prostatic Cancer Project). Chemotherapy of advanced prostatic cancer. Urology 7, 602 (1976)
Schnepper,E.: Tumoren der Nieren und Harnleiter. In: Scherer,E.(Hrsg.): Strahlentherapie. Berlin,Heidelberg,New York: Springer 1976
Schoonnees,R., Palma,L.D., Gaeta,J.F., Moore,R.H., Murphy,G.P.: Prostatic carcinoma treated at categorical center. NY State J Med 1, 1021 (1972)
Schröder,F.H., Belt,E.: Carcinoma of the prostate: a study of 213 patients with stage C tumors treated by total perineal prostatectomy. J Urol 114, 257 (1975)
Schröder,F.H., Jellinghaus,W., Frohmüller,H.: Behandlung des lokal begrenzten Prostata-Carcinoms: Bestrahlung oder totale Prostatektomie? Urologe [A] 15, 67 (1976)
Schuhrke,T.D., Barr,J.W.: Intractable bladder hemorrhage: therapeutic angiographic embolization of the hypogastric arteries. J Urol 116, 523 (1976)
Schumpelick,V., Wagenknecht,L.V., Koch,G.: Primär retroperitoneale Tumoren. Symptomatik-Diagnostik-Therapie. Chirurg 47, 384 (1976)

Schwab,W., zum Winkel,K.: Möglichkeiten der Strahlentherapie in der Hals-Nasen-Ohren-Heilkunde. Stuttgart: Thieme 1975

Scott,W.W., Boyd,H.L.: Hormone control and surgery: conversion into resectable lesion. JAMA 210, 1078 (1969)

Seeber,S., Gallmeier,W.M., Höffken,K., Osieka,R., Bruntsch,U., Schmidt,C.G.: Neue Chemotherapie (Adriamycin, Bleomycin und Vincristin) metastasierender Hodenteratome. Dtsch Med Wochenschr 24, 1319 (1975)

Seidelmann,F.E., Temes,S.P., Cohen,W.N., Bryan,P.J., Patil,U., Sherry,R.G.: Computed tomography of gas-filled bladder. Method of staging bladder neoplasms. Urology 9, 337 (1977)

Seiffert,L.: Die Darm-Siphonblase. Arch Klin Chir 183, 569 (1935)

Semple,J.E.: Papilloma of bladder treated with podophyllin. Br Med J 1, 1235 (1948)

Sewell,R.A., Braren,V., Wilson,S.K., Rhamy,R.K.: Extended biopsy follow-up after full course radiation for resectable prostatic carcinoma. J Urol 113, 371 (1975)

Shearer,R.J., Canstable,A.R., Girling,M., Hendry,W.F., Fergusson,J.D.: Radioisotopic bone scintigraphy with gamma camera in the investigation of prostatic cancer. Br Med J 2, 362 (1974)

Shirakawa,S., Luce,J.K., Tannock,I., Frei,E.: Cell proliferation in human Melanoma. J Clin Invest 49, 1188 (1970)

Sigel,A., Hermanek,P., Chlepas,S.: Lymphchirurgie des Hodentumors. Chirurg 44, 494 (1973)

Silber,S.J., Chang,C.Y., Gould,F.: Regression of metastases after nephrectomy for renal cell carcinoma. Br J Urol 47, 259 (1975)

Silverberg,E.: Urologic cancer, statistical and epidemiological information. New York: Amer Cancer Soc 1973

Silverberg,G.D.: Hypophysectomy in the treatment of disseminated prostate carcinoma. Cancer 39, 1727 (1977)

Simon,G.: Exstirpation einer Niere am Menschen. Dtsch Klin 22, 137 (1870)

Simone,J., Aur,R.J.A., Hustu,H.O., Pinkel,D.: "Total Therapy" studies of acute lymphocytic leukemia in children. Cancer 30, 1488 (1972)

Sinclair,W.K., Morton,R.A.: X-ray sensitivity during the cell generation cycle of cultured Chinese hamster cells. Radiation Res 29, 450 (1966)

Skinner,D.G.: Classification and staging of bladder cancer-current state of the art. Read at National Bladder Cancer Conference, Miami Beach, Florida, November 28 - December 1, 1976

Skinner,D.G.: Non-seminomatous testis tumors: a plan of management based on 96 patients to improve survival in all stages by combined therapeutic modalities. J Urol 115, 65 (1976)

Skinner,D.G., Leadbetter,W.F.: The surgical management of testis tumors. J Urol 106, 84 (1971)

Skinner,D.G., Vermillion,C.D., Colvin,R.B.: The surgical management of renal cell carcinoma. J Urol 107, 705 (1972)

Skinner,D.G., Richie,J.P., Cooper,P.H., Waisman,J., Kaufman,J.J.: The clinical significance of carcinoma in situ of the bladder and its association with overt carcinoma. J Urol 112, 68 (1974)

Skinner,D.G., deKernion,J.B., Brower,P.A., Ramming,K.P., Pilch,Y.H.: Advanced renal cell carcinoma: treatment with xenogeneic immune ribonucleic acid and appropriate surgical resection. J Urol 115, 246 (1976)

Smithers,D.W.: The management of patients with tumours of the testis. In: Pugh,R.C.B.(Hrsg.): Pathology of the testis. Oxford,London,Edinburgh,Melbourne: Blackwell Scientific Publications 1976

Sokol,G.H., Clouse,M.E., Kotner,L.M., Sewell,J.B.: Complications of lymphangiography in patients of advanced age. Am J Roentgenol 128, 43 (1977)

Soloway,M.S., Martino,C.: Prophylaxis of bladder tumor implantation. Intravesical and systemic chemotherapy. Urology 7, 29 (1976)

Sonnenburg,E.: Zur partiellen Resection der Harnblase. Verh Ges Chir 14, 12 (1885)
Spellman,M.C., Castellino,R.A., Ray,G.R., Pistenma,D.A., Bagshaw,M.A.: An evaluation of lymphography in localized carcinoma of the prostate. Radiology 125, 637 (1977)
Spooner,A.D.: Metastases in epithelioma of the urinary bladder. Trans Am Assoc Genitourin Surg 27, 81 (1934)
Staehler,G., Hofstetter,A., Schmiedt,E., Roher,W., Keiditsch,E.: Endoskopische Laser-Bestrahlung von Blasentumoren des Menschen. Fortschr Med 95, 3 (1977)
Staubitz,W.J., Early,K.S., Magoss,J.V., Murphy,G.P.: Surgical management of testis tumor. J Urol 111, 205 (1974)
Stauffer,M.H.: Nephrogenic hepatosplenomegaly. Gastroenterology 40, 694 (1961)
Steel,G.G., Bensted,J.P.M.: In vitro studies of cell proliferation in tumours. In: Critical appraisal of methods and theoretical considerations. Eur J Cancer 1, 275 (1965)
Stephan,G.: Das Risiko der genetischen Gefährdung bei medizinischen Anwendungen. In: Strahlenschutz in Forschung und Praxis,Bd.14. Stuttgart: Thieme 1975
Stephans,D.H., Sheedy,P.F., Hattery,R.R., Williamson,B.Jr.: Diagnosis and evaluation of retroperitoneal tumors by computed tomography. Am J Roentgenol 129, 395 (1977)
Straub,E.: Tumoren im Kindesalter. In: Opitz,H.(Hrsg.): Handbuch der Kinderheilkunde,Bd VIII/2. Berlin,Heidelberg,New York: Springer 1972
Struyen,J., Brion,J.P., Frederic,N., Schulman,C.C.: Computed tomography of the kidney. Br J Urol 49, 583 (1977)
Sufrin,G., Mirand,E.A., Moore,R.H., Chu,T.M., Murphy,G.P.: Hormones in renal cancer. J Urol 117, 433 (1977)
Sufrin,G., Keogh,B., Moore,R.H., Murphy,G.P.: Secondary involvement of the bladder in malignant lymphoma. J Urol 118, 251 (1977)
Sullivan,B.L.: Carcinoma of the prostate-stage C. J Miss State Med Assoc 18, 64 (1977)
Sussmann,E.B., Hajdu,S.I., Lieberman,P.H., Whitmore,W.F.: Malignant lymphoma of the testis: a clinicopathologic study of 37 cases. J Urol 118, 1004 (1977)
Sy,W.M., Patel,D., Faunce,H.: Significance of absent or faint kidney sign on bone scan. J Nucl Biol Med 16, 454 (1975)
Taenzer,V., Tunn,U.: Röntgendiagnostik des Prostata-Carcinoms. Radiologe 17, 239 (1977)
Talerman,A.: Spermatocytic seminoma. J Urol 112, 212 (1974)
Talerman,A., van der Pompe,W.B., Halje,W.G., Baggerman,L., Boekestein-Tjahjadi,H.M.: Alpha-Foetoprotein and carcinoembryonic antigen in germ cell neoplasms. Br J Cancer 35, 288 (1977)
Taylor,W.J.: Radiation Oncology. Cancer of the prostate. Cancer 39, 856 (1977)
Teilum,G.: Special tumours of ovary and testis. Comparative pathology and histological identification. 2nd ed. Copenhagen: Munksgaard 1976
Thackray,A.C., Crane,W.A.J.: Seminoma. In: Pugh,R.C.B.(Hrsg.): Pathology of the testis. Oxford,London,Edinburgh,Melbourne: Blackwell Scientific Publications 1976
Tinker,M.B.: The first nephrectomy and the first cholecystotomy, with a sketch of the lives of Doctors Erastus B.Wolcott and John S.Bobbs. John Hopkins Med J 12, 247 (1901)
Tofe,A.J., Francis,M.D., Harvey,W.J.: Correlation of neoplasms with incidence and localisation of skeletal metastases: an analysis of 1355 diphosphonate bone scans. J Nucl Med 16, 986 (1975)
Turner,A.G., Hendry,W.F., MacDonald,J.S., Wallace,D.M.: The value of lymphography in the management of bladder cancer. Br J Urol 48, 579 (1976)

Turner,A.G., Hendry,W.F., Williams,G.B., Bloom,H.J.G.: The treatment of advanced bladder cancer with Methotrexate. Br J Urol 49, 673 (1977)
Tveter,H.J.: Unusual manifestations of renal carcinoma. A review of the literature. Acta Chir Scand 139, 401 (1973)
UICC: TNM Klassifikation der malignen Tumoren. Dritte, überarbeitete und erweiterte Auflage. Berlin, Heidelberg, New York: Springer 1979
Usher,S.M., Brendler,H., Ciavarra,V.A.: Retroperitoneal fibrosis secondary to metastatic neoplasm. Urology 9, 191 (1977)
Vahlensieck,W.: Hodentumor II (Therapie und Prognose). Z Urol Nephrol 1, 59 (1977)
Vahlensieck,W., Weißbach,L., Figge,M., Gedigk,P., Müller,R., Tschubel,K., Oberhoffer,G., Hildenbrand,G.: Zentrales Register und Verbundstudie für Hodentumoren. Urologe [A] 16, 326 (1977)
Varkarakis,M.J., Winterberger,A.R., Gaeta,J., Moore,R.H., Murphy,G.P.: Lung metastases in prostatic carcinoma. Clinical significance. Urology 3, 447 (1974)
Veatch,W., Okada,S.: Radiation induced breaks of DNA in cultured mammalian cells. Biophys J 9, 330 (1969)
Veenema,R.J., Guttmann,R., Uson,A.C., Sagerman,R.H., Dean,A.L.Jr., Ciardullo,L.: Combined radiotherapy, surgery and chemotherapy in carcinoma of the bladder. Cancer 20, 1879 (1967)
Verbin,R.S., Diluiso,G., Liang,H., Farber,E.: Synchronization of cell division in vivo through the combined use of Cytosine Arabinoside and Colcemid. Cancer Res 32, 1489 (1972)
Veterans Administration Cooperative Urological Research Group: Carcinoma of the prostate: treatment comparisons. J Urol 98, 516 (1967)
Veterans Administration Cooperative Urological Research Group: Treatment and survival of patients with cancer of the prostate. Surg Gynecol Obstet 124, 1011 (1967)
Vickery,A.L.Jr., Kerr,W.S.Jr.: Cancer of the prostate treated by radical prostatectomy. A clinicopathological survey of 187 cases followed for 5 years and 148 cases followed for 10 years. Cancer 16, 1598 (1963)
Viprakasit,D., Tannenbaum,M., Smith,A.M.: Adenomatoid tumor of male genital tract. Urology 4, 325 (1974)
Viprakasit,D., Navarro,C., Guarin,U.K., Garnes,H.A.: Seminoma in children. Urology 9, 568 (1977)
Voogt,H.J.de, Rathert,P., Beyer-Boon,M.E.: Urinary cytology. Phase contrast microscopy and analysis of stained smears. Berlin,Heidelberg,New York: Springer 1977
Voûte,P.A., van Putten,W.J., Burgers,J.M.V.: Tumours of the sympathic nervous system. In: Bloom,H.J.G., Lemerle,J., Neidhardt,M.K., Voûte,P.A.(Ed.): Cancer in children. Clinical management. Berlin,Heidelberg,New York: Springer 1975
Wagenknecht,L.V.: Retroperitoneale carcinomatöse Infiltration. Urologe [A] 12, 245 (1973)
Wahlers,B., Schnepper,E.: Ergebnisse der Strahlentherapie maligner germinaler Hodentumoren. Strahlentherapie 152, 323 (1976)
Wahner,H.W., Maher,F.T., Hattery,R.R.: Prostatakarzinom: Diagnose von Harnabflußstörungen mit Hilfe der Knochenszintigraphie. Aktuel Urol 8, 261 (1977)
Wajsman,Z., Baumgartner,G., Murphy,G.P., Merrin,C.: Evaluation of lymphangiography for clinical staging of bladder tumours. J Urol 114, 712 (1975)
Walker,T.M., Davies,E.R., Roylance,J.: The value of urography following lymphography in malignant diseases. Br J Radiol 50, 93 (1977)
Wallace,D.M.: Total urothelial neoplasia. In: Cooper,E.H., Williams,R.E.(Ed.): The biology and clinical management of bladder cancer. Oxford,London,Edinburgh,Melbourne: Blackwell Scientific Publications 1975

Wallace,D.M., Bloom,H.J.G.: The management of deeply infiltrating (T3) bladder carcinoma: controlled trial of radical radiotherapy versus preoperative radiotherapy and radical cystectomy (First report). Br J Urol 48, 587 (1976)
Wallace,S., Jing,B.S.: Lymphangiography: diagnosis of nodal metastases from testicular malignancies. JAMA 213, 96 (1970)
Walthard,B.: Die Häufigkeit und Histogenese des Prostatakarzinoms. Zür Chir u Gynäk 43, 483 (1937)
Walther,H.E.: Krebsmetastasen. Basel: Schwabe und Co 1948
Warikoo,S., Gonick,P.: Testicular lymphoma. Urology 5, 261 (1975)
Wehnert,J., Meißner,D.: Die Phosphataseaktivität im Blutserum beim Prostatakarzinom in Abhängigkeit vom Tumorstadium. Z Urol Nephrol 69, 243 (1976)
Weis,J.M., Hinman,F.: Factors affecting the success of failure of sandwich therapy for embryonal and teratocarcinoma of the testis. J Urol 112, 779 (1974)
Weißbach,L., Vahlensieck,W.: Labordiagnostische Maßnahmen bei Hodentumoren. Therapiewoche 25, 4262 (1976)
Werf-Messing,B.van der: Spread of testicular tumours. Clin Radiol 22, 125 (1971)
Werf-Messing,B.van der: Carcinoma of the kidney. Cancer 32, 1056 (1973)
Werf-Messing,B.van der: Carcinoma of the bladder treated by preoperative irradiation followed by cystectomy. Cancer 32, 1084 (1973)
Werf-Messing,B.van der: The treatment of pulmonary metastases of malignant teratoma of the testis. Clin Radiol 24, 121 (1973)
Werf-Messing,B.van der: Carcinoma of the bladder T3NxMo treated by preoperative irradiation followed by cystectomie. Third report of the Rotterdam Radio-Therapy-Institute. Cancer 36, 718 (1975)
Werf-Messing,B.van der: Radiotherapeutic treatment of testicular tumors. Int J Radiat Oncol Biol Phys 1, 235 (1976)
White,J.E., Boles,M.: High dose in continuity irradiation of paraaortic and pelvic nodes for carcinoma of the prostate. The first three-and-one-half years. Henry Ford Hosp Med Journal 24, 197 (1976)
White,J.W.: The results of double castration in hypertrophy of the prostate. Ann Surg 22, 1 (1895)
Whitmore,W.F.Jr.: Symposium on hormones and cancer therapy: hormone therapy in prostatic cancer. Amer J Med 21, 697 (1956)
Whitmore,W.F.Jr., Mackenzie,A.R.: Experiences with various operative procedures for the total excision of prostatic cancer. Cancer 12, 396 (1959)
Whitmore,W.F.Jr., Marshall,V.F.: Radical total cystectomy for cancer of the bladder: 230 consecutive cases five years later. J Urol 87, 853 (1962)
Whitmore,W.F.Jr., Batata,M.A., Ghoneim,M.A., Grabstald,H., Unal,A.: Radical cystectomy with or without prior irradiation in the treatment of bladder cancer. J Urol 118, 184 (1977)
Whitmore,W.F.Jr., Batata,M.A., Hilaris,B.S., Reddy,G.N., Unal,A., Ghoneim, M.A., Grabstald,H., Chu,F.: A comparative study of two preoperative radiation regimens with cystectomy for bladder cancer. Cancer 40, 1077 (1977)
Wideröe,R.: Über ein neues Prinzip zur Herstellung hoher Spannungen. Arch Elektrotechnik 21, 2 (1928)
Wideröe,R.: Neuere Methoden der Strahlentherapie. Röntgenblätter 23, 49 (1970)
Widman,B.: Cancer of the prostate. The results of radium and roentgen-ray treatment. Radiology 22, 153 (1934)
Wildermuth,O., Parker,D., Archambeau,J.O., Chahbazion,C.: Management of diffuse metastases from carcinoma of the prostate JAMA 172, 1607 (1960)
Wilkinson,D.J., Macdonald,J.S.: A review of the role of lymphography in the management of testicular tumors. Clin Radiol 26, 89 (1975)
Williams,C.B., Mitchell,J.P.: Carcinoma of the ureter - a review of 54 cases. Br J Urol 45, 377 (1973)

Williams,C.B., Mitchell,J.P.: Carcinoma of the renal pelvis: a review of 43 cases. Br J Urol 45, 370 (1973)
Williams,C.M., Greer,M.: Homovanillic acid and vanilmandelic acid in diagnosis of neuroblastoma. JAMA 183, 836 (1963)
Williams,J.L., Hammonds,J.C., Saunders,N.: T1 bladder tumours. Br J Urol 49, 663 (1977)
Winkel,K.zum: Nuklearmedizin. Berlin,Heidelberg,New York: Springer 1975
Winkel,K.zum, Harbst,H., Nagel,R., Albrecht,D., Keilbach,H.: Erfahrungen mit der endolymphatischen Radionuklidtherapie bei Systemerkrankungen und Hoden tumoren. Med Welt 25, 1048 (1974)
Winkel,K.zum, Hermann,H.-J.: Scintigraphy of lymphe nodes. Lymphology 10, 107 (1977)
Wirbatz,W., Ohmstede,B.E., Gummel,H., Matthes,Th.: Diagnostik, Therapie und Prognose der Retroperitonealtumoren. Langenbecks Arch Chir 302, 827 (1963)
Woodruff,M.W., Wagle,D., Gailani,S.D., Jones,R.Jr.: The current status of chemotherapy for advanced renal carcinoma. J Urol 97, 611 (1967)
Wray,S.: The significance of the blood acid and alkaline phosphatase values in cancer of the prostate. J Clin Pathol 9, 341 (1956)
Wurster, K.: Klassifizierung testiculärer Keimzellgeschwülste. Stuttgart: Thieme 1976
Wynder,E.L., Goldsmith,R.: The epidemiology of bladder cancer. Cancer 40, 1246 (1977)
Yagoda,A., Watson,R.C., Gonzalez-Vitale,J.C., Grabstald,D.H., Whitmore,W.F.: Cis-dichlorodiammineplatinum in advanced bladder cancer. Cancer Treat Rep 60, 917 (1976)
Young,H.H.: The early diagnosis and radical cure of carcinoma of the prostate. Johns Hopkins Med J 16, 315 (1905)
Young,H.H.: The cure of cancer of the prostate by radical perineal prostatectomy (prostato-seminal vesiculectomy): history, literature and statistics of Young's operation. J Urol 53, 183 (1945)
Ytredal,D.O., Bradfield,J.S.: Seminoma of the testicle: prophylactic mediastinal irradiation versus periaortic and pelvic irradiation alone. Cancer 30, 628 (1972)
Zaunbauer,W., Kunz,R., Leuppi,R.: Die diagnostische Zuverlässigkeit der Lymphographie bei Patienten mit malignen Hodentumoren. Fortschr Röntgenstr 126, 335 (1977)
Zingg,E.J.: Urotheltumoren des Nierenhohlsystems und des Harnleiters. Dtsch Ärzteblatt 75, 357 (1978)
Zingg,E.J., Fuchs,W.A., Heritier,P., Göthlin,J.: Lymphangiography in carcinoma of the prostate. Br J Urol 46, 549 (1974)
Zoedler,D., Hoffmeister,R., Wienhöwer,R.: Über die Indikation zur operativen Blasen-Tumor-Therapie (anhand einer 10-Jahres-Statistik). Urologe [A] 16, 177 (1977)

Sachverzeichnis

Abflußstörungen,Skeletszintigraphie 41
Absorption ionisierender Strahlungen 4,5
Actinomycin-D (R) 57
Adenokarzinome
- Blase 91
- Nierenbecken und Ureter 128
- Prostata 133
Adenomatoidtumoren des Hodens 200
Adrenalektomie 56,149
Adriamycin 57
Akute Lymphatische Leukämie (ALL) 28,216
Allergie 37
Alpha-Fetoprotein 178
Alpha-Teilchen 3,8
Alpha-Zerfall 8
Anabolika 56
Anaplastisches Karzinom der Prostata 134
Androblastom 200
Anger-Kamera 38
Angiographie 73
- Blasentumor 102
- Nierenbecken und Ureter 130
- Nierentumor 73
- Primär Retroperitoneale Tumoren 209
ANN-ARBOR-Einteilung 29,201,215,217
Antiandrogene 149
Au-198-Kolloid 39
Ausscheidungsurographie 34,37

Balanitis xerotica obliterans 220
Basisdiagnostik 34
Basisdokumentation 30
Batsonscher Venenplexus 68,138
Bestrahlungsplanung 50,59
Beta-HCG 30,33,172,178,198
Beta-Teilchen 3,8,9
Betatron 11
Beta-Zerfall 8
Bequerel (Bq) 7
Bewegungsbestrahlung 60
Bilharziose und Blasenkarzinom 96
Bimanuelle Untersuchung bei Blasenkarzinom 100
Biopsie
- Blasenkarzinom 91
- Prostatakarzinom 164
Blasenteilresektion 108
Blasentumor 53
- Bewegungsbestrahlung 53
- Chemotherapie,endovesikal 122
- Chemotherapie,intraarteriell 113
- Definitive Strahlentherapie 118
- Divertikel 105
- Embryonales Rhabdomyosarkom 53
- Epitheliale Tumoren 90
- Grading 92,112
- Histologie 90
- Integrierte Strahlentherapie 119
- Klassifizierung 91
- Lymphographie 91
- Nicht-Epitheliale Tumoren 90
- Palliative Strahlentherapie 112, 121
- Papilläre Tumoren 92
- Radiumtherapie 123
- Rezidiv 100,106
- Strahlentherapie 101
- Systematisierte Diagnostik 100
- Urographie 91
- Zytostatische Therapie 113
Bleomycin 57
Bremsstrahlung 3,9,10,12
Brill-Symmers 216
Brown-Sêquart-Syndrom 21
Bürstenbiopsie 130
Buschke-Loewenstein-Tumor 220

Carcino-Embryonales-Antigen (CEA) 102,178
- Blasenkarzinom 102
Chemotherapie 25,58
- Blasentumoren 113
- Hodentumoren 184
- Hypernephrom 80
- Primär Retroperitoneale Tumoren 214
- Prostatakarzinom 152
- Sekundär Retroperitoneale Tumoren 218
- Wilms-Tumoren 86
Cholestase 187
Chordom 107

Chorion-Epitheliom 30
Chorion-Karzinom 169,177,189
Chronisch Lymphatische Leukämie (CLL) 216
Cis-Platin (II)-diamindichlorid 184,190,194
Compton-Effekt 4,5
Computertomographie (CT) 38,43,53, 54
- Blasentumoren 101
- Hodentumoren 180
- Hypernephrom 71,73
- Nierenbecken und Ureter 130
- Primär Retroperitoneale Tumoren 209
- Prostatakarzinom 141
Curie (Ci) 7
Cyclophosphamid 57

Darmfibrosen 158
Definitive Strahlentherapie 108, 115,118
De Vita 218
DIN 6814 7
Direkter Tumornachweis 47
Dosimetrie und Einheiten 6
Dosis,Dosisleistung 12
Dosisverteilung 60
Drucktherapie,hydrostatische 115
Dynamische Szintigraphie 38
Dysgerminom 175

Effektivität,Strahlentherapie 25
Einheiten,radiologische 7
Einzeldosis 20,23
Elektronen 3,8,10
Ellis-Formel 24,61
Embolisation
- Blasentumoren 114
- Hypernephrom 75,85
Embryonales Karzinom 169
Embryonales Rhabdomyosarkom 202
Endokrine Therapie 55
- Hodentumoren 182
- Hypernephrom 76,80
- Prostatakarzinom 148,162,163
Endolymphatische Therapie 107
- Blasentumoren 107
- Hodentumoren 184
- Prostatakarzinome 148
Endoxan (R) 26
Energiedosis 6
Entdifferenzierte Karzinome
- Blase 95
- Prostata 134
Eosinophiles Granulom der Blase 100

Epitheliolyse 21
Erythrem der Haut nach Bestrahlung 21
Erythroplasie (Queryrat) 220
Erythropoetin 66
Essener Nachladeverfahren 10
Estracyt (R) 150,153
Ewing-Sarkom 212
Extended Field Radiation 158

Fibrom 205
Fibrosarkom 80,88,205
Fibrosen 158
Fibrose,retroperitoneal 215
Fibroxanthosarkom der Niere 88
Fluor-18 39
Fraktionierung 20,21,23,24
Fuchsin und Blasenkarzinom 96
5-Fluorouracil (R) 113,114

Gallium-67 47
Gammastrahlung 3,8,9
Ganglioneurinom 205,207
Ganzkörper-Computertomographie (siehe CT) 38,44,53,54
Gesamtdosis 20,23
Gestagentherapie 56,80,148
Gonadoblastom 200
Gonadotropine 33,172,177
Grading
- Blasenkarzinome 92,112
- Hypernephrome 66
- Nierenbecken und Ureter 132
- Prostata 134,159
Granulosazell-Tumor 200
Gray (Gy) 7
Growth Fraction 17,19
Gynäkomastie 149,151,172

Hämangiom 205
Hämangioperizytom 88,89,205,206,208, 210
Hämangiosarkom 205
Halbtiefentherapie 13
Halbwertzeit 9,10
Harnzytologie
- Blasenkarzinom 99,100
- Nierenbecken und Ureter 130
Herniotomie 174
Hippursäure 41
Hirnmetastasen 52,67,69,137,146,181
Hirnszintigraphie 44,52,146,181
Hochvolttherapie 10,13
Hodenatrophie 171
Hodenmalignome 167
- Ausbreitungswege 172
- Chemotherapie 184

- Histologie 167,169
- Klassifizierung 168,170
- Lymphographie 180
- Maligne Lymphome 172,200
- Nachsorge 198,199
- Risikofaktoren 171
- Seitendifferenz 171
- Semikastratio,erweiterte 177,182
- Skalenusbiopsie 178,180,181
- Strahlenexposition 199
- Strahlentherapie 183
- Systematisierte Diagnostik 177
- Zweittumoren 172
Hodenprobeexzision 174
Hodgkin-Lymphome 215
Homovanillinsäure 211
Hydrostatische Drucktherapie 115
Hydroxyprolin 147
Hounsfield-Skala 48
Hypernephrome 56,201
- Ausbreitungswege 66,67,68
- Chemotherapie 80
- Endokrine Therapie 80
- Grading 64
- Hepatische Dysfunktion,reversible 66
- Histologie 64
- Immuntherapie 79
- Kavographie 73
- Klassifizierung 64
- Lymphographie 73
- Nachsorge 84
- Polyzythämie 66
- Spontanremission 56,71
- Strahlentherapie 76,77
Hyperthermie,Blasentumoren 115
Hypoglykämie
- Fibrosarkom 210
- Hämagioperizytom 210
Hypophysektomie 56,149

Identitätszahlen 30,32
Immundiagnostik 59
Immunoblastisches Sarkom 216
Immuntherapie 58
- Blasenkarzinome 115
- Hypernephrome 79
Implantation,radioaktives Material 108
Impulszytophotometrie 194
Incidental Carcinoma der Prostata 159
Infusionsurogramm 39
Integrierte Strahlentherapie 108, 119
Interstitielle Therapie 108

Intrakavitäre Therapie
- Radionuklide 9,10
- Zytostatika 122
In-vitro-Diagnostik 138
Ionendosis 6,7
Ionisierende Strahlung 3,8,13
Isodosen 60
Isotope 10
Isotopenclearance 43
Isotopennephrogramm 43

Jod-131-Bengalrosa 39
Jod-131-Hippursäure 41
Joule (J) 6,7
Juxtaglomerulärer Nierentumor 88

Kameraszintigraphie 42
Kaposi-Sarkom 220
Katecholamine 211
Kavographic 73,180
Keimzelltumoren 167
Kiel-Klassifizierung 215
Klassifizierung 28,223
Knochenszintigraphie 39,73,101,143, 181
Kobalt-57-Bleomycin 47,211
Kombinationstumoren,Hoden 169,188
Körperquerschnitt 49,60
Kompaktzyklotron 10,25
Kontraindikation,Lymphographie 35,37
Korpuskularstrahlen 3
Kortikosteroide 55,149
Kreisbeschleuniger 11
Kribriformes Prostatakarzinom 135
Kritisches Organ 20
Kryptorchismus 171

Laboruntersuchungen 33,101,140,147
LASER-Bestrahlung 115
Latentes Prostatakarzinom 161
Leberszintigraphie 38,73,101,146, 180,195
Leiomyom 205
Leiomyosarkom 88,89,100,105
Leukämie,Akute,Lymphatische (ALL) 28,216
Leukämie,Chronische Lymphatische (CLL) 216
Leydig-Zell-Tumor 200
Lhermittesches Zeichen 21
Linearbeschleuniger 11
Lineares Energieübertragungsvermögen (LET) 8
Lipom 215
Liposarkom 88,205,210,212
Lungenperfusionsszintigraphie 44

Lymphangiom 205
Lymphangiosarkom 205
Lymphangiosis carcinomatosa, Prostatakarzinom 139
Lymphödem 121
Lymphoblastisches Sarkom 216
Lymphographie 35,37
- Blasenkarzinom 91,103
- Hodentumoren 180
- Hypernephrom 73
- Nierenbecken und Ureter 130
- Peniskarzinom 221
- Prostatakarzinom 145
Lympholymphatische Anastomosen 37
Lymphonodulektomie,Hodentumoren 173,182
Lymphosarkom 216
Lymphoszintigraphie 45,181,210
Lymphovenöse Anastomosen 37

Maligne Lymphome 204,205,215
- Blaseninvasion 90,100
- Chemotherapie 218
- Hodentumoren 172,200
- Nierenbecken und Ureter 131
- Stadieneinteilung 217
- Strahlentherapie 218
Malignes Teratom 169,202
Malignitätsgrad, s. Grading 30
Mammabestrahlung,prophylaktisch 151
Megavolttherapie 10,13
Mellinger-Report 162
Meningeosis leucaemica 28
Mesonen 3,14
Metastasierung
- Blasentumoren 97
- Hodentumoren 172
- Hypernephrome 66
- Nierenbecken und Ureter 129
- Peniskarzinome 221
- Prostatakarzinome 135
Mitose 16,20
M.Bowen 220
M.Paget 143
Nachladeverfahren,Essener 10
Nachsorge 62
- Blasentumoren 126
- Hodentumoren 198
- Hypernephrome 84
- Prostatakarzinome 164
Nebenhodentumoren 200,201
Nebennierenphlebographie 181
Nephroblastom, s. Wilms-Tumor 84
Neurilemmon 205,206
Neuroblastom 205,207

Neutrino 9
Neutronen 3
Neutronengenerator 25
Nierenbecken- und Uretertumoren 128
Nierensarkome 88,89
Nierensequenzszintigraphie 23,41, 101,146,181
Nominal Single Dose (NSD) 24
Nominal Standard Dose 24
Non-Hodgkin-Lymphome 215
Nuklearmedizinische Untersuchungen 37

Oberflächentherapie 13
Ölembolie der Lunge 37
Östrogentherapie 56,148,162
Okkultes Prostatakarzinom 171
Onkologisches Kennzeichen 30
- Blasenkarzinome 95
- Hodentumoren 168
- Hypernephrome 65
- Nierenbecken und Ureter 129
- Peniskarzinome 220
- Primär Retroperitoneale Tumoren 206
- Prostatakarzinome 135
- Wilms-Tumoren 85
Orchiektomie 56,152
Orchidopexie 174
Orchioblastom 169,201
Orgotein (R) 127,128
Osteosarkom,Nieren 88

Paarbildung 4,5
Papillom der Harnblase 92
Paratestikuläres Sarkom 202
Peniskarzinom 220
Perfusionsszintigraphie 44
Phäochromozytom 207
Phenacetin und Blasenkarzinom 96
Phosphatasen 33,140
Phosphor-32 149
Photoeffekt 4,5
Photonen 12
Plattenepithelkarzinom
- Blase 96
- Nierenbecken und Ureter 128
- Penis und Skrotum 220
- Prostata 134
Podophyllin 107
Polyembryom 169
Polyzythämie 66
Positronen 4,9
Potentia coeundi,generandi 199
Primär Retroperitoneale Tumoren
- Ausbreitungswege 206

- Chemotherapie 212
- Histologie 204
- Klassifizierung 204
- Strahlentherapie 212
- Systematisierte Diagnostik 207
Progesterontherapie 183
Proktitis 158
Proliferationskinetik 17,19
Prostatakarzinom
- Ausbreitungswege 136
- Chemotherapie 151
- Endokrine Therapie 148
- Grading 134
- Incidental carcinoma 159
- Klassifizierung 135
- Latentes Karzinom 161
- Lymphographie 145
- Nachsorge 164
- Okkultes Karzinom 161
- Skalenusbiopsie 237
- Skeletszintigraphie 41
- Staging-Operation 146
- Strahlentherapie 153
- Systematisierte Diagnostik 140
Prostataphosphatasen 140
Proteinbindungsanalysen 38
Protonen 8,9
Prozeßrechner 60
Punktionen des Hodens 174
Pyelographie,retrograde 130

Quantenenergie 3

Radiation absorbed dose (rd) 6,7
Radioimmunologische Untersuchungen 37,147
Radikale 14
Radikale Zystektomie 112
Radioaktivität 9
Radionuklide 9
Radiozystitis 127
Reichweite geladener Teilchen 6
Relative Biologische Wirksamkeit (RBW) 8
Retikulosarkom 216
Retroperitoneale Fibrose 215
Rhabdomyom 205
Rhabdomyosarkom 88,89,100,202,205, 212
Rhabdomyosarkom,embryonales 96,202
RIA 37,147
Röntgen (R) 6
Röntgenstrahlen 3,8,12
Röntgenverordnung 6
Salvage-Zystektomie 108
Samenstranglymphographie 174
Sandwich-Bestrahlungstechnik 196
Sarcoma botryoides 100
Sarkome
- Blase 96
- Nieren 88
- Nierenbecken und Ureter 128
- Paratestikuläre 200
- Prostata 134
Sauerstoffüberdrucktherapie 25
Schilddrüsenerkrankungen 37
Schornsteinfegerkrebs 222
Schwächungsgesetz 12
Schwächungswerte,relative 48
Schwannom 205,206
Sekundär Retroperitoneale Tumoren 215
Selektivitätsfaktor 24
Seminom
- Anaplastisches 168
- Ausbreitungswege 167
- Chemotherapie 184
- Histologie 167
- Klassifizierung 168,170
- Klassisches 167
- Lymphographie 180
- Nachsorge 198,199
- Spermatozytäres 167
- Strahlentherapie 183
- Systematisierte Diagnostik 177
- Zweittumoren 172
Sertoli-Zell-Tumoren 200
SI-Einheiten 6
Sicherungsschlüssel 30
Skalenusbiopsie
- Hodentumoren 178,180,181
- Prostatakarzinom 238
Skeletszintigraphie 39,73,101,143, 181
Skrotumkarzinom 220
Spontanremission 56,71
Stadieneinteilung 29
Staging-Laparotomie
- Blasenkarzinom 106
- Prostatakarzinom 146
Statische Szintigraphie 37
Stauffer-Syndrom 66,73
Stehfeldbestrahlung 60
Strahlenexposition 19,49,50,62
Strahlenmyelopathie 20
Strahlensensibilität 25
Strahlenzystitis 128
Strontium-87m 39,149
Stufenzystogramm 101
Superscan 143

Sympathikoblastom 205,207
Synchronisation 25
Systemerkrankungen 29,216

Technetium-99m 39,41
Telecäsiumgerät 10
Telekobaltgerät 10
Teratome 169,202
Testikuläre Lymphangiographie 35, 174
Therapiesimulator 59
Thiotepa 114
Thymom 175
Tiefentherapie 12
TNM-System der UICC von 1974/1978 26,28,223
Transurethrale Resektion (TUR) 108, 161
Trophoblastisches Teratom 169
Tumoraffine Radiopharmaka 47,210
Tumorregister 30,248
Tumorverdopplungszeit 17,19
Tumorvolumen 19,51

Übergangszellkarzinome
- Blase 90,94
- Nierenbecken und Ureter 128
- Prostata 134
Ultraschalldiagnostik 50,86,141
Urethrainvasion
- Blasenkarzinom 97,118
- Prostatakarzinom 90
- Urethrakarzinome 222
Urinzytologie
- Blasenkarzinom 99,100
- Nierenbecken und Ureter 130

Urotheltumoren
- Blase 90
- Nierenbecken und Ureter 128
- Prostata 134

VACURG-Studie 162
Vanillin-Mandelsäure 211
Vesikale Lymphographie 35,105
Vinblastin 57
Vincristin 57

Waldenström 216
Wilms-Tumoren
- Ausbreitungswege 85
- Chemotherapie 86
- Histologie 84
- Klassifizierung 84
- Strahlentherapie 86
- Systematisierte Diagnostik 86

Xanthogranulom 205,206

Yolk-Sac-Tumor 169,201

Zellzyklus 16,57
Zentroblastisches Lymphom 216
Zentrozytisches Lymphom 216
Zervixkarzinom und Blase 96
Zielvolumen 19
Zykluszeit 18
Zystektomie 108
Zystoskopie 100,164
Zytostatika 57